临床急症诊断与治疗

EMERGENCY MEDICINE DIAGNOSIS AND MANAGEMENT

第 **8** 版

主　编　Anthony F. T. Brown
　　　　Michael D. Cadogan

主　译　徐　军　刘树元　辛天宇

副主译　杨　惊　徐胜勇　刘丹平

河南科学技术出版社
· 郑州 ·

内容提要

本书由国际急诊医学专家编写,北京协和医院徐军主任等专家翻译。本版涵盖了最新的急救理念,总结了最佳的医疗实践经验,将之前的内容进行了更新并做了进一步补充,包括心肺复苏和心血管急诊救治的最新国际共识准则及艾滋病的最新定义。本书不仅包括内科和外科常见急症的急救处置,还涉及妇科、儿科、五官科的急诊急救,以及急诊常用操作介绍,一线医师最关心的医患沟通和医患矛盾处理的原则等。本书针对临床实际应用而编撰,每种急症均以标准化的文本格式最大限度地方便医务工作者查阅和实际应用,适合急诊科与相关科室医师及研究生阅读参考。

图书在版编目 (CIP) 数据

临床急症诊断与治疗/(澳)安东尼·布朗(Anthony F. T. Brown),(澳)迈克尔·卡多根(Michael D. Cadogan)主编;徐军,刘树元,辛天宇主译. —8 版. —郑州:河南科学技术出版社,2023.6

ISBN 978-7-5725-1204-9

Ⅰ.①临… Ⅱ.①安… ②迈… ③徐… ④刘… ⑤辛… Ⅲ.①急性病—诊疗 Ⅳ.①R459.7

中国国家版本馆 CIP 数据核字(2023)第 087941 号

Emergency Medicine Diagnosis and Management,8th Edition /Anthony F. T. Brown,Michael D. Cadogan /ISBN 9780367469900

All Rights Reserved. Copyright © 2021 by Taylor & Francis Group,LLC.

Authorised translation from the English language edition published by CRC Press,a member of the Taylor & Francis Group.

本书原版由 Taylor & Francis 出版集团旗下 CRC 出版公司出版,并经其授权翻译出版,版权所有,翻录必究。

Henan Science and Technology Press is authorised to publish and distribute exclusively the Chinese (Simplified Characters) language edition. This edition is authorised for sale throughout Mainland of China. No part of publication may be reproduced or distributed by any means,or stored in a database or retrieval system,without the prior written permission of the publisher. Copies of this book sold without a Taylor & Francis sticker on the cover are unauthorized and illegal.

本书中文简体翻译版授权由河南科学技术出版社独家出版并限在中国大陆地区销售。未经出版者书面许可,不得以任何方式复制或发行本书的任何部分。本书封面贴有 Taylor & Francis 公司防伪标签,无标签者不得销售。

豫著许可备字-2021-A-0155

出版发行:河南科学技术出版社
北京名医世纪文化传媒有限公司
地址:北京市丰台区万丰路 316 号万开基地 B 座 115 室　　邮编:100161
电话:010-63863186　010-63863168

策划编辑:	梁紫岩　杨磊石
责任编辑:	杨磊石　周文英
责任审读:	周晓洲
责任校对:	龚利霞
封面设计:	吴朝洪
版式设计:	崔刚工作室
责任印制:	程晋荣
印　　刷:	河南瑞之光印刷股份有限公司
经　　销:	全国新华书店、医学书店、网店

开　　本: 720 mm×1020 mm　1/16　**印张:** 22.75·彩页 4 面　　　　**字数:** 418 千字
版　　次: 2023 年 6 月第 8 版　　2023 年 6 月第 1 次印刷
定　　价: 188.00 元

如发现印、装质量问题,影响阅读,请与出版社联系并调换

主译简介

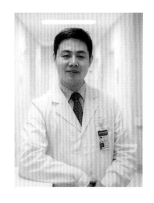

徐军 急诊医学博士,主任医师,硕士生导师,北京协和医院急诊科副主任。2008－2009年曾在美国纽约皇后医学中心访问交流。2014年荣获中国医学科学院北京协和医学院"协和新星"及"协和杰出青年"提名奖。2016年荣获"医院三等功"。现兼任中华医学会急诊分会青年副主委、中国医师协会急诊分会青年委员会副主委、中国医师协会心肺复苏联盟副理事长、中华医学会急诊分会心肺复苏委员会委员、中华医学会全科分会青年委员、中国医师协会科普分会委员,中华急诊医学杂志通讯编委、中国急救医学杂志编委。科研方向为心肺复苏、重症肺炎、高脂血症胰腺炎及生命支持与监测。目前承担国家自然基金面上项目,参与多项国家级、省部级课题。迄今已在国内外期刊以第一作者或通讯作者发表论文80余篇,主编和副主编专著各3部,多项急诊诊疗共识的起草人,申请国家专利10余项、国际专利3项,经十年努力开发出心肺复苏质量指数监护仪、心肺复苏新型通气模式(CPRV),并获得国家医疗器械注册证。心肺复苏关键技术与临床解决方案获2019年中华医学会科技三等奖。教学方面:创办并负责E-training临床核心课程,2018年被中国医师协会急诊分会评为"最佳课程建设奖"。专业特长:急危重症的诊治,如心肺脑复苏、感染性休克、重症肺炎及重症胰腺炎等疾病,并擅长血流动力学监测、机械通气、血液净化、急诊超声等技术。

主译简介

刘树元　解放军总医院第六医学中心急诊科副主任，副主任医师，医学博士。急诊临床核心课程主创导师，美国心脏协会基础生命支持与高级生命支持导师，中华医学会重症医学分会呼吸学组委员，中国医师协会急诊医师分会青年委员会委员，北京急诊医学学会青年与创新转化分会常务委员，全军热射病防治专家组成员，全军急诊专业委员会重症学组委员，北京急诊医学学会急诊感染分会委员，中国急诊医师协会中西医结合急重症专业委员会委员。承担省部级以上课题 3 项，以第一作者发表 SCI 收录论文 7 篇，国内核心期刊论文 25 篇。主编专著 3 部，第一执笔急诊专家共识 2 部。

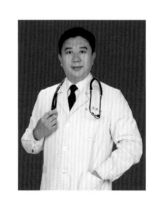

辛天宇　解放军总医院第六医学中心急诊科主治医师，医学硕士，中国医师协会老年医学学会科普委员会委员，北京急诊医学会青年与创新转化委员。先后获得亚洲急危重症协会（ASECCM）培训证书、美国 AHA 颁发的 BLS 和 ACLS 培训合格证书、北京协和医院急诊住院医师规范化培训骨干教师资质证书、E-Training 急诊临床核心课程培训合格证书、SFDA 颁发的 GCP 结业证书，急诊 E 学先锋翻译组主创之一，多次在重症医学、E 学界、血流动力学、急诊大视野等知名医学公众平台发表文章，在国内外专业期刊发表论文 30 余篇，SCI 论文 2 篇，参与省部级重大科研课题研究，项目金额达 300 万元，并参与起草《急诊连续肾脏替代治疗枸橼酸抗凝专家共识》，受聘为《医师在线》杂志特约撰稿人，《急危重症 100 例》副主译，并参与编写《急诊科主治医生 1000 问》《中暑防治与热习服训练》、参与翻译《急诊机械通气基础》等多本著作。擅长常见呼吸系统、消化系统、心血管系统及内分泌系统急症诊疗，急腹症的鉴别诊断及治疗，急诊中毒及危重症救治等。

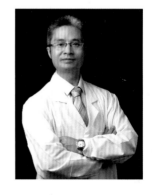

译者名单

主　译　徐　军　刘树元　辛天宇
副主译　杨　惊　徐胜勇　刘丹平
译　者（以姓氏笔画为序）

王　楠　安徽医科大学第四附属医院重症医学科
王玉兰　中国科学技术大学附属第一医院急救中心
王贤聪　中国科学技术大学附属第一医院急救中心
王晖晖　扬州大学附属苏北人民医院
王卿语　陕西省人民医院
王静怡　北京协和医院
王薛洁　扬州大学附属苏北人民医院
石　靖　北京协和医院
刘　洋　北京协和医院
刘丹平　陕西省人民医院
刘树元　解放军总医院第六医学中心
孙　峰　江苏省人民医院
严首春　陕西中医药大学第二附属医院
李　妍　北京协和医院
李丹丹　新疆医科大学第一附属医院急救中心
李永凯　新疆医科大学第一附属医院急救中心
李转运　华中科技大学同济医学院附属同济医院
杨　娟　北京协和医院
杨　惊　北京协和医院
杨文军　解放军总医院第六医学中心
杨建中　新疆医科大学第一附属医院急救中心
吴　波　中国科学技术大学附属第一医院急救中心
吴　娟　江苏省人民医院

吴　瑶　北京协和医院

何少丹　重庆医科大学

辛天宇　解放军总医院第六医学中心

陈　乐　陕西省人民医院

陈新军　陕西省人民医院

武　冬　陕西省人民医院

金　魁　中国科学技术大学附属第一医院急救中心

周朝霞　陕西省人民医院

周伶俐　北京协和医院

赵润敏　扬州大学附属苏北人民医院

郝雯琳　北京协和医院

袁　媛　北京协和医院

徐　军　北京协和医院

徐胜勇　北京协和医院

高志凌　安徽中医药大学第一附属医院重症医学科

郭筱玊　陕西省人民医院

凌冰玉　扬州大学附属苏北人民医院

谈定玉　扬州大学附属苏北人民医院

黄　羽　中国科学技术大学附属第一医院急救中心

曹广慧　北京协和医院

董婉娜　大连医科大学

戴依利　北京协和医院

原著前言

    第8版《临床急症诊断与治疗》涵盖了最新的急救理念,并总结了最佳的医疗实践证据,将之前的内容进行了更新并做了进一步补充,包括心肺复苏和心血管急诊救治的最新国际共识准则及艾滋病的最新定义。在常见医疗急救、外科急症和儿科急症等章节,已将题目、表格和实用急救技术进行了更新。

    这个版本尽可能多地针对临床而编撰,每种急症均以标准化的文本格式最大限度地方便医务工作者查阅和实际应用。

    本书也得到了 http://lifeinthefastlane.com/网站提供的大量额外在线材料的支持,其中包括高分辨率的临床图像、视频、病例提问、考试材料和在线参考链接,所有这些均免费提供。

    急诊科被恰当地比喻为每家医院的"窗口科室"。无论医务人员有多忙或时间多紧迫,抑或是住院床位多么的昂贵,每位刚刚就诊的患者都应该从他或她来的那一刻起得到最佳的治疗。我们希望新版《临床急症诊断与治疗》能在这方面为大家提供一定的帮助。

Anthony F. T. Brown

Michael D. Cadogan

2020 年 3 月

中文版前言

　　急诊医学是一门综合能力较强的交叉学科，又称为急救医学或急症医学。为急症患者进行快速和准确的检查和诊断，并防止处于危急状态下的患者死亡或致残是急诊医生应尽的职责，也是急诊医学研究的重要核心。因此，与其他临床科室不同，面对如此神圣的使命，急诊医师必须将各个医学领域最先进的知识和理论体系与临床专科最有效的临床经验有机地结合起来，对患者病情进行快速评估，在急救过程中提高诊疗的效率和准确性。因此，第8版《临床急症诊断与治疗》应运而生。

　　本书不是第7版的简单延续，而是通过总结和收集最新的急诊急救临床实践证据，将之前的内容进行了重要更新和补充，本版不仅包括内科和外科常见急症的急救处置，还涉及妇科、儿科、五官科的急诊急救，结尾处还对急诊常用操作做了细致且系统的介绍，甚至将一线医师最关心的医患沟通和医患矛盾处理都事无巨细地一一列出，真是堪比急诊医生的"护身宝典"。因此，本书不仅可以成为急诊医师的床旁口袋书，而且其他临床科室的医师也可以从中获益良多。

　　希望第8版《临床急症诊断与治疗》中文翻译版继续为广大中国医务工作者提供更多更好的急诊急救思路和方法，更好地服务于人民生命健康。

徐　军

2022年8月于北京协和医院

目　录

第 1 章　危重症急救

第一节　心肺复苏

一、早期处置

(一)诊断

1. 如果晕倒的患者出现意识、呼吸和大动脉搏动(如颈动脉或股动脉)消失,则需要进行心肺复苏(CPR)。

其他可能见到的表现包括:

(1)间断、无效的(濒死样)呼吸。

(2)苍白或发绀。

(3)瞳孔扩大。

(4)短暂的强直性癫痫大发作。

2. 在成年人中,超过60%心搏骤停的原因是冠心病。

(二)治疗

1. 基于最新的国际心肺复苏联络委员会(ILCOR)CPR 和 ECC 科学国际共识及治疗建议(CoSTR)

(1)现场第 1 个人打电话寻求帮助,同时安排其他人员和设备到达,然后协助复苏。

(2)现场第 2 个人留在患者身边,检查周围是否安全,然后开始进行复苏,并记录时间。

2. 急救处理　急救处理的目的是维持大脑和心肌的氧合,确保稳定的心输出量。

(1)将患者平放在坚固的平面上,

例如手推车。如果患者在地板上并且参与抢救的人员较多,宜将患者抬到手推车上以便于进行复苏。

(2)目击者一旦观察到或者监测仪捕获到无脉性室性心动过速(pVT,简称无脉性室速)或心室颤动(VF,简称室颤)节律但无法立即获取除颤仪时,在最初的数秒钟内应立即给予一次心前区重击。

(3)检查患者的意识反应,如果没有反应,应当立即通过压额抬颏法开放气道(额头下压,下巴抬起)。

①这样可以防止舌根后坠阻塞咽喉部。

②视、听、感觉判断是否存在呼吸,这个过程不要超过10s,同时保持气道畅通。

(4)如果呼吸不正常或没有呼吸,请检查是否有血液循环,评估大脉搏,例如颈动脉或股动脉,或观察生命体征,这个过程不超过10s。

(5)如果无生命表现,应立即开始心肺复苏术:①开始胸外心脏按压。②开始辅助通气。

3. 胸外心脏按压

(1)将一只手的掌根放在患者的胸部中央,将另一只手的掌根叠放在上面,手指相互交叉。

(2)保持手臂伸直并垂直按压,以至少100次/分(但不超过120次/分)的速率按压使胸骨下陷5～6cm。

①每次按压后使胸廓充分回弹,但双手不要离开胸壁。

②不要在上腹部、胸骨下段、肋骨上施加压力,确保按压与放松时间相等。

(3)施加30次按压,按压质量合格的标志是可触到明显的股动脉搏动。

(4)对于小儿,用单手或双手按压胸骨的下段,深度大约是胸廓的1/3,以至少100次/分速率按压,但不超过120次/分。对于婴儿,使用双手环抱技术,按压频率至少100次/分。

> **提示:**避免用力过大或不当而导致肋骨骨折、连枷胸、肝破裂等。

4. 辅助通气

(1)使用压额抬颏法再次开放气道。

(2)如果没有呼吸,立即开始口对口/鼻或口对口面罩呼吸,使用简易面罩(如Laerdal)。

(3)在5s内,给予两次有效的人工呼吸,并在通气后立即恢复按压。

(4)如果曾接受过相关培训,可尝试使用带储氧袋的面罩,如Ambu或Laerdal面罩。

①快速观察口腔,用镊子或吸引器清除任何阻塞物,固定良好的假牙可不必取出。

②如有必要,可插入口咽(Guedel)通气道维持气道开放。

③检查面罩周围是否漏气,如果胸廓不能有效膨胀,可转换为双人加压通气。

④如果通气不充分,应考虑是否存在上气道阻塞。

5. 基础生命支持 辅助通气下胸外心脏按压

(1)以30:2比率继续进行胸外按压和人工呼吸。

(2)每2分钟更换一次胸外按压者,但要确保在转换过程中尽量减少胸外按压的中断。

> **提示:**通过上述措施可以达到充分的氧合。气管插管只能由接受过培训、有能力和有经验的医师去尝试。

6. 除颤

(1)当除颤仪到达,在患者身上贴上自粘电极片或电极板,此时应当继续进行胸外按压。

①若男性胸毛过多,应立即剃除。

②将一个自粘除颤电极片或常规电极板置于胸骨右侧锁骨下方,另一个电极片或电极板放置于与V6心电图电极或女性乳房水平的腋窝中线处。

③避免在心电图电极、药物贴片或植入装置(如起搏器或自动心律转复除颤器)上放置自粘除颤电极片或电极板。

(2)此时可短暂停止胸外按压以分析心律,如果心律为VF或无脉速VT,则给除颤器充电,同时继续胸外按压直到电量充满为止。

（3）迅速确保所有救援人员都停止接触患者，然后立即使用双相波除颤仪给予患者150～200J直流电除颤（现在所有的除颤器都是双相的）。

①尽量减少除颤的延迟，除颤时间应少于5s。

②为确保有良好的电接触，当使用凝胶电极片或涂抹电极凝胶电极板施行手动除颤时，针对成年人应施加8kg的压力。

（4）立即恢复胸外按压，无须重新评估心律或脉搏。

（5）唯一例外的是，当VF出现在已经连接到手动除颤器、心导管插入术和（或）早期心脏手术后的患者，在开始胸外按压前，采用叠加的3次电击策略，快速连续进行3次电击。

（6）继续胸外按压及辅助通气2min，然后短暂暂停，再次评估心律。

7. 观察四种可能路径中的一种（快速治疗概述见图1-1）

（1）可除颤心律，如VF或无脉VT。

（2）不可除颤心律，心搏停止和无脉性电活动。

8. 在肘窝建立初始静脉通路

（1）在第3次直流电复律后，给予至少20ml生理盐水冲洗所给的药物。

（2）抬高肢体10～20s，以促进药物输送到体循环中。

（3）除非心肺复苏迅速成功，否则应建立第2条静脉通路。

①理想情况下，静脉通路应该插入中心静脉，包括颈内、颈外静脉或锁骨下静脉。

②置入中心静脉导管应该由技能娴熟的医师操作，因疏忽导致的动脉刺伤、血胸或气胸可能会使进一步复苏的努力无效。

（4）如果静脉通路不成功，可选择插入骨内注射通路（IO）。

9. 气管插管 经过气道培训且技能娴熟的医师可以插入带套囊的气管插管。这样可以保持气道通畅，防止吸入呕吐物、口腔或胃中的血液而引起误吸，同时也利于在不中断胸外按压的情况下保持肺的通气。

（1）直视下气管插管通过声门，通气时双侧胸廓有效膨胀，听诊双肺和上腹部可用于判断气管插管的位置是否正确。

（2）插管后应立即连接呼气末二氧化碳检测设备，并观察是否存在连续二氧化碳波形，因为上述检验气管插管位置的方法可能不完全可靠。

（3）除了当气管插管通过声门（不应超过10s）时短暂的暂停胸外按压外，切勿因为放置气管插管而延迟心肺复苏。

（4）一旦建立高级气道，继续以至少100次/分的速度不间断地进行胸外按压并给予10次/分的通气（此时通气没有必要暂停按压）。注意不要给患者过快的通气速率，以免过度通气。

10. 后续的治疗 取决于心律和患者的病情，并且始终将心电监护仪连接在患者身上。

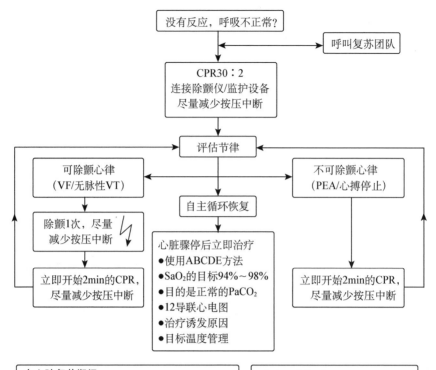

图 1-1 成年人高级生命支持法则

ABCDE. 气道, 呼吸, 循环, 伤残, 暴露; CPR. 心肺复苏术; PaCO₂. 动脉血中的二氧化碳分压; PEA. 无脉性电活动; SaO₂. 氧饱和度; VF/无脉性 VT. 室颤/无脉性室性心动过速。(经许可转载自 European Resuscitation Council (2015) European Resuscitation Council Guidelines for Resuscitation 2015. Section 1. Executive summary. Resuscitation 95; 1-80.)

二、病因治疗和监测

(一)诊断

心电图描记将显示可除颤节律,如 VF 或无脉性 VT 或非除颤节律,如心搏停止或无脉性电活动(图 1-1)。

(二)治疗

1. 室颤或无脉性室性心动过速　室颤(VF)是非同步的、紊乱的心室去极化和复极化,不能产生心输出量。无脉性室速(pVT)是一种广泛的、复杂的、规律性的心动过速,临床上检测不到心输出量。

(1)一旦在监护仪上确认 VF/pVT,立即进行直流电复律。

①给予 150~200J 双相波除颤。

②施行除颤导致的心脏按压延迟应不超过 5s。

(2)如人工气道未建立,应立即恢复 CPR,并继续以 30∶2 的比率进行胸外按压。

①需要持续胸外按压,不可因对心律或脉搏的评估而导致按压中断。

②如果已建立高级气道,施行不间断地以 100 次/分的速度进行按压和 10 次/分的呼吸。

(3)继续 2min 的 CPR,然后短暂停顿,在监护仪上重新评估心律。

①如果仍然是 VF/VT,给予第 2 次双相波 150~360J 直流电复律。

②除颤后立即恢复 CPR。

(4)再次 2min CPR 后短暂停顿,观察监护仪。给予第 3 次双相波 150~360J 直流电复律,之后立即恢复 CPR。

(5)继续给予胸外按压并静脉给药。

①1∶10 000 肾上腺素(1mg)静脉推注 10ml。

②如果 VF/pVT 持续存在,使用 5% 葡萄糖将胺碘酮 300mg 稀释至 20ml,然后快速静脉推注。

2. 给药至 ROSC　不论停搏节律如何,每 3~5 分钟给予 1∶10 000 肾上腺素(1mg)10ml,直至自主循环恢复(ROSC)。

(1)上述流程每 2 个周期重复 1 次(图 1-1)。

(2)同时,继续实施 CPR,并确保每 2 分钟更换 1 次心脏按压者,以保持最佳复苏效果。

3. 继续按药物—除颤—CPR—检查节律的程序进行复苏　每 2 分钟的 CPR 后应再次分析心律。如果仍是 VF/pVT,立即给予第 4 次电除颤。

4. 寻找提示 ROSC 的生命征象　或者一旦出现有规则的或窄的复合波提示不可除颤心律时,触诊是否存在脉搏。

(1)如无脉搏或很难触到,重新开始 CPR。

(2)当感觉到强烈的脉搏或患者显示有 ROSC 的生命征象时,开始复苏后的治疗(参阅本节"复苏后治疗")。

5. 在 CPR 期间

(1)如果尚未完成应检查以下几点

①检查除颤器的电极片或电极板的位置和接触是否良好。

②尝试/确认气管插管位置,并成功建立静脉通路。

③回顾所有潜在可逆的原因。见下一页的"4Hs"和"4Ts"（潜在的可逆原因）。

> **提示**：如果静脉通路不能建立，建立骨通路，尤其是儿童。

（2）可考虑使用下列药物（尽管没有数据支持这些药物可以提高出院生存率）

①胺碘酮：在第3次除颤后，初始给予300mg负荷剂量静脉注射，反复发作或难治VF/VT，150mg剂量重复1次。随后24h内可持续输注900mg。

②利多卡因：如果无法使用胺碘酮，也可考虑使用利多卡因，初始剂量为1mg/kg负荷剂量静脉推注，如有必要，可随后再次追加0.5mg/kg。如果已经应用了胺碘酮，可不使用利多卡因。

③硫酸镁：给予2g（8mmol或4ml）49.3%硫酸镁静脉注射，特别是在尖端扭转性室性心动过速、疑似低镁血症（如使用排钾利尿剂患者），以及地高辛中毒时。如果无效，10～15min后重复使用。

（3）考虑使用缓冲碱

①8.4%碳酸氢钠，此药尤其适用于危及生命的高钾血症或三环类抗抑郁药过量（参阅第3章第二节和第14章第二节）。

②静脉注射50mmol（50ml），然后以动脉血气（ABG）结果作为用药指导。

6. 心脏停搏或无脉电活动 心脏停搏和无脉电活动都是不可除颤心律。

见图1-1快速治疗概述。

（1）心脏停搏（是没有任何的心电活动）

①在心肺复苏时，通过观察心电监护屏幕上的心脏按压伪影，确保心电导联连接完好或没有损坏。

②在不停止胸外按压或通气的情况下，检查心电图导联选择和增益设置是否适当。

③不能依赖凝胶电极-手动电极板组合诊断心脏停搏，而应使用独立的心电图（ECG）电极。

④如果区分细室颤有困难，继续进行胸外按压和通气，并尝试使这种室颤"变粗"。

（2）无脉性电活动（PEA）：以前被称为电机械分离。它有规律的心电节律，但心输出量检测不到。除非能找到可逆的病因并加以治疗，否则患者不太可能存活。请看下面的"4Hs"和"4Ts"。

（3）心脏停搏和PEA预后差（因为此时已经无法除颤）

①以按压/通气（C/V）比率为30：2继续CPR，直到气道建立。建立气道后按压频率为100次/分，呼吸频率为10次/分。

②1∶10 000肾上腺素1mg（10ml）静脉注射。

③2min CPR后再次检查心律，如脉搏可触及，则开始复苏后治疗。

④如果心脏停搏或PEA持续存在，立即恢复CPR。

⑤每3～5分钟重复给予1∶10 000肾上腺素（1mg）10ml，即程序中的第2

个周期(图 1-1)。

⑥继续 CPR,直到心律变为 VF/VT。如果在 2min 周期中发现 VF,则在除颤前完成 CPR 周期。

7. 潜在的可逆原因　包括:4Hs 和 4Ts。始终注意以下情况,这些情况 可能导致心搏呼吸骤停和(或)减少成 功复苏的机会(图 1-1)。

(1)低氧血症(hypoxaemia)

①吸氧 15L/min,确保达到最大 100％氧气输送。

②确认潮气量为 500～600ml(6～ 7ml/kg)进行通气,使双侧胸部能看到 明显的起伏。

(2)低血容量(hypovolaemia)

①创伤后大出血、胃肠道出血、动 脉瘤破裂或异位妊娠破裂都可能导致 心搏骤停。

②因过敏反应或脓毒症导致的严 重血管舒张。

③无法解释的循环衰竭。

④得到高年资急诊科(ED)医师的 帮助,寻找出血的来源,如通过床边腹 部超声明确诊断。

⑤使用加温过的液体进行复苏,在 适当情况下,呼叫外科、血管或妇产科 专业组。

(3)高/低钾血症、高/低钙血症、酸 血症和其他代谢疾病(hyper/hypokal- aemia, hypocalcaemia, acidaemia and other metabolic disorders)

①根据病史提示,如肾衰竭时,首 先迅速检查钾和钙(参阅第 3 章第三 节)。

②静脉注射 10％氯化钙 10ml,用

于高钾血症、低钙血症或钙通道阻滞药 物过量。

③对于低钾血症,予以静脉推注 5mmol 钾离子。

(4)低体温(hypothermia)

①检查核心温度,尤其是在溺水或 暴露事件中(参阅第 16 章第一节)。

②中度(29～32℃)或严重(29℃以 下)低体温须采取果断措施。例如:当 患者心搏骤停时,通过提高胸膜、腹膜 或洗胃液的温度,甚至通过体外循环加 热,来提高核心温度(参阅第 16 章第一 节"低体温")。

③寻求资深急诊科医师的帮助。 不要停止 CPR,直到温度≥33℃或复 苏至团队领导判定无效为止。

(5)张力性气胸(tension pneumo- thorax)

①相较于自发性气胸,张力性气胸 通常发生在创伤性气胸后,特别是使用 正压通气时。

②张力性气胸可以导致极度呼吸 窘迫和循环衰竭。可能需要尝试进行 中心静脉插管。

③患者逐渐出现呼吸急促、发绀, 并出现心动过速伴低血压。

A. 患侧胸部活动度减弱,叩诊呈 鼓音,呼吸音减弱或消失。

B. 气管向另一侧移位,通常情况 下可出现颈静脉扩张。

④这是一种危及生命的情况,须立 即救治,无须等待胸部 X 线片(CXR)。

⑤在锁骨中线第 2 肋间隙插入一 根大口径针头或套管,随后会有一股气 流向外喷射(见第 18 章第四节"胸腔穿

刺")。

⑥插入肋间引流管(见第18章第四节"胸腔穿刺")。

(6)心脏压塞(tamponade)

①心脏压塞可发生在创伤后,通常原因为穿透性创伤及心肌梗死、夹层动脉瘤或心包炎。

②低血压、心动过速、奇脉和颈部因吸气而膨胀的静脉(Kussmaul征)。心音低钝、遥远,继而发生PEA。

③立即行床旁超声提示有心包积液。

④如患者生命垂危,应进行心包穿刺术。心脏穿刺针位于剑突和左肋缘交点并于水平线呈45°,朝向左肩的方向刺入(参阅第18章第七节"心包穿刺")。

⑤有时仅吸出50ml就可恢复心输出量,但创伤造成的心脏压塞通常须立即行开胸复苏(参阅第5章第五节)。

(7)毒素/毒药/药物(toxins/poisons/drugs)

①许多物质在意外或故意摄入后会引起心脏呼吸骤停,如三环类抗抑郁药中毒、钙通道阻断剂或β受体阻滞剂(参阅第14章第二节)和氢氟酸烧伤(参阅第14章第三节)。

②根据病史考虑上述问题,早期识别,并尽可能进行支持性治疗或解毒药治疗。

(8)血栓栓塞合并机械性循环障碍(thromboembolism with mechanical circulatory obstruction)

①进行心外按压,可能使大的肺栓子破裂,同时给予20ml/kg的液体

复苏。

②如果临床高度考虑栓塞的可能,且无绝对禁忌证,应给予溶栓,如阿替普酶[重组组织型纤溶酶原激活物(rt-PA)]100mg静脉滴注。

③在复苏终止前,考虑再进行至少60～90min的CPR。

8. 仍处于心脏停搏 如果患者仍处于心脏停搏状态,预后通常是没有希望的。然而,如果P波或任何其他电活动存在,如严重的心动过缓,预示灌注不良,应考虑起搏治疗。

(1)使用外部(经皮)起搏器维持心输出量,直到插入经静脉导线置入起搏器。

(2)临时经静脉起搏器导丝最好在X线引导下通过,但也可以通过中心静脉盲插放置。

9. 复苏后治疗 继续进行有效的CPR是非常重要的,直到心脏搏动足够强并能在外周血管可触摸到脉搏和(或)有生命迹象。

(1)以滴定方式给予氧输送,并保持氧饱和度在94%～98%,避免高氧血症。

(2)进行血气检查以排除低碳酸血症,因为过度通气导致脑血管收缩,脑血流量减少。此时应调整为正常通气,使$PaCO_2$维持在35～45mmHg(4.5～6kPa)范围内。

(3)插入胃管进行胃肠减压。

(4)在疑似因急性冠脉综合征而发生心搏骤停时,应立即请心内科急会诊。

①可立即进行经皮冠状动脉介入

治疗(PCI)。

②不要依赖任何早期特定的心电图异常,也不要指望看到 ST 段的抬高。

(5)如有持续性低血压,静脉注射 1:10 000 肾上腺素 0.5ml(50μg),并排除其他可逆的原因,例如缺氧、低血容量、张力性气胸、高钾血症或低钾血症。

①重复使用肾上腺素使血压维持在与患者正常血压相近,或收缩压＞100mmHg,以保证尿量维持在 1ml/(kg·h)。

②尽快通过专用的中心静脉导管给予肾上腺素和其他血管活性药物,如果还没有置入该导管,应在超声引导下插入。

(6)用咪达唑仑 0.05～0.1mg/kg,最大至 10mg 静脉滴注,地西泮 0.1～0.2mg/kg,最大至 20mg 静脉滴注,或劳拉西泮 0.07mg/kg,最大至 4mg 静脉滴注,通过以上药物来控制癫痫发作。随后,在心电监护下,苯妥英钠以 15～18mg/kg 静脉滴注,进行慢速静脉滴注(速度不超过 50mg/min),或用 250ml 生理盐水稀释(不要用葡萄糖注射液稀释),滴注超过 30min。

(7)血糖维持在 10mmol/L 以下,但避免低血糖。

(8)根据本单位处置策略,开始进行目标温度管理,维持温度恒定在 32～36℃。

①开始启动体温管理,特别是院外 VF 终止后,也可以在心搏停止/PEA 患者中考虑进行体温管理。

②降温时可注入 30ml/kg 温度在 4℃的生理盐水或 Hartmann 液(乳酸钠林格液)。

③在腹股沟和腋窝处放置冰袋,如果可能的话使用冰毯。

(9)将患者转移到 ICU、导管室或心内科监护室。做以下检查,但不要延误转运。

①如果还没有做,完善血清钠、钾、葡萄糖和动脉血气检查。

②做 12 导联心电图。

③胸部 X 线检查是为了判断气管插管、鼻胃管和中心静脉置管是否在正确的位置,并排除气胸、肺萎陷和肺水肿。

④如果怀疑是神经或呼吸系统原因导致的心脏呼吸骤停,晕倒前存在头痛、癫痫发作、神经功能缺损或呼吸急促,应进行头部 CT 扫描和(或)胸部 CT 扫描。

(10)转送患者时由一名训练有素的护士和医师照料。手推车上应配备至少一个便携式心电监护仪、除颤器、氧气和吸引器。

10. 何时停止抢救 只有高年资的急诊科医师可以做出何时停止进一步抢救的判断。在以下情况下,院外心搏骤停的存活率最高。

(1)事件有目击者,较早呼叫帮助。

(2)旁观者开始复苏,即使只是胸部按压(使生存率增加 2 倍或 3 倍)。

(3)因室颤或室速导致的心搏骤停(存活率在 20% 或以上)。

(4)早期进行除颤,不超过 8min,在

3～5min 内成功转复(有 50％～75％存活率)。

①除颤每延迟 1min 存活率会降低 10％～12％。

②在没有 ROSC 的成年人中室颤超过 12min,其存活率低于 5％。

> **提示:**应重点留意那些疑似淹溺、低体温、急性中毒(特别是三环类抗抑郁药)的患者。在一些预后明显较差的患者中(瞳孔散大固定,无可除颤心律)经持续数小时的复苏,患者也有可能获得完全的康复。

第二节　急性上呼吸道梗阻

一、诊断

1. 急性上呼吸道梗阻可能是由于吸入异物、会厌炎、喉炎、面部烧伤和(或)蒸汽吸入、血管性水肿、创伤、癌或咽后脓肿所致。

2. 可突然出现喘息、咳嗽、声音嘶哑或完全失音伴有剧痛、呼吸困难、喘鸣、发绀以及昏迷。

3. 连接心电监护仪和脉氧仪。

二、治疗

不同病因导致的急性上呼吸道梗阻治疗方法也不同。

(一)面罩给氧

患者取坐位,通过面罩给纯氧,旨在使氧饱和度高于 94％。

(二)吸入异物

1. 患者前倾或侧卧位,用手掌根部在肩胛骨之间进行最多 5 次背部拍击。

2. 在 1 岁以上的儿童和成年人中,如果上述背部拍击失败,则最多进行 5 次腹部冲击(海姆立克急救法)。

(1)站在患者身后,双臂环绕上腹,双手放在脐部和剑突之间。

(2)向内上快速推动以排出异物。

3. 如果梗阻仍未缓解,则继续交替进行 5 次腹部冲击和 5 次背部拍击。

4. 将 1 岁以下的婴幼儿头朝下抱住,并用空闲的手掌根部背部拍击最多 5 次。

5. 如果失败,进行最多 5 次胸外按压,位置与心脏按压相同,以促进异物排出气道。

6. 如果仍然存在异物,请尝试在直视下使用喉镜和一对长柄 Magill 镊子去除异物。

7. 环甲膜切开术:如果患者病情恶化,而其他所有方法都失败了,则进行环甲膜切开术(参阅第 18 章第三节)。

(1)用手术刀刀片划过环甲膜做一切口,然后将 4～6mm 气管插管(或小气道造口管)插入气管,然后将该管连接至 Ambu(加压给氧气囊)或 Laerdal 袋并供氧。

(2)通过一根大口径 14 号静脉套管针插入环甲膜,并连接到壁氧,以 15L/min 的速率实现快速给氧。

(三)喉炎

喉炎的孩子会出现咳嗽、剧烈的喘

鸣音和声音嘶哑,并且会感到恐惧和痛苦,但不会引起全身性疾病。

1. 口服或静脉注射地塞米松0.15~0.3mg/kg,布地奈德 2mg 雾化或口服泼尼松龙 1mg/kg。

2. 转入儿科治疗。

(四)会厌炎

会厌炎表现为突然发热、呼吸困难、吸气性喘鸣、吞咽困难和流口水。患儿面色苍白,疑似中毒,出现身体不适。

1. 无须进一步检查,如测量体温、血压或 X 射线检查,不要试图看清喉咙。

2. 让父母抱着孩子直立,将氧气面罩靠近孩子的脸部。

3. 立即呼叫高年资急诊、儿科、麻醉科和耳鼻喉科医师会诊。

(五)面部灼伤和(或)蒸汽吸入

1. 送检动脉血气分析和碳氧血红蛋白。

2. 给予 100% 的氧气和 5mg 沙丁胺醇雾化。如果存在相关的呼吸道烧伤,请转至重症监护或专科烧伤病房。

3. 如果发生喉头水肿,做好插管准备。

(六)血管性水肿伴喉头水肿

1. 给予高剂量氧气和 1∶1000 的肾上腺素 0.3~0.5mg(0.3~0.5ml)在大腿外侧上部肌内注射,必要时每5~10 分钟重复 1 次。

2. 如果发生循环衰竭,应改为0.75~1.5μg/kg 肾上腺素缓慢静脉推注,如 70kg 体重的患者缓慢静推肾上腺素 50~100μg 或 1∶10 000 肾上腺素0.5~1.0ml 或 1∶10 000 肾上腺素5~10ml。

3. 如果仍需要气管插管,则应经过气道训练的熟练医师进行,甚至进行环甲膜切开术。

第三节　休　克

一、概述

(一)诊断

1. "休克"定义为急性循环衰竭导致末端器官组织缺氧和营养灌注不足。这是一种高死亡率的临床诊断,取决于潜在的病因、持续时间和对治疗的反应。

(1)休克从最初的发生到代偿(可逆),再到失代偿(进行性),最终发展到难治性(不可逆)休克。

(2)休克代偿期:最初的生理机制包括酸中毒导致的过度换气、交感神经介导的心动过速和血管收缩,以及血液从胃肠道和肾转移到大脑、心脏和肺,以弥补循环衰竭的不足。

(3)休克失代偿期:组织灌注不足可导致无氧糖酵解和代谢性酸中毒增加,因细胞液和蛋白质渗漏而导致细胞损伤,由于血管扩张和心肌抑制而导致的心输出量下降。

(4)休克不可逆期:当重要器官衰竭和细胞死亡时,这种情况就会发生。严重和进行性休克状态可导致多器官功能衰竭（MOF）或以心搏骤停和无脉电活动告终。一旦休克恶化到这种程度，就很难或不可能逆转。

2. 最好在收缩压（SBP）下降之前，尽早识别异常的组织灌注，积极进行治疗，避免发展到不可逆期。检查和治疗同时进行，尽早获得高年资医师的支持。

（1）血压正常不能排除休克的诊断。

（2）与灌注不良有关的 SBP，其绝对值差异很大，但 SBP＜90mmHg 通常不足以维持重要器官灌注。

3. 将原因分为四大类（图 1-2）。通常存在不止一种机制。

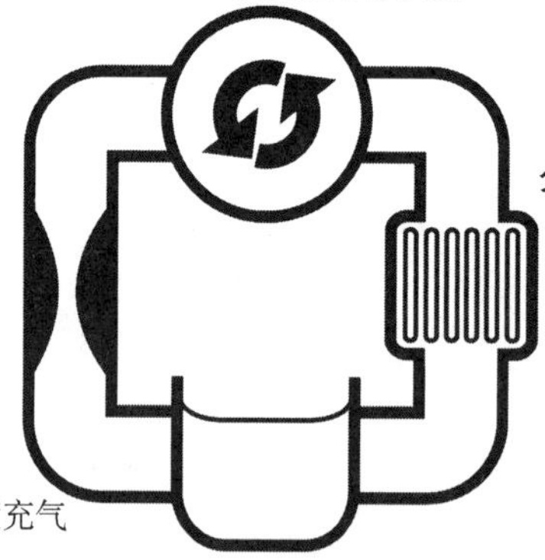

心源性休克
收缩力下降
●急性冠脉综合征
●心肌炎
●心肌病
●药物毒性
急性瓣膜功能障碍
心律失常
●缓慢性心律失常
●快速性心律失常

梗阻性休克
肺栓塞
张力性气胸
●创伤性
●非创伤性
心脏压塞
●创伤性
●非创伤性
严重肺动态过度充气

分布性休克
速发型过敏反应
脓毒症
神经源性
药物相关性
急性肾上腺功能不全

低血容量性休克
大出血
●创伤性
　- 外部（显性）
　- 内部（隐性）
●非创伤性
　- 外部（显性）
　- 内部（隐性）
非出血
●细胞外液体丢失

图 1-2　不同类型的休克

（1）低血容量性休克（循环容量不足）

①出血性：创伤性或非创伤性；外部（显性）或内部（隐性）。

②非出血性液体流失：外部（显性），内部（隐性）。

（2）心源性休克（泵衰竭）

①收缩力下降：如急性冠脉综合征、心肌炎、心肌损伤、终末期心肌病、药物中毒、严重酸血症等。

②急性瓣膜功能障碍：如急性瓣膜反流（乳头肌/腱索断裂、感染性心内膜炎）、严重的主动脉瓣狭窄。

③心律不齐：如心动过速（室上速、房颤或室性心动过速）、心动过缓（包括心脏传导阻滞）。

（3）分布性休克（有效循环血容量不足）

①脓毒症。

②过敏反应。

③神经源性：脊髓或硬膜外损伤。

④药物相关：硝酸盐、血管扩张药。

⑤肾上腺功能不全：类固醇替代不足、Addison 病。

（4）梗阻性休克（循环受阻）

①肺栓塞：血栓、空气、脂肪、羊水。

②张力性气胸：创伤性、非创伤性。

③心脏压塞：外伤及非创伤性原因，如尿毒症、心包炎、恶性肿瘤等。

④严重肺动态过度充气：通气过度的哮喘或 COPD。

4. 询问是否有突发或进行性加重的相关症状，如胸痛、腹痛或背痛，以及既往的病史；服用的药物包括服用违禁药物史、过敏史、近期出国旅行史、饮酒或免疫抑制，以及先前的心肺状况。

5. 评估循环休克的表现，异常生命体征包括如下内容。

（1）心动过速，有时会出现心动过缓、呼吸急促、低血压、低体温（或脓毒症高热），血氧饱和度及意识水平降低

[格拉斯哥昏迷评分（GCS）评分]，如果 SBP 正常，须检查体位变化后的血压。

①心率增加＞20 次/分，SBP 下降＞20mmHg 或 DBP 下降＞10mmHg 表明体位性低血压并提示存在低血容量。

②确保至少在坐位或站立 2min 后进行测量的读数。

（2）查看皮肤是否出汗、脸色苍白或花斑，并感觉是凉还是湿冷。

①按住甲床（保持在心脏水平）5s，以检查毛细血管充盈时间（CRT）。观察血液充盈苍白区域的时间。

②再充盈时间超过 2s 表明灌注不足或外周皮温较低。

6. 评估前负荷量状态，以帮助确定原因并监测治疗效果。

（1）低血容量和分布性休克状态下会发生前负荷下降伴颈静脉压（JVP）降低。

（2）在心源性和梗阻性休克中，前负荷增加颈静脉充盈。

7. 用两个粗的（14 或 16 号）套管针建立深静脉通路，并连接心电监护和脉氧仪。

8. 根据可能的原因送血进行血常规、凝血功能、电解质和肝功能检查（ELFT）、脂肪酶、心肌肌钙蛋白 I（cTnI）或肌钙蛋白 T（cTnT）、乳酸检测，以及从两个部位抽取成对标本进行血培养，并且根据疑似原因进行血型鉴定或进行交叉配血。还须查静脉或动脉血气分析。

9. 进行心电图检查，并立即联系高年资急诊医师读图。

（1）寻找提示急性冠脉综合征或心律失常的急性变化,这种急性变化可能是休克状态的原因或结果。

（2）正常的心电图能有效排除心源性休克可能。

10. 完善胸片检查,明确有无心脏肥大、气胸、肺水肿和肺不张。

11. 插入尿管监测尿量,并检查尿液中的血液、蛋白质、亚硝酸盐和糖。如果阳性,送去进行涂片镜检和培养。

（1）少尿提示肾灌注不足。

（2）绝经前女性应做尿 β-hCG（人绒毛膜促性腺激素）妊娠试验。

12. 进行快速床边超声检查,寻找有无腹主动脉瘤（AAA）破裂、异位妊娠、心脏压塞或腹膜腔积液。

（二）治疗

1. 通过面罩吸入高剂量氧气,保持氧饱和度在 94% 以上。

2. 立即开始液体复苏

（1）快速静脉滴注 20ml/kg 生理盐水,并重复静脉滴注直至胸骨角上方 3～5cm 的颈静脉充盈。

①如果 JVP 已经升高和（或）患者有肺水肿表现,则无需输液。

②尿量目标是每小时 0.5～1ml/kg。

（2）如果患者因失血而休克,请提供交叉配血的血液,如果情况危急,就用 O 型 Rh 阴性血。目的是将血红蛋白提升到 70～100g/L,或红细胞压积 >30%。

3. 优化后负荷。如果因过敏反应（请参阅第 1 章第五节"过敏反应"）或脓毒症而使血管扩张,则使用肾上腺素

等升压药。

4. 脓毒症治疗。如果怀疑有脓毒性休克,在不同部位至少抽取两组血液进行血培养后尽早给予广谱抗生素治疗。

5. 根据潜在原因和对治疗的反应,将患者送入 ICU、重症康复病房（HDU）、手术室或心脏病监护室治疗。

二、低血容量性休克

（一）诊断

1. 低血容量性休克是指由于出血或非出血性体液流失,导致循环容量减少和终末器官组织灌注不足。

2. 出血性休克的原因

（1）外伤性出血:动脉撕裂伤、复合性骨折、四肢撕裂伤、大范围头皮剥脱伤等。

（2）创伤伴内出血（隐性）:包括血胸;肝、脾或肠系膜损伤引起的腹膜出血;主动脉、盆腔或肾损伤引起的腹膜后出血;闭合性长骨或盆腔骨折。

（3）非创伤性外出血:鼻出血、大量咯血、呕鲜血或陈旧性血、直肠出血（黑色或鲜红色）、与怀孕有关或未怀孕的阴道出血或严重血尿等。

（4）非创伤性内脏（隐性）出血:血胸、腹腔积血（包括 AAA 破裂或异位妊娠）、腹膜后出血（包括 AAA 破裂或华法林、非维生素 K 口服抗凝剂引起的自发性出血或出血性疾病）。

3. 液体丢失引起的非出血性休克的原因

（1）外部:呕吐、腹泻、肾病、尿崩症或糖尿病引起的多尿、烧伤、广泛的皮

肤疾病,包括红皮病、高热、瘘管。

(2)内部:胰腺炎"第三间隙"渗出、肠梗阻。

4. 询问外伤出血史;既往出血史;胸部、腹部或背部疼痛;服用药物包括口服非甾体抗炎药(NSAID)或华法林/新型口服抗凝剂(NOAC)史;过敏史;饮酒和出国旅行史。询问嗜睡、呼吸困难、头晕眼花、晕厥和精神状态改变(例如精神错乱)等非特异性症状,特别是老年人。

5. 如果 SBP 正常,请检查生命体征及体位血压。

6. 寻找皮肤皱纹和结膜苍白的贫血体征,以及黏膜干燥、组织膨大或眼睛凹陷等脱水体征。评估颈静脉充盈程度是否降低。

7. 根据病史检查具体原因,包括一次直肠检查,检查是否有未确诊的胃肠出血。

8. 用两个大口径(14 或 16 口径)插管建立静脉通路,并接上心电监护仪和脉氧仪。

9. 根据可疑病因,送血查血常规、凝血功能、电解质和肝功能检测、脂肪酶、乳酸检测,以及根据可疑原因进行交叉配血,同时完成静脉或动脉血气分析。

10. 完善心电图和胸部 X 线检查。

11. 插入尿管测量尿量。

(1)少尿提示肾灌注不足。

(2)绝经前女性应进行尿 β-hCG 妊娠试验检查。

12. 尽快进行床旁超声检查,以寻找是否有 AAA 破裂、异位妊娠或腹膜腔积液。

(二)治疗

1. 通过面罩吸入高剂量氧气,保持氧饱和度在 94% 以上。

2. 压迫或包扎所有外部出血,如鼻出血(参阅第 11 章第三节)或伤口出血(参阅第 5 章第七节)。

3. 立即开始补液

(1)快速静脉输注 20ml/kg 生理盐水,每小时尿量目标值是 0.5～1ml/kg。然后逐步纠正任何脱水(补水),包括每日维持量。

(2)如果患者因失血而休克,尽可能进行交叉配血。

①在健康的成年人中,唯一与循环血容量丢失高达 30%(即 1500ml)有关的体征可能是心动过速和脉压缩小。

②因此,SBP 持续下降表明至少有 30% 的血液丢失。

③完全交叉配血需要 45min,特异型的交叉配血需要 10min,O 型 Rh 阴性血可立即使用。

④多次输血时使用血液加热器和大孔血液过滤器。在输注 8～10 个单位或更多的红细胞后,给予 8～10 个单位的新鲜冷冻血浆和血小板,以 1:1 的比例进行"大量输血"。

⑤血红蛋白目标值为 70～100g/L 或血细胞比容＞30%。

4. 如果怀疑存在快速失血引起休克的疾病(如脾破裂、AAA 或异位妊娠),立即请外科、血管科或妇产科医师会诊。

5. 根据潜在病因和对治疗的反应,将患者送入手术室、重症监护病房

(ICU)或重症康复病房(HDU)。

三、脓毒性休克

(一)诊断

1. 脓毒症是一种特异性全身宿主反应,通常是由细菌或真菌、病毒或寄生虫感染引起,使机体对病原体产生各种全面性、炎症性反应,并使宿主发生血流动力学改变和器官功能障碍。

(1)超过 85%的原因来自胸部、腹部或泌尿生殖系统、皮肤和血管通路。

(2)在世界范围内,脓毒症是入住ICU 的最常见原因之一,高达 20%~50%的脓毒症患者会死亡。

2. 脓毒症的定义

(1)脓毒症:存在感染(可能或已记录)及全身表现,例如:

①一般情况:发热>38.3℃或<36℃、心率>90 次/分、呼吸急促>20次/分或过度通气 $PaCO_2$ <32mmHg(4.2kPa)、意识模糊。

②炎症性表现:WBC > 12 × 10^9/L、< 4 × 10^9/L 或幼稚细胞>10%、CRP 或降钙素原升高。

③血流动力学:SBP < 90mmHg或 MAP<70mmHg。

④器官功能障碍:低氧、少尿、凝血障碍、血小板减少、高胆红素血症、肠梗阻。

⑤组织灌注不足:乳酸升高>2mmol/L、毛细血管充盈或皮肤花斑。

(2)严重脓毒症:严重脓毒症=脓毒症+脓毒症相关的器官功能障碍或组织灌注不足。这些可能导致缺氧、低血压、尿少、意识障碍和乳酸升高(见上文)。

(3)脓毒性休克:尽管有足够的液体(至少 30ml/kg 晶体)复苏,但脓毒症引起的低血压或乳酸>2mmol/L 仍持续存在,并且需要血管加压药治疗。

3. 最初的症状是非特异性的,包括乏力、发热或寒战、呼吸困难、肌痛、恶心或呕吐和嗜睡。

(1)询问具体症状诸如头痛、颈部疼痛、喉咙痛、耳痛、咳嗽、呼吸困难、腹痛、尿频、排尿困难、关节或皮肤变化等。

(2)询问以前的病史、抗生素使用史、过敏史、免疫抑制史(包括糖尿病、化疗、类固醇激素的应用或 HIV 感染)、饮酒或出国旅行史。

4. 评估循环休克的特征,包括异常生命体征。

(1)早期症状是非特异性的,如呼吸急促、心动过速、体温变化(高或低)和意识状态改变。

(2)一些患者发热,脸色潮红并伴有洪脉,但另一些患者则体温正常或低体温伴有呼吸困难和代谢性酸中毒。

5. 检查潜在的感染部位,如耳朵、咽喉、胸部、心脏、腹部、背部、四肢和皮肤,包括脚趾(癣)、皮肤褶皱(皮损)、会阴和腋窝(脓肿)。检查是否有皮疹,特别是花斑。

6. 用两个大口径(14 或 16 号)套管建立静脉通路,并连接将心电监护仪和脉氧仪连接到患者身上。

7. 送血查血常规、凝血功能、电解质和肝功能检测、CRP、乳酸,以及采集两组不同部位血标本进行血培养检查。

(1)检查静脉或动脉血气。

(2)擦拭清理所有感染区域。

8. 做心电图及胸部 X 线检查。

9. 插入尿管以测量尿量，并检查尿液中的血液、蛋白质、亚硝酸盐和糖。阳性者，送涂片和培养。

（1）少尿提示肾灌注不足。

（2）绝经前女性做尿 β-hCG 妊娠试验检查。

10. 根据疑似感染源申请超声、CT 扫描和（或）腰椎穿刺（LP），但这些都不应延迟抗生素治疗。

(二)治疗

1. 通过面罩吸入高流量氧气，保持氧饱和度在 94% 以上。

2. 开始液体复苏：在前 30min 内迅速静脉输注 30ml/kg 生理盐水，然后重新评估。可能需要多次输注。

（1）血管内液体复苏通常需要高达 50～100ml/kg 才达到足够的容量复苏。

（2）确保血红蛋白维持在 70～90g/L。

3. 尽早使用合适的抗生素。如果在低血压发生后 1h 内使用抗生素，死亡率会降低。每延迟 1 小时，就会使脓毒性休克死亡率增加 7%。尽早获得上级医师建议，并参考当地的抗生素指南。

（1）如果免疫功能良好的患者无明显感染来源，给予氟氯西林 2g 静脉滴注，每 4 小时 1 次，加用庆大霉素 4～7mg/kg，每日 1 次。

（2）怀疑可能是 MRSA 感染，包括社区相关（CA-MRSA）感染引起的脓毒症，以及考虑使用氟氯西林过敏的替代用药时，应加用 1.5g 万古霉素每 12 小时 1 次静脉输注。

（3）给中性粒细胞减少的患者哌拉西林 4g 联合他唑巴坦 0.5g，每 6 小时 1 次静脉输注。如果无明显感染来源，加用庆大霉素 4～7mg/kg 静脉滴注，然后每 12 小时静脉输注 1.5g 万古霉素，以预防脓毒症的发生。

（4）另外，给予抗生素覆盖可能的病原体，应根据已知的病原和（或）已知的药敏培养结果。

4. 进行液体复苏后血压仍持续降低，应使用血管升压药。

（1）静脉输注去甲肾上腺素或肾上腺素，以维持平均动脉压（MAP）≥ 65mmHg（关于剂量和稀释，请参阅本章第七节）。

（2）添加正性肌力药多巴酚丁胺静脉输注，尤其是存在心肌功能障碍的情况下（关于剂量和稀释，请参阅本章第七节）。

（3）仅在给予足够的液体和血管升压药治疗后反应差或无反应时，给予静脉注射氢化可的松 50mg，4 次/日。

5. 如果局部原因需要进行源头控制或引流，如对坏死性筋膜炎的伤口清创、对穿孔或坏疽的剖腹探查术、对尿路梗阻引流等，则应紧急将患者转诊给外科专业组。请联系手术室和麻醉师。

6. 同时安排所有患者进入 ICU。

> **提示：**注意那些因化疗而出现中性粒细胞减少、营养不良、老年人、糖尿病患者、艾滋病患者或其他免疫抑制患者，因为他们几乎没有脓毒症的症状。发热可能很轻，病灶特征很少，在实验室检测中仅发现非特异性炎症反应。这类患者须立即进行血液培养和经验性抗生素治疗。

第四节　昏迷患者

目的是对患者进行复苏并治疗和处理各种突发急症,急诊室并不需要完成最终诊断。

一、诊断

1. 当患者的心肺状态逐渐稳定下来后,开始进行送血检查、血糖水平测定、留置静脉导管和鼻胃管,并进行心电图和胸部 X 线检查。

2. 现在开始关注潜在的病因,昏迷患者最常见的病因如下:

(1)中毒(意外或故意,包括酒精、一氧化碳)。

(2)低血糖。

(3)癫痫发作后状态。

(4)卒中。

(5)脑外伤。

(6)蛛网膜下腔出血。

(7)呼吸衰竭。

(8)低血压状态(参阅本章第三节)。

3. 昏迷患者不常见的原因

(1)脑膜炎或脑炎。

(2)肝或肾衰竭。

(3)脓毒症。

(4)硬膜下血肿。

(5)高血糖[糖尿病酮症酸中毒(DKA)或高血糖高渗综合征(HHS)]。

(6)低体温或高热。

4. 昏迷患者少见的原因

(1)脑占位性病变。

(2)低钠血症或高钙血症。

(3)黏液性水肿性昏迷。

(4)Addison 病。

(5)高血压脑病。

5. 对于近期出国的人,须考虑:

(1)脑型疟疾。

(2)斑疹伤寒、黄热病、锥虫病和伤寒。

(3)狂犬病、日本乙型脑炎。

(4)重症急性呼吸综合征(SARS)、病毒性出血热。

6. 以下情况似乎令人望而生畏,但目的是建立一个事件脉络图,相关病史采集包括:

(1)有来自于亲戚、路人或救护人员的任何线索吗?

(2)身体不适、外伤、酒精或药物摄入?

(3)先前的内科或外科疾病史?

(4)已知的药物治疗或滥用?

(5)最近的出国旅游史?

7. 进一步检查

(1)一张糖尿病诊断卡或类固醇检查卡。

(2)特别要注意是否有外伤、针扎痕迹或皮肤上有瘀点。

(3)重复监测生命体征,包括体温。

(4)重新评估神经系统状态,包括意识水平、使用 GCS 评分(见表 1-1,本章第六节)、瞳孔对光反应、眼睛运动和眼底。评估肌肉力量、张力和反射(包括足底反应)。排除任何颈部僵硬情况。

①昏迷伴局灶性神经系统体征者考虑头部损伤、卒中、硬膜下血肿或占位性病变。

②昏迷伴有脑膜刺激征通常不伴随局灶性症状应考虑脑膜炎、脑炎或蛛网膜下腔出血。

(5)检查前胸部、腹部触诊、检查背部、检查会阴部并进行直肠检查。

8. 进一步处置

(1)创伤患者行胸部和骨盆 X 线检查。

(2)创伤患者当怀疑颅内病变或不能排除颅内病变时,须进行头颅和颈部 CT 检查。

9. 当患者心肺功能稳定、已接受相应的急救处理,以及发现导致昏迷的可能原因后,则应将其转诊至内科(或外科)专业组或者 ICU 病房。

二、治疗

1. 患者放置在复苏区域进行监护,并立即呼叫资深急诊科医师。

(1)当昏迷患者伴有气道杂音时,使用压舌器或喉镜片清除梗阻异物,通过 Yankauer 吸引器移除断裂的假牙、吸出呕吐物或血凝块。

(2)通过压额抬颏法和(或)双手托颏法来开放气道。双手托颏法一般仅用于创伤患者,以避免颈部的任何活动。

(3)插入口咽气道,经面罩给予高流量氧气。连接心电监护仪和脉搏血氧仪,为使血氧饱和度目标达到 94%以上。

2. 如果感觉不到脉搏,立即开始心肺复苏(参阅本章第一节)。

3. 如果咽反射减少或没有咽反射并且无气道保护,有经验的急诊医师应使用快速诱导(RSI)插管进行气管插管。

> **提示:**不要尝试 RSI,除非你已经经过严格训练。在等待上级医师帮助前,改用球囊面罩进行氧疗。

4. 其他

(1)当患者有任何面部、头部或颈部创伤表现时,在转移患者之前,请使用半刚性颈托。

(2)去除所有的衣服,但要照顾好患者并避免热量丢失。

5. 留置静脉通路,并采血查血常规、凝血功能、血糖、电解质和肝功能检查(ELFT)、血培养,以及水杨酸和对乙酰氨基酚的药物筛查。

(1)进行血气分析检测,并计算出氧输送量(FiO_2)。

(2)如果出现低血糖,给予 50%葡萄糖 50ml 静脉推注(记住:在酗酒或营养不良患者中,葡萄糖静脉输注可以诱发 Wernicke 脑病,需要立即静脉输注维生素 B_1 250mg)。

6. 记录体温(如果 35℃,用低读数温度计复测排除体温过低)、脉搏、血压、瞳孔大小和反应。如果有确切的证据,考虑纳洛酮(0.4~2mg)缓慢静脉输注可以逆转麻醉剂中毒导致的通气不足,但是小心引起急性戒断反应。

7. 考虑其他需要立即采取急救的紧急情况

（1）张力性气胸

①通常发生在外伤后,尤其是在接受正压通气治疗的患者。

②无需等待 X 线检查时,可插入大口径套管或肋间引流(见第 18 章第四节)。

（2）心律失常,行 12 导联心电图后根据需要进行治疗(见第 2 章第二节)。

（3）出血

①出血原因可能是明显的外出血,也可能是隐匿于胃肠道或异位妊娠的内出血、破裂的腹主动脉瘤或宫外孕。

②进行交叉配血、静脉输液、行超声检查、联系外科会诊考虑是否需手术干预。

（4）过敏反应

①多发生在药物治疗、食物摄入或昆虫叮咬后。

②给 1/1000 肾上腺素（0.3～0.5mg）肌内注射,必要时每隔 5～10 分钟重复一次。

③ 如果出现循环衰竭,给予 1/10 000 或 1/100 000 肾上腺素(肾上腺素)0.75～1.5μg/kg 静脉输注,即对于 70kg 患者给予 50～100μg 或 0.5～1.0ml(1/10 000 肾上腺素),5～10ml(1/10 0000 肾上腺素)缓慢静脉输注。

（5）硬膜外血肿

①即使是轻微的外伤,也可能会导致局部头皮瘀伤,如脑膜中动脉上方的颞顶区。

②注意意识水平的恶化,最终会出现 Cheyne-Stokes 呼吸及单侧瞳孔固定、散大。

③如果气管插管困难,可以呼叫一位有经验的医师进行紧急气管插管。

④需要紧急的头部 CT 扫描,并在出现致命血肿前,立即将患者转诊送至神经外科小组。

第五节　过敏反应

一、诊断

1. IgE 介导的过敏反应　IgE 介导的过敏反应是一种免疫的、多系统的反应,可能会在药物摄入后迅速发生,特别是青霉素、蜜蜂或黄蜂蜇伤、或食用坚果和海鲜等。非 IgE 介导速发性过敏反应(以前称为类过敏反应)指临床上不是由 IgE 抗体诱发的变态反应,常见于注射造影剂或服用阿司匹林等非甾体抗炎药。

2. 呼吸系统表现

（1）呼吸困难、喉头水肿、声音嘶哑和喘鸣。

（2）咳嗽、喘息（支气管痉挛）、发绀。

（3）鼻炎和结膜炎。

3. 心血管系统症状

（1）心动过速,偶尔心动过缓。

（2）低血压伴大量血管扩张。

（3）头晕目眩、意识模糊、昏倒并失去知觉。

4. 其他临床表现

(1)胃肠道：①吞咽困难或吞咽疼痛。②腹部绞痛或疼痛。③呕吐或腹泻。

(2)皮肤黏膜：①红斑。②局部或广泛的荨麻疹。③瘙痒。④血管性水肿。

(3)其他症状：①先兆症状、焦虑、感觉末日来临。②背部疼痛、骨盆痉挛。

5. 给患者连接心电监护仪和脉搏血氧仪

二、治疗

1. 通过面罩提供高浓度氧气　通过面罩提供高浓度氧气，以达到血氧饱和度在94%以上，患者仰卧或抬高双腿。阻止潜在致病菌的释放并寻求帮助。

2. 喉头水肿和喘息

(1)立即经大腿外侧肌内注射1：1000 肾上腺素 0.3～0.5mg(0.3～0.5ml)。

(2)如果病情迅速恶化，则改为1/10 000 或 1/100 000 肾上腺素 0.75～1.5μg/kg 静脉输注；即 1/10 000 肾上腺素 50～100μg 或 0.5～1.0ml，或 1/100 000 肾上腺素 5～10ml 静脉输注维持 5min 以上，必须监测心电图。

(3)1/1000 肾上腺素(肾上腺素) 2～4mg(2～4ml)含氧雾化吸入，同时准备静脉输注肾上腺素。

(4)给予氢化可的松 200mg 静脉滴注，尤其适用于支气管痉挛时。

3. 休克或循环衰竭

(1)给予 1/1000 肾上腺素 0.3～0.5mg(0.3～0.5ml)大腿外侧肌内注射，每 5～10 分钟重复 1 次，直到症状改善。

(2)将患者平躺和(或)抬起双腿。

(3) 静脉滴注生理盐水 20～40ml/kg。

(4)如果病情迅速恶化，则改为1/10 000 或 1/100 000 肾上腺素 0.75～1.5μg/kg 静脉输注，即 1/10 000 肾上腺素 50～100μg 或 0.5～1.0ml，或 1/100 000 肾上腺素 5～10ml 静脉输注维持 5min 以上，必须监测心电图。

4. 二线治疗方案仅用于心肺功能稳定后

(1)口服西替利嗪 10mg 或非索非那定 180mg，或氯苯那敏 10～20mg 缓慢静脉输注，加雷尼替丁 50mg 静脉输注。

(2)氢化可的松 200mg 静脉推注(如果还没使用此药)。

(3)服用 β 受体阻滞剂的患者对上述治疗无效时，可给予胰高血糖素 1～2mg 静脉输注，必要时重复给药。

5. 双相过敏反应　所有接受肾上腺素治疗的患者，6～8h 后出现病情迟发恶化的发生率高达 5%，这一现象称为双相过敏反应。

6. 出院患者用药　服用泼尼松龙 50mg，每日 1 次；西替利嗪 10mg 或非索非那定 180mg，每日 1 次联合雷尼替丁 150mg，每日 1 次，共服用 3 天。

7. 其他

(1)通过传真或信函方式与家庭医

生取得联系。

（2）将所有患有严重或复发过敏症状的患者转诊到过敏门诊，特别是当病因未知或无法规避时。

（3）给成年人使用肾上腺素注射笔或 Anapen 300μg，作为速发型过敏反应治疗计划的一部分。

第六节　重型颅脑损伤

一、诊断

1. 头部损伤可从病史或直接的体检明确。

2. 在高危人群中，如酒精中毒和癫痫患者、儿童的非意外伤害和老年人的跌倒等，在发生昏迷或异常行为时，也必须考虑到头部受伤的可能性。

3. 从救护人员、警察或任何目击者那里确认现场受伤的情况，意识丧失或随后癫痫发作持续时间。

4. 如果有亲属或朋友在场，也可获取相关的疾病信息，如当前的治疗或手术条件、药物治疗情况、过敏史和既往头部受伤或癫痫病史。

5. 检查体温、脉搏、血压、呼吸频率，并连接心电监护仪和脉搏血氧仪。并根据 GCS 评分系统对意识水平进行分级（表 1-1）。

（1）昏迷患者的评分为 8 分或更低。

（2）得分下降 2 分或 2 分以上表明意识状态明显恶化。

（3）反复进行神经系统查体，包括 GCS 评分，对于监测和管理继发性脑损伤至关重要。

6. 置入一个大口径静脉置管，送血进行血常规、尿素和电解质、凝血功

表 1-1　格拉斯哥昏迷量表（GCS）评分

评估反应	反应程度	得分
睁眼反应	自主睁眼	4
	呼唤睁眼	3
	刺痛睁眼	2
	不睁眼	1
语言反应	回答正确	5
	回答混乱	4
	言语不清	3
	刺痛发声	2
	不能言语	1
运动反应	遵嘱动作	6
	刺痛定位	5
	刺痛躲避	4
	刺痛屈曲	3
	刺痛过伸	2
	不能运动	1

注：最高分为 15 分。任何分数的降低都表明意识水平的下降。

能、血糖等检测及血型鉴定，并保存血清以备随后疑似酒精或药物中毒的筛查。

7. 送检血气分析，并记录取样时吸入氧气的浓度。

8. 进行神经系统检查

（1）意识水平：定期记录 GCS 并寻找病情恶化原因（得分下降）。

（2）瞳孔大小和反应：特别注意瞳孔不等大或散大，预示局灶性肿块病变和（或）颅内压上升。

（3）眼球运动和眼底检查

①脑干功能正常的指标之一就是完整的眼球运动。

②眼底镜可显示视乳头水肿、玻璃体出血或视网膜脱落。

（4）其他颅神经检查：包括角膜反射、面部运动、咳嗽和呕吐反射的检查。

（5）肢体动作

①评估是否有异常的音调、无力或运动丧失，如果患者无意识，是否有不对称的疼痛反应。

②检查四肢反射，包括足底反应。

9. 检查头皮有无擦伤、撕裂伤和血肿，并触诊是否有颅骨凹陷性骨折。

10. 检查面部和口腔是否有面部骨折或颅底骨折的体征，颅底骨折表现为。

（1）眼眶周围和结膜下出血。

（2）鼓室出血、外出血或脑脊液（CSF）耳漏。

（3）鼻腔出血或脑脊液鼻漏。

（4）大量鼻咽部出血。

（5）乳突瘀伤（巴特尔征），可能不会在几个小时内出现。

11. 对其他外伤应进行从头到脚的评估，如颈、胸部、腹部和会阴，包括直肠检查（肛门张力丧失可能表示脊髓损伤）、背部和四肢。

12. 影像学检查

（1）所有多发伤患者均须进行胸部和骨盆 X 线检查。

（2）头颅＋颈部 CT 扫描，在进行头部 CT 检查之前，必须首先进行气道保护。需要行头颅 CT 扫描的适应证如下：

①初始 GCS＜13 分。

②外伤后 2 小时 GCS≤14 分。

③局灶性神经体征缺损，包括偏瘫、复视。

④神经系统病情恶化，即 GCS 下降达 2 分或以上。

⑤创伤后癫痫发作。

⑥凝血功能障碍（有出血史、凝血功能障碍或使用华法林或口服新型抗凝药的患者）。

⑦已知或怀疑骨折，包括颅底。

⑧已知或怀疑穿刺伤。

（3）当有 CT 扫描时，颅骨 X 线检查在严重头部损伤的早期诊疗中没有任何价值。当无法行 CT 扫描时才会考虑颅骨 X 线检查，可能表现为不透明的异物或凹陷的颅骨骨折，但正常情况下不能排除严重的损伤。

二、治疗

1. 取下松动或折断的假牙，吸出任何分泌物以清理气道，并插入口咽气道。用带储氧袋的密闭面罩提供 100％的氧气。氧饱和度要达到 94％以上。将患者头部抬高 20°～30°的体位。

2. 由于高达 10％的钝性头部外伤患者会伴有颈部损伤，因此应采用半刚性颈托固定颈椎。用沙袋在头部两侧同时贴在额头上，除非患者过于焦躁不安。

3. 如果呕吐反射减弱或缺失,必须对患者插管以保护和维持气道,防止误吸,保证氧合与通气。但要非常小心,需要通过助手全程手动固定颈部来减少颈部活动。

(1)立即呼叫高年资急诊医师。

(2)准备 RSI 气管插管。

4. 规律地重复监测体温、脉搏、血压和呼吸频率。

5. 当出现呼吸速率增快或无效时,须考虑是否为张力性气胸、开放性气胸、大量血胸或连枷胸等原因。

6. 开始静脉输液以保持血压稳定。通常使用晶体液,比如生理盐水或 Hartmann 液(乳酸钠林格液)。

(1)目标维持 MAP>90mmHg,以保证合适的脑灌注压。

(2)如果患者血压正常,避免过多输液,因为这样可能会导致脑水肿。

7. 如果患者有低血压,应寻找相关损伤,包括胸部、腹部或盆腔出血、长骨骨折和心脏压塞。需要注意的是,单独的头部损伤很少会引起休克。

(1)偶尔发生的头皮剧烈出血往往是单独的原因造成的,通常在儿童中多见。

(2)另一种情况是,颈或胸高位脊髓损伤并失去交感血管张力也可能是造成低血压的原因。

8. 下列并发症可使原发性脑损伤加重,同时可导致继发性脑损伤,需要立即治疗。

(1)低血糖

①进行床边血糖测试。如果血糖偏低,送血标本至实验室检测,并给予 50%葡萄糖 50ml 静脉注射。

②特别要关注有长期饮酒史的患者,这类人群可能会出现这样的问题。

(2)低氧血症

①呼吸空气条件下氧分压<70mmHg(9kPa),或吸氧下氧分压<100mmHg（13kPa）和 $PaCO_2$>45mmHg(6kPa)的自主呼吸患者,同样需要积极干预。

②如果还没有实施气管插管,需要紧急呼叫资深急诊科医师帮助并准备使用 RSI 技术来保护气道。

(3)抽搐

①给咪达唑仑 0.05～0.1mg/kg,最高至 10mg,静脉注射;地西泮 0.1～0.2mg/kg,最高至 20mg,静脉注射;或劳拉西泮 0.07mg/kg,最高剂量可达 4mg,静脉注射。

②随后静脉注射苯妥英钠 15～18mg/kg。

(4)针尖样瞳孔

①给予纳洛酮 0.8～2mg,静脉注射。

②无反应可能提示脑桥或小脑损伤。

(5)不安分或有攻击行为,检查是否存在下列情况

①缺氧:确保气道通畅,输送高流量氧气。

②低血压:重复血压监测。

③疼痛:膀胱进行导尿、夹板固定骨折,是否有紧绷的绷带或紧固的石膏。

(6)胃扩张

①留置一个大口径的鼻胃管。

②如果有颅底或面中部骨折,可以使用经口置入胃管。

9. 注意颅内压升高和经胼胝体小脑幕疝的症状,这些症状会导致意识水平下降、心动过缓、高血压和局部神经系统症状,如瞳孔扩大。

(1)如果还没有气管内插管,请有经验的医师进行 RSI 气管插管。

(2)使患者保持轻度过度通气以维持 $PaCO_2$ 在 $30 \sim 35mmHg$($4.0 \sim 4.7kPa$)。

(3)在给予足够的容量复苏后,可以给予 20%甘露醇 $0.5\sim1g/kg$($2.5\sim5ml/kg$)作为渗透性利尿药。

(4)立即安排神经外科治疗。

10. 如发现穿透性或复合颅骨骨折或存在颅内空气,给予氟氯西林 1g 或头孢唑林 2g 静脉滴注,并预防破伤风感染。

11. 神经外科会诊标准,将以下患者全部转至神经外科组。

(1)复苏后持续昏迷(GCS<9)。

(2)神经状态恶化,如意识状态恶化(GCS 下降 2 分以上)、癫痫发作、头痛加重、局灶性神经体征。

(3)颅骨骨折

①复合凹陷性骨折。

②颅底骨折。

③颅骨骨折伴有神志不清、意识下降或局部神经系统症状。

④贯通性颅骨骨折。

⑤无明确颅骨骨折情况下,出现精神混乱或其他神经障碍(GCS 9～13 分)超过 2h。

⑥头部 CT 扫描,影像学异常。

12. 首先稳定患者的病情,包括保护气道,并确保在转移患者(如果有必要转移的话)之前相关的损伤已经处理好。转运小组必须受过训练,有适当的经验,并携带适当的监测设备。

13. 所有其他创伤患者,转至外科专业组进行治疗。

第七节　重症监护区药物输注指南

这些输注指南仅用于危重病治疗领域。大多数需要密切监测滴定反应,因此不适合一般病房。所有计算均以成年人体重 70～80kg 为前提(表 1-2)。第 8 章"儿科急症"表 8-4 提供了儿科急救药物剂量。其他儿科用药剂量可在其他儿科处方中查询。

强烈建议读者在开始治疗前与其他医务人员重新检查所有药物剂量是否正确。

表 1-2 重症监护区药物输注指南

药物	负荷剂量	儿童输液剂量 (<30kg)	稀释液 输液泵(IP)	稀释液 微量泵	浓度	成年人剂量(70~80kg) 剂量/小时(分钟)	成年人剂量(70~80kg) 容量/小时
肾上腺素 (epinephrine)	根据情况给予 1~100μg/kg	0.05~1.0μg/(kg·min)	6mg 溶于 100ml DS	3mg 溶于 50ml DS	60μg/ml	2~20μg/min	2~20ml/h
胺碘酮 bStandard	2~5mg/kg 溶于 100ml DW,通过 IP 输注>30min	5~15μg/(kg·min)	600mg 溶于 500ml DW 玻璃瓶,12 小时后丢弃	—	1.2mg/ml	20~60mg/h [最大量 15mg/(kg·24h)]	17~52ml/h
aTransport	2~5mg/kg 溶于 100ml DW,通过 IP 输注>30min	5~15μg/(kg·min)	300mg 溶于 100ml DW	150mg 溶于 50ml DW	3mg/ml	20~60mg/h [最大量 15mg/(kg·24h)]	7.5~22ml/h
氯硝西泮	1.0~2.0mg	5~10μg/(kg·h)	10mg 溶于 100ml DS	5mg 溶于 50ml DS	0.1mg/ml	0.35~0.7mg/h	3.5~7.0ml/h
多巴酚丁胺	—	2~30μg/(kg·min)	250mg 溶于 100ml DS	125mg 溶于 50ml DS	2.5mg/ml	2~30μg/(kg·min)	2~30ml/h
多巴胺	—	肾: 0.5~2.5μg/(kg·min) 强心: 5~20μg/(kg·min)	200mg 溶于 100ml DS	100mg 溶于 50ml DS	2mg/ml	肾: 0.5~2.5μg/(kg·min) 强心: 5~20μg/(kg·min)	肾: 1~5ml/h 强心: 10~40ml/h
芬太尼	1~5μg/kg	1~10μg/(kg·h)	1000μg 溶于 100ml DS	500μg 溶于 50ml DS	10μg/ml	50~200μg/h	5~20ml/h

（续　表）

药物	负荷剂量	儿童输液剂量(<30kg)	稀释液 输液泵(IP)	稀释液 微量泵	浓度	成年人剂量(70~80kg) 剂量/小时（分钟）	成年人剂量(70~80kg) 容量/小时
硝酸甘油(GTN)							
ᵇStandard	—	1~10μg/(kg·min)	200mg溶于500ml DW	—	400μg/ml	0.4~8mg/h	1~20ml/h
ᵃTransport	—	1~10μg/(kg·min)	使用玻璃瓶/低吸附输液器 50mg溶于100ml DW	25mg溶于50ml DW	500μg/ml	0.5~10mg/h	1~20ml/h
胰岛素(短效)	2~20U	0.03~0.3U/(kg·h)	100U溶于100ml NS	50U溶于50ml NS	1U/ml	2~20U/h	2~20ml/h
异丙肾上腺素							
低剂量	50~100μg递增		1mg溶于100ml DS	0.5mg溶于50ml DS	10μg/ml	0.5~7.5μg/min	2~30ml/h
高剂量			6mg溶于100ml DS	3mg溶于50ml DS	60μg/ml	2~20μg/min	2~20ml/h
氯胺酮	静注:1~2mg/kg 肌注:5~10mg/kg	5~20μg/(kg·min)	1000mg溶于100ml DS	500mg溶于50ml DS	10mg/ml	0.3~1.2mg/(kg·h)	2~10ml/h
利多卡因(lidocaine)							

（续　表）

药物	负荷剂量	儿童输液剂量（<30kg）	稀释液		浓度	成年人剂量（70~80kg）	
			输液泵(IP)	微量泵		剂量/小时（分钟）	容量/小时
bStandard	1~2mg/kg	15~50μg/(kg·min)	使用前混合：2g溶于500ml DW	使用前混合：0.2g溶于50ml DW	4mg/ml	*8mg/min **4mg/min ***2mg/min	*120ml/h 持续20min **60ml/h 持续60min ***30ml/h 持续24h
aTransport	1~2mg/kg	15~50μg/(kg·min)	2g溶于100ml DW	1g溶于50ml DW	20mg/ml	*8mg/min **4mg/min ***2mg/min	*24ml/h 持续20min **12ml/h 持续60min ***6ml/h 持续24h
硫酸镁 49.3%溶液 溶于5ml=10mmol=2.47g	0.15~0.3mmol/kg=10~20mmol(成年人)溶于50ml DS 稀释于 注：2min 输注：2min(VT)到20min(先兆子痫)	0.05~0.1mmol/(kg·h)	40mmol溶于100ml DS	20mmol溶于50ml DS	0.4mmol/ml 或0.1g/ml	2~8mmol/h 0.5~2.0g/h	5~20ml/h
咪达唑仑	0.05~0.1mg/kg以1~2.5mg递增	10~100μg/(kg·h)	50mg溶于100ml DS	25mg溶于50ml DS	0.5mg/ml	2.5~10mg/h	5~20ml/h
吗啡	2.5~15mg以2.5mg递增	10~50μg/(kg·h)	100mg溶于100ml DS	50mg溶于50ml DS	1mg/ml	2~10mg/h	2~10ml/h
纳洛酮	0.4~2.0mg(最大剂量10mg)	10μg/(kg·h)	4mg溶于100ml DS	2mg溶于50ml DS	40μg/ml	0.5~1.0mg/h	12.5~25ml/h

（续　表）

药物	负荷剂量	儿童输液剂量（<30kg）	稀释液			成年人剂量（70~80kg）	
			输液泵（IP）	微量泵	浓度	剂量/小时（分钟）	容量/小时
尼莫地平	—	6~30μg/(kg·h)	10mg 溶于 50ml 后应用	10mg 溶于 50ml 后应用	0.2mg/ml	0.4~2.0mg/h 滴定维持平均动脉压	起始剂量 2ml/h，以每小时 2ml/h 递增，直到最大剂量 10ml/h
去甲肾上腺素（norepinephrine）	—	0.05~1.0μg/(kg·min)	6mg 溶于 100ml DS	3mg 溶于 DS	60μg/ml	2~20μg/min	2~20ml/h
奥曲肽	50~200μg	3~5μg/(kg·h)	1000μg 溶于 100ml DS	500μg 溶于 50ml DS	10μg/ml	25~100μg/h	2.5~10ml/h
苯巴比妥（phenobarbital）	15~25mg/kg 溶于 100ml DS，通过 IP 输注 >20~30min（最大剂量 50mg/min）	—	—	—	—	—	—
苯妥英钠	15~18mg/kg 溶于 100ml NS，通过 IP 输注 >20~30min（最大剂量 50mg/min）	—	—	—	—	—	—
普鲁卡因	10mg/kg（最大 1000mg）溶于 100ml DW，通过 IP 输注>30min	20~80μg/(kg·min)	1000mg 溶于 100ml DW	500mg 溶于 50mg DW	10mg/ml	2~6mg/min	12~36ml/h

（续　表）

药物	负荷剂量	儿童输液剂量（<30kg）	稀释液		浓度	成年人剂量（70~80kg）	
			输液泵（IP）	微量泵		剂量/小时（分钟）	容量/小时
丙泊酚	镇静：0.5~1.0mg/kg 诱导：2~3mg/kg	1~10mg/(kg·h)	—	500mg溶于50ml（分为20ml/支和50ml/支两种规格，均可配制成10mg/ml）	10mg/ml	镇静：1~2mg/(kg·h) 麻醉：5~10mg/(kg·h)	镇静：7~15ml/h 麻醉：35~70ml/h
rt-PA（阿普酶）	15mg静脉推注（15ml）	—	100mg溶于100ml water BP	—	1mg/ml	a.15mg静脉推注 b.0.75mg/kg（最大剂量50mg）>30min c.0.5mg/kg（最大剂量35mg）>60min	
r-PA（瑞替普酶）	2min内静脉推注10U。30min后第2次静脉推注10U，用时2min	—	—	2瓶/预充针筒/重新准备器械和针头			
沙丁胺醇（哮喘）	5~10μg/kg溶于100ml DS>10min	1.0~5.0μg/(kg·min)	6mg溶于100ml DS	3mg溶于50ml DS	60μg/ml	5~50μg/min	5~50ml/h
沙丁胺醇（产科）	5~10μg/kg溶于100ml DS>10min	0.2~1.0μg/(kg·min)	6mg溶于100ml DS	3mg溶于50ml DS	60μg/ml	10~50μg/min	10~50ml/h

（续 表）

药物	负荷剂量	儿童输液剂量（<30kg）	稀释液 输液泵（IP）	稀释液 微量泵	浓度	成年人剂量（70~80kg） 剂量/小时（分钟）	成年人剂量（70~80kg） 容量/小时
硝普钠	—	0.05~10μg/(kg·min)	100mg溶于500ml DW玻璃瓶,避光保存,24h后丢弃	—	最少剂量 200μg/ml 最大剂量 800μg/min	0.05~10μg/(kg·min)[最大剂量1.5mg/(kg·24h)]	1~210ml/h 500ml/24h
链激酶							
AMI	150万U溶于100ml NS,通过IP输注>45min	—	—	—	1.5万U/ml	2.5ml/min	150ml/h
PE,DVT等	25万U溶于100ml NS,通过IP输注>30min	1500~2000U/(kg·h)	50万U溶于100ml NS	—	5000U/ml	10万U/h	20ml/h
硫喷妥钠（thiopental）	3~6mg/kg（在休克时给予0.5mg/kg）	1~5mg/(kg·h)	2500mg溶于100ml water BP,避光保存	1250mg溶于50ml water BP,避光保存	25mg/ml	75~350mg/h	3~15ml/h
维库溴铵	0.1mg/kg	0.05~0.1mg/(kg·h)	100mg溶解于water BP后,再用DS稀释至100ml	50mg溶解于water BP后,再用DS稀释至50ml	1.0mg/ml	4~8mg/h	4~8ml/h

a *Transport*：用于转运/转院。
b *Standard*：仅在急诊科使用。
缩写：AMI. 急性心肌梗死；DS. 葡萄糖氯化钠或任何等渗晶体液；DVT. 深静脉血栓；DW. 5%葡萄糖；IP. 输液泵；NS. 生理盐水；PE. 肺栓塞；VT. 室性心动过速；water BP. 注射用水。
Reproduced by kind permission of Associate Professor CT Myers, The Prince Charles Hospital, Brisbane.

延 伸 阅 读

[1] Allergy UK. http://www. allergyuk. org/(anaphylaxis).

[2] American Heart Association. https://professional. heart. org/professional/GuidelinesStatements/UCM_316885 _ Guidelines-Statements. jsp (CPR and ECC guidelines).

[3] Australian Resuscitation Council. http://www. resus. org. au/(resuscitation guidelines).

[4] Australasian Society of Clinical Immunology and Allergy. http://www. allergy. org. au/(anaphylaxis).

[5] Dellinger R, Levy M, Rhodes A et al. (2013) Surviving Sepsis Campaign: InternationalGuidelines for Management of Severe Sepsis and Septic Shock: 2012. Critical Care Medicine 41: 580-637.

[6] European Resuscitation Council. http://cprguidelines. eu/(ERC Guidelines).

[7] Lieberman P, Nicklas R, Randolph C et al. (2015) Anaphylaxis-a practice parameter update2015. Ann Allergy Asthma Immunol 115: 341-84.

[8] National Health and Medical Research Council (Australia). http://www. nhmrc. gov. au/about-us/publications

[9] National Institute for Health and Care Excellence, NHS UK. http://www. nice. org. uk/guidance/published

[10] Scottish Intercollegiate Guidelines Network. http://www. sign. ac. uk/our-guidelines. htmlTrauma. org. http://www. trauma. org/(severe head injury).

第 **2** 章　常见急症急救

第一节　胸　痛

需要优先考虑危及生命的诊断：急性冠脉综合征（ACS，如心肌梗死或不稳定型心绞痛）、肺栓塞、主动脉夹层。

> **提示：**这些患者的体征表现可能不明显，胸片和心电图也无法确诊，所以最初只按临床疑似诊断来处理。给患者连接心电监护仪、脉搏血氧饱和度监测仪、建立静脉通路、吸入浓度为35%的氧气。

其他需要考虑的原因包括：心包炎，胸膜炎，肺炎，气胸，食管炎，食管破裂，胆囊疾病，以及肌肉、骨骼及胸壁疼痛。

一、急性冠脉综合征

因心肌缺血而出现胸痛或其他症状统称为急性冠脉综合征（ACS）。这一定义包括：ST 段抬高型心肌梗死（STEMI）、非 ST 段抬高型心肌梗死（NSTEMI）和不稳定型心绞痛（UA）。后两种通常称为非 ST 段抬高型急性冠脉综合征（NSTEAC）。急性冠脉综合征的常见病理生理学特点是动脉粥样硬化斑块的破裂或侵蚀。

（一）ST 段抬高型心肌梗死

1. 诊断

（1）高危因素包括吸烟、高血压、糖尿病、高胆固醇血症、男性、年龄增长和阳性家族史。

（2）既往可能有心绞痛、心肌梗死或心力衰竭的病史，此次可能是再次复发。

（3）典型的疼痛是胸部正中部位的、剧烈的、烧灼样的、压榨性的或胸骨后紧缩样疼痛。通常持续几分钟或更长，舌下含服硝酸甘油不能缓解，并伴有焦虑、呼吸困难、恶心和呕吐。

（4）疼痛可能向颈、下颌、一侧或双侧手臂、后背放射，偶尔放射至上腹部，或在这些部位单独出现。非典型症状更常见于糖尿病患者、老年人及女性。

（5）患者可能出现湿冷、出汗、呼吸困难及面色苍白，部分患者表面看上去还好。

（6）患者可能出现一些并发症，如心律失常（快/慢）、心力衰竭、心源性休克导致的严重低血压、室间隔破裂或乳头肌断裂、系统性栓塞或心包炎等。

（7）建立静脉通路，连接心电监护仪和脉搏血氧饱和度监测仪。

（8）查血常规（FBC）、凝血功能、电解质及肝功能检查（ELFT）、心脏生物学标志物检测[如心肌肌钙蛋白 I(cTnI)或肌钙蛋白 T(cTnT)]及血脂检查。

①等待结果的同时给予最佳处理，不能延误。

②心脏生物学标志物早期可能是正常的。

③肌钙蛋白水平越高提示预后不良风险越大。

（9）做心电图。在患者到达后 10min 内行心电图检查，并立即联系高年资急诊科医师读图。

①在 2 个或多个相邻的导联中寻找 ST 段抬高。

②受累导联数量越多，ST 段抬高越高，死亡率越高。

③下壁心肌梗死可导致 Ⅱ、Ⅲ、aVF 导联发生改变。

④前壁心肌梗死可引起 Ⅰ、aVL 和 V_{1-3}（前间隔）或 V_{4-6}（前外侧壁）导联发生改变。

⑤明确的后壁心肌梗死可导致 V_{1-4} 导联 R 波增高和 ST 段压低。

⑥对有症状且初始心电图未明确诊断的患者，在 5～10min 后重复心电图检查。

（10）完善胸部 X 线检查，观察是否有肺水肿、心脏扩大和肺不张。在不耽误最佳治疗的情况下，在急诊室行床旁 X 线检查。

2. 治疗

（1）吸氧：仅在缺氧（氧饱和度＜93％）或休克患者中给予 40％～60％的高浓度氧气吸入，如果既往有阻塞性呼吸道疾病的病史，给予 28％的氧气。

（2）除已知过敏及其他禁忌证外，口服阿司匹林 150～300mg。

①75 周岁以下且正在接受经皮冠状动脉介入治疗的患者，口服普拉格雷 60mg，或根据心脏病学专家建议，口服替格瑞洛 180mg。

②如果没有上述药物或存在禁忌证，则在拟行溶栓前口服氯吡格雷负荷量 300mg，或拟行 PCI 术前口服负荷量 600mg。

（3）最大限度地缓解疼痛

①舌下含服 300～600μg 硝酸甘油，维持收缩压在 100mmHg 以上，避免血压过低。

②如果疼痛持续，可给予吗啡 2.5～5mg，静脉注射；同时给予止吐药，如胃复安 10mg，静脉注射。

（4）再灌注治疗：与上级急诊医师讨论后即开始再灌注治疗，力争在患者到达医院后最多 30min 内开始溶栓，同时不要延误转入 CCU 的时间。如果情况允许，在 60～90min 内行经皮冠状动脉介入治疗（PCI）。

STEMI 患者再灌注治疗推荐在出现心肌缺血性疼痛后 12h（理想情况为6h）内进行，如心电图显示 ST 段抬高型心肌梗死、肢导 2 个相邻导联 ST 段抬高至少 1mm、胸导 2 个相邻导联 ST 段抬高至少 2mm，以及新发左束支传导阻滞（LBBB）。

（5）经皮冠状动脉介入治疗（PCI）。如果本院有条件进行 PCI 治疗，首选直接 PCI 而非溶栓，应在患者到达后 90min 内，或最近 1h 内仍有胸痛发作的患者应在到达后 60min 内行 PCI 治疗。

①PCI 优于溶栓治疗,尤其是在具有心脏外科手术能力的大样本量 PCI 中心。

②心源性休克合并溶栓禁忌证者首选。

③如果 PCI 不能在 60～90min 时间内进行,则使用替奈普酶进行溶栓。

(6)溶栓(若无法实施 PCI,给予溶栓治疗)

①溶栓的绝对禁忌证:既往颅内或蛛网膜下腔出血史、颅内恶性肿瘤史;过去 3 个月内发生血栓性脑卒中;已知的易出血体质或活动性出血(不包括月经);过去 3 个月内有严重的头部或面部创伤史;主动脉夹层。

②相对禁忌证(对于死亡风险极高或临床获益极大的患者,如症状发作 3h 内的大面积前壁梗死,仍可考虑溶栓治疗)。

A. 口服抗凝药物治疗。

B. 怀孕或产后 1 周内。

C. 最近 3 周内大手术史。

D. 无法加压止血的动脉穿刺或中心静脉置管。

E. 难治性高血压(收缩压≥180mmHg,舒张压≥110mmHg)。

F. 严重或控制不佳的高血压病。

G. 持续心肺复苏超过 10min。

H. 严重的肝、肾疾病。

③选择替奈普酶(TNK)作为溶栓剂

A. 给予替奈普酶 30mg(体重＜60kg)、35mg(60kg≤体重＜70kg)、40mg(70kg≤体重＜80kg)、45mg(80kg≤体重＜90kg)和 50mg(体重≥90kg),单次静脉推注,时间不少于 10s。

B. 替奈普酶给药方式简单,基于体重给药是安全的,此药具有纤维蛋白结合特异性高和作用时间长的特点(长达 12h)。

C. 针对再灌注性心律失常进行持续性心电监测。

④静脉推注负荷剂量 60U/kg(最大剂量 4000U)普通肝素,之后静脉泵入 12U/(kg·h)(最大剂量 1000U/h)维持,根据 APTT 调整剂量。

A. 或者立即给予低分子(LMW)肝素,如依诺肝素 30mg 静脉注射,15min 后 1mg/kg 最大剂量至 100mg 皮下注射,每 12 小时 1 次。

B. 如果年龄超过 75 周岁,不给予负荷剂量,每 12 小时皮下注射依诺肝素 0.75mg/kg,单次最大剂量 75mg。

⑤如果无法获得替奈普酶,应考虑选用其他纤维蛋白特异性溶解剂,包括:

A. 2min 内静脉推注 10U 的瑞替普酶,30min 后再静脉推注 10U。

B. 阿替普酶 15mg(15ml)静脉推注,随后 30min 内泵入 0.75mg/kg(最大剂量 50mg),随后 60min 内泵入 0.5mg/kg(最大剂量 35mg)。

⑥当上述纤维蛋白特异性溶解剂均不可得时,给予链激酶(SK)150 万 U 加入 100ml 生理盐水,滴注至少 45～60min。与其他纤溶剂相比,链激酶溶栓早期梗死相关动脉血管再通率较低。

A. 如果之前 3 天到 12 个月内使用过链激酶或严重链球菌感染急性期,应避免使用链激酶。

B. 若出现低血压或皮疹,应减慢或停止输注,当低血压纠正、皮疹消退后方可继续输注。

C. 偶尔会出现严重的低血压和过敏反应,需要给予吸氧、肾上腺素和补液等(见第1章第五节)。

⑦准备好复苏设备和抢救药品,溶栓后在医生和护士的陪同下,将患者转送到导管室行 PCI 或溶栓后转送到 CCU。

(二)非 ST 段抬高型心肌梗死和不稳定型心绞痛

1. 诊断

(1)高危因素和病理生理学与 STEMI 相同。

(2)仅从胸痛的特征是不可能准确排除急性冠脉综合征的,除非胸痛有明显的其他病因(表 2-1)。

表 2-1　疑似急性冠脉综合征患者胸痛的鉴别诊断

诊断	典型表现	体格检查	诊断检查
急性冠脉综合征	束带状、紧缩或压迫性疼痛,可放射到颈部和手臂,出汗、呼吸困难、心脏病危险因素	可能正常或有心力衰竭、低 BP 的表现	心脏生物标志物、ECG,可能还有心脏储备功能检查
肺栓塞	突然发作、胸膜炎性疼痛、呼吸困难、有静脉血栓栓塞的危险	心动过速、呼吸急促、胸膜摩擦感、低热	CXR、CTPA、V/Q 扫描
主动脉夹层	突发的、尖锐的、撕裂样疼痛放射到背部,神经系统症状	脉搏或 BP 不稳定、新出现的心脏杂音、血管杂音	CXR、超声心动图,CT 血管造影
心包炎	胸膜炎、体位性疼痛、卧位加重	发热、心包摩擦音、心动过速	ECG、CXR、超声心动图
肺炎	咳嗽、发热、呼吸困难、胸膜炎性疼痛、全身不适	发热、缺氧、呼吸急促、心动过速、异常呼吸音	CXR、WCC
气胸	胸膜炎性疼痛、呼吸困难	患侧呼吸音减弱	CXR、床旁 USS
食管破裂(Boerhaave)	持续、严重的胸骨后疼痛,吞咽困难	皮下气肿	CXR、胸部 CT
胃肠原因	灼烧感,夜间疼痛,胃肠道症状	腹部压痛、反跳痛、肌紧张	脂肪酶、AXR、腹部超声
肌肉骨骼原因	疼痛随运动或肌肉活动加重	胸壁触诊时有压痛(也可发生在 ACS 患者中!)	正常

注:ACS. 急性冠脉综合征;AXR. 腹部 X 线;BP. 血压;CT. 计算机断层扫描;CTPA. 计算机断层肺血管造影;CXR. 胸部 X 线;ECG. 心电图;USS. 超声波扫描;V/Q. 通气/灌注;WCC. 白细胞计数。

①老年患者、女性、糖尿病患者和慢性肾衰竭患者可能表现出非典型急性冠脉综合征性疼痛。

②不稳定型心绞痛包括：心绞痛发作的严重程度或频率增加、静息性心绞痛伴有明显的体力活动受限的新发心绞痛，以及近期心肌梗死后的心绞痛。

（3）由于 NSTEMI 和不稳定型心绞痛的区分需要时间，它们通常统称为 NSTEACS（非 ST 段抬高型急性冠脉综合征）。

（4）给患者静脉置管建立静脉通路，连接心电监护仪和脉搏血氧饱和度监测仪。

（5）送血查血常规、凝血功能、电解质和肝功能检测（ELFT）、心脏生物学标志物检测（如心肌肌钙蛋白 I 或肌钙蛋白 T），以及血脂检测，以上与 STEMI 完全相同。

（6）患者到达后 10min 内行心电图检查，并立即由资深急诊科医师进行审核。

①心电图可能表现为 ST 段压低、T 波倒置或低平、非特异性或暂时性变化。

②心电图也可能是正常的。

2. 治疗

（1）如无过敏及相关禁忌证，可口服阿司匹林 150～300mg。

①75 岁以下，拟行 PCI 的患者，立即口服普拉格雷 60mg，或根据当地方案口服替格瑞洛 180mg。

②给予氯吡格雷 300mg 负荷剂量口服，之后 75mg 每日 1 次，或者如果阿司匹林不耐受，可根据当地方案再增加 1 次。

（2）舌下含服硝酸甘油 300～600μg，如果疼痛持续不缓解，则给予吗啡 2.5～5mg 静脉注射，同时给予止吐药，如胃复安 10mg 静脉注射。

（3）对所有疑似 NSTEMI 或 UA 的患者开始肝素治疗，不必等待第一次心肌损伤标志物结果，特别是心电图有新发变化者。

①给予低分子肝素，如依诺肝素 1mg/kg 皮下注射或达肝素钠 120U/kg 皮下注射，两者均为每 12 小时 1 次。

②给予普通肝素 60～70U/kg（最大剂量 5000U）的负荷剂量静脉推注，然后以 12～15U/（kg·h）（最大剂量 1000U/h）泵入维持。

A. 症状出现 24～36h 内，拟行冠状动脉成形术（PCI），首选普通肝素。

B. 根据部分凝血活酶时间（APTT）结果滴定普通肝素剂量，在输注 6h 后，调节 APTT 范围至 50～70s。

C. 若计划行 PCI，也可选择比伐卢定，0.1mg/kg 负荷量静注后，以 0.25mg/（kg·h）维持，具体结合当地方案。

（4）此类患者均应收住院治疗。需要花费一定时间去诊断 NSTEMI（心肌损伤标志物肌钙蛋白升高）、UA（肌钙蛋白或心肌损伤标志物都不升高，但无创检查呈阳性）或非心源性胸痛（心肌损伤标志物正常、心电图正常、无创检查正常）。

①具有以下任何一项或多项的高风险患者需收入冠状动脉监护病房

(CCU)：来院时肌钙蛋白水平升高；反复胸痛或持续性胸痛 10min 以上；糖尿病患者或慢性肾病患者估计肾小球滤过率低于 60ml/min；典型急性冠脉综合征症状，伴随晕厥、心力衰竭症状或体征；新发二尖瓣关闭不全体征（全收缩期杂音）；最近 6 个月内行 PCI 或既往血管重建术（冠状动脉旁路搭桥术 CABG）；血流动力学不稳定或心电图改变。

②包括以下任何一项或多项的"中风险"患者也需要收住胸痛治疗专业组，尽可能收住在共享的胸痛评估病房（CPAU）。

A. 休息状态下发生胸痛或不适，时间在 48h 以内，或反复发作或持续时间更久但目前症状缓解，年龄超过 65 岁，2 个或多个高危险因素，家族史，主动吸烟或高脂血症，糖尿病患者或慢性肾病患者估计肾小球滤过率低于 60ml/min 和症状不典型的 ACS 患者。

B. CCU 床位缺乏可能会迫使把所有糖尿病或慢性肾功能损害患者作为中风险患者去处理，收住在普通病房（就算他们具有典型的 ACS 症状，也没办法作为高危患者收住 CCU）。

③在到达急诊室后 2～6h 复查心电图和肌钙蛋白，或根据当地方案更早进行：如果患者胸痛再发、心电图改变或复查肌钙蛋白升高，需入住 CCU，因为此时他们为高风险患者。

④如果复查心电图、心脏生物标志物正常且胸痛没有再发，应安排患者行无创检查，如心电图运动负荷实验（EST）。

A. 理想情况下，这类住院患者应

进行无创检查。

B. 只有该无创检查结果正常，最终排除 ACS，患者才能回家。

C. 有的地方治疗方案可能改为门诊完善这些无创检查，应视当地情况而定，最好在出院后 72h 内进行，如运动负荷实验、超声负荷试验、心肌灌注扫描或 CT 冠状动脉成像（CTCA）。

D. 确保家庭医生全程了解患者病情。

⑤如果患者年龄在 40 岁以下、没有糖尿病或肾损害、不是本地人、心电图和生物标志物正常，则不需要进行无创检查，将患者转给家庭医生去纠正危险因素。

提示：任何疑似心源性胸痛的患者，第 1 次检测肌钙蛋白正常，之后必须进行第 2 次复查，并在到达后 2～6h 复查心电图，然后进行某种形式的无创检查以明确排除 ACS 的可能性。

二、非心源性胸痛诊断

(一)诊断

1. 刺痛、胸膜炎、体位或触诊引发的疼痛不是 ACS 的典型特征，但不能完全排除 ACS。

2. 非心源性胸痛是排除性诊断。除非有明确的阳性特点表明其来源，如跌倒或重击后立即出现的肋骨疼痛或与打喷嚏、剧烈咳嗽有关的突发疼痛。

3. 如果胸痛有明确的其他特征，非心源性胸痛的诊断也可成立，如肺栓塞（PE）、主动脉夹层、心包炎、胸膜炎、气胸等(表 2-1)。否则,如果不能排除心源性胸痛,可连续做心电图和肌钙蛋白检查,并安排无创检查以排除 ACS。

(二)治疗

1. 排除过敏禁忌,给每个诊断不明的患者口服阿司匹林 150～300mg。

2. 具体处理取决于所怀疑或发现的病因。

三、肺栓塞

(一)诊断

1. 静脉血栓栓塞症(VTE)包括肺栓塞(PE)和深静脉血栓形成(DVT)。

2. 诱发 VTE 的危险因素可分为急性因素和慢性因素,PE 和 DVT 均适用(表 2-2)。

表 2-2　静脉血栓栓塞症(VTE)的危险因素

急性因素	住院治疗,即活动减少
	外科手术,尤其是腹部、骨盆、腿部
	下肢或骨盆创伤或骨折
	固定(包括石膏外固定)
	长途旅行,超过 3000 英里或 5000 公里
	最近开始雌激素治疗(如前两周内)
	血管内置管(如静脉置管)
慢性因素	
遗传性	天然抗凝剂缺乏,如蛋白 C、蛋白 S、抗凝血酶Ⅲ缺乏
	莱顿Ⅴ因子
	凝血酶原 G20210A 突变
后天获得性	年龄增长
	肥胖
	恶性肿瘤(包括化疗)
	下肢瘫痪
	雌激素疗法
	怀孕或产褥期
	重大疾病[a]
	既往静脉血栓栓塞症(DVT/PE)
遗传性或后天获得性	高同型半胱氨酸血症
	高血浆凝血因子Ⅷ、Ⅸ、Ⅺ
	抗磷脂综合征(抗心磷脂抗体和狼疮抗凝物)

[a] 慢性心肺疾病、炎症性肠病、肾病综合征、骨髓增生性疾病。

缩写:DVT. 深静脉血栓形成;PE,肺栓塞。资料来源:修改自 Ho WK,Hankey GJ(2005)Venous thromboembolism:diagnosis and management of deep venous thrombosis. Med JAust 182:476-81.

3. 轻症 PE 会导致突然的呼吸困难、咳嗽、胸膜炎性疼痛和咯血可能，很少有阳性体征。注意有无轻度发热（37.5℃）、呼吸急促超过 20 次/分、心动过速、捻发音和胸膜摩擦音。

4. 严重 PE 会导致呼吸困难、胸痛、头晕或晕厥。注意有无发绀、心动过速、低血压、胸骨旁隆起、颈静脉压升高和肺动脉瓣区第二心音亢进且延迟。

5. 给患者建立静脉通路，抽血查血常规、凝血功能、电解质和肝功能检测（ELFT），连接心电监护仪和脉搏氧饱和度监测仪。如果评估 PE 临床可能性很低且有一个或多个 PE 排除标准（PERC）为阳性后，才要求进行 D-二聚体检测。见下文第 8~10 条目。

6. 行心电图检查排除其他诊断，如急性冠脉综合征或心包炎。

（1）PE 时心电图可能只显示心动过速，也可能显示电轴右偏、右心负荷过重、右束支传导阻滞（RBBB）或心房颤动（AF）。

（2）对于 PE 来说，众所周知的心电图"S1Q3T3"改变既不敏感也不特异。

7. 行胸部 X 线检查，同样主要是为了排除其他诊断，如肺炎或气胸。PE 时胸部 X 线可能是正常的，或表现为肋膈角变钝、一侧膈肌抬高、楔形肺不张/梗死区或局部肺血流减少。

8. 在行任何诊断性影像学检查之前，先确定临床预检概率（表 2-3）。

（1）根据 Wells 评分标准，评分<2分为低概率，PE 的可能性为 3.6%。

（2）根据 Wells 评分标准，评分 2~6 分为中概率，PE 的可能性为 20.5%。

表 2-3　疑似肺栓塞临床预测概率的估计

特征	分数
深静脉血栓的临床症状和体征［腿部肿胀，触诊深静脉时疼痛（见下文详述）］	3
诊断其他疾病的可能性小于 PE	3
心率>100 次/分	1.5
最近 4 周内有手术史或制动史	1.5
既往深静脉血栓史或 PE 史	1.5
咯血	1
恶性肿瘤史	1
临床可能性评价:低<2分;中 2~6 分;高>6 分	

缩写:PE. 肺栓塞。

资料来源:修改自 Wells PS,Anderson DR,Rodger M et al. (2001)Excluding pulmonary embolism at the bedside without diagnosticimaging;management of patients with suspected pulmonary embolism presenting to the emergency department by using a simple clinical model and D-dimer. Ann Intern Med 135;98-107.

（3）根据 Wells 评分标准，评分>6分为高概率，PE 的可能性为 66.7%。

9. 50 岁以下且预检 PE 可能性较低的患者：PE 排除标准评分为阴性（表2-4），满足所有标准，则不需要进一步检测即可排除 PE。

10. 仅在年龄≥50 岁且预检 PE 概率较低的患者，或任何 50 岁以下且预检 PE 概率较低但一项或多项 PE 排除诊断标准为阳性的患者中，进行年龄分层的 D-二聚体试验（表 2-4）。

（1）查询实验室所用的 D-二聚体检验方法及按年龄分层的参考值范围。

（2）若 D-二聚体检测呈阳性，则行影像学检查。

（3）若 D-二聚体检测为阴性，即没有 PE，嘱患者出院。

表 2-4 低风险患者肺栓塞排除标准（PERC）

• 年龄<50 岁	• 无咯血
• 脉搏<100 次/分	• 最近无外伤或手术史
• 脉搏血氧饱和度>94%	• 无肺栓塞或深静脉血栓史
• 无单侧腿部肿胀	• 未口服激素

提示：当所有 8 个因素都满足时（阴性），不需要进一步测试。

资料来源：修改自 Kline JA，Mitchell AM，Kabrhel C et al. (2004)Clinical criteria to prevent unnecessary diagnostic testing in ED patients with suspected pulmonary embolism. Journal of Thrombosis and Haemostasis 2：1247-55.

11. 对所有预检为中或高风险 PE 可能性的患者及 D-二聚体阳性的低风险 PE 可能性的患者行 CTPA 检查。若预检为高风险 PE 可能性的患者肺动脉 CTPA 为阴性，则行下肢静脉多普勒超声检查排除栓子来源。

12. 也可以用通气/血流灌注同位素肺扫描排除，即 V/Q 扫描。

（1）当患者对造影剂过敏、存在肾衰竭或年龄<40 岁时，尤其是女性患者，首选 V/Q 扫描。

（2）同时，患者的胸部 X 线应该是正常而且无慢性肺病史。

（3）但超过 50% 的 V/Q 扫描结果提示 PE 的可能性较低或中等，对诊断都是没有帮助的，所以必须进一步检查，如肺动脉造影（CTPA）或下肢静脉超声。

（二）治疗

1. 高流量面罩吸氧，使氧饱和度达 94% 以上。

2. 如果疼痛严重，用吗啡 5mg 静脉注射缓解疼痛，并给予止吐药，如胃复安 10mg 静脉注射。

3. 若无条件立即行诊断性影像学检查，且不存在活动性出血、血小板减少症、近期创伤或脑出血等禁忌证，对 PE 预检概率为中、高风险的患者，立即开始肝素治疗。

（1）皮下注射低分子肝素，根据体重给予相应剂量，如依诺肝素 1mg/kg，或达肝素钠，均为每 12 小时 1 次。

（2）给予普通肝素，负荷剂量80U/kg 静脉推注后，18U/(kg·h)静脉泵入维持。普通肝素为重症 PE 的首选药物，首剂负荷量参考当地方案。

4. 在医疗队的带领下收治所有 PE 确诊的患者或者测试结果仍然不确定 PE 的患者。

（1）完善检查，先行 V/Q 扫描，然后行肺动脉 CT 检查，必要时行下肢静脉多普勒超声检查，以排除或确诊 PE。

（2）一旦确诊，如果之前没有用肝素则立即开始肝素治疗。

5. 若出现任何严重的、危及生命的 PE 患者，及时请示上级医师参与救治。

（1）床旁超声心动图评估右心室扩张和室壁运动功能减退情况，并尽早请重症专家会诊。

（2）对于严重 PE 合并休克、急性右心衰竭和收缩压过低的患者，推荐重组组织型纤溶酶原激活剂(rt-PA)溶栓，1～2min 内静脉注射 10mg，然后2h 内静脉滴注 90mg（若患者体重＜65kg，则最大剂量为 1.5mg/kg）。

四、静脉血栓栓塞症伴深静脉血栓形成

(一)诊断

1. 诱因与静脉血栓栓塞症一样。多达2/3 的患者有急性诱发因素（表 2-2）。

2. 典型症状包括腿痛、肿胀、压痛和皮肤发红或变色。

3. 体格检查可见单侧肢体水肿、发热、浅静脉扩张、肢体周径增加或沿深静脉系统走行的压痛。

（1）蜂窝织炎、淋巴水肿、肌肉骨骼损伤和静脉曲张有类似体征。

（2）不推荐 Homans 征（被动踝关节背屈时引发疼痛）来作为诊断依据。

4. 询问是否有 PE 的特征性症状，例如：呼吸困难或胸痛，特别是怀疑有下肢膝关节以上近端深静脉血栓的患者。

5. 和 PE 一样，在进行诊断性检查前，先确定深静脉血栓形成的临床预检概率（表 2-5）。

（1）Wells 评分表中分数≤0 的 PE 低风险患者有 5％ 的可能性罹患深静脉血栓。

（2）Wells 评分表中 1～2 分的 PE 中风险患者，有 17％ 的可能性罹患深静脉血栓；≥3 分的高风险患者有 53％ 的概率罹患深静脉血栓。

6. PE 风险评估为低风险时，抽血行 D-二聚体检查。若患者 D-二聚体检测阴性，则可排除深静脉血栓，如果也能除外其他需治疗的疾病则可以出院。

7. 对于 D-二聚体检测阳性的所有中、高风险患者行多普勒超声检查。

(二)治疗

1. 患者服用镇痛药，如对乙酰氨基酚 500mg 和磷酸可待因 8mg，每次口服 2 片，每日 4 次；或非甾体解热镇痛药，如布洛芬 200～400mg 口服，每日 3 次或萘普生 250mg，每日 3 次。

2. 诊断明确则行肝素治疗。

（1）给予低分子肝素，如依诺肝素 1mg/kg，皮下注射，每 12 小时 1 次，或根据体重给予达肝素钠皮下注射，每12 小时 1 次。

表 2-5　疑似深静脉血栓形成的临床风险评估

临床特点	分值
癌症活动期(正在治疗或 6 个月内进行过治疗或姑息治疗)	1
瘫痪、下肢瘫痪或近期下肢远端石膏固定	1
卧床≥3 天,或在过去 12 周内进行过大手术	1
沿深静脉走行的局部压痛	1
整个腿部肿胀	1
与健侧腿相比,小腿肿胀>3cm(测胫骨粗隆下 10cm 处)	1
凹陷性水肿:局限于有症状的腿部	1
有并行的浅静脉显现(非静脉曲张)	1
既往有确切的深静脉血栓形成史	1
其他诊断比深静脉血栓的诊断可能性更大	—2

双腿均有症状,以症状更重的腿来评分

低风险患者分数≤0 分

中风险患者分数 1～2 分

高风险患者分数≥3 分

文献来源:摘自 Wells PS,Owen C,Doucette S, et al.(2006)Does this patient have deep vein thrombosis? J Amer Med Assoc 295:199-207.

(2)对于大的或广泛的深静脉血栓患者,给予普通肝素 80U/kg 负荷剂量静脉推注,后 18U/(kg·h)静脉泵入维持。

3. 若诊断明确,将所有患者纳入医疗专业团队进行治疗。

(1)若肌酐清除率>30ml/min,部分患者可以在门诊接受低分子肝素治疗,或口服新型口服抗凝药利伐沙班 15mg 每日 2 次共 3 周,之后每日 1 次,每次 20mg 治疗。

(2)膝关节以下的深静脉血栓患者甚至可能无须治疗可直接出院回家。未接受治疗的患者,5～7 天后复查超声,明确深静脉血栓是否进展。

4. 如不能明确诊断,请示上级医师。

五、主动脉夹层

(一)诊断

1. 易患人群为 60－80 岁男性高血压患者。其他危险因素包括马方综合征、二叶式主动脉瓣、主动脉缩窄、使用可卡因、医源性损伤、既往心血管系统手术史。

2. 突发胸骨后、肩胛间、背部下方或转移性刀割样或撕裂样疼痛,严重者使用阿片类镇痛药无效。

3. 典型患者脉搏减弱或缺失,双上肢血压差>20mmHg,或出现以下并发症。

（1）主动脉瓣关闭不全、心肌缺血和心包积血伴心包摩擦音或心脏压塞。

（2）呼吸困难、胸膜摩擦音或血胸。

（3）烦躁、意识改变、晕厥或偏瘫。

（4）肠缺血或肠梗死伴腹痛和血性腹泻。

（5）少尿和血尿。

4. 采用大口径（14 或 16 号）针头建立静脉通路，抽血查血常规、肝功能和电解质检测、心脏生物学标志物检测、交叉配血等，连接心电监护仪和指脉血氧饱和度监测仪。

5. 行心电图检查。即使患者疼痛明显，心电图也可能是正常的，部分患者可能会有左心室肥厚和非特异性改变。

6. 行胸部 X 线检查，可显示纵隔增宽，主动脉弓模糊，左侧胸腔积液，也可能胸片完全正常。

（二）治疗

1. 给予面罩高流量吸氧，使氧饱和度达 94% 以上。

2. 静脉注射吗啡 5～10mg 缓解疼痛，并加用止吐药。

3. 当诊断明确或高度怀疑主动脉夹层时，及时请急诊上级医师和 ICU 医师会诊，使用拉贝洛尔静脉输注或硝普钠联合艾司洛尔静脉注射，使收缩压降至 110mmHg 以下。

4. 急诊行螺旋 CT 血管造影、经食管超声心动图或主动脉造影以明确诊断。

5. 尽早联系心胸外科及重症监护医师，及时转诊，避免延误。

提示： 胸痛伴有新发或进展的神经系统疾病的患者，应考虑主动脉夹层可能。

六、心包炎

（一）诊断

1. 可能继发于病毒感染，如柯萨奇病毒，或继发于心肌梗死后 24h 内或 2～3 周（Dressler 综合征）、心包切开术、结缔组织病、尿毒症、外伤、肺结核或肿瘤。

2. 疼痛较剧烈，呈胸膜炎样的，位于胸骨后，与体位有关，前倾位可缓解。

3. 患者前倾坐位时，可沿胸骨左缘听到短暂或间歇性的心包摩擦音。

4. 行血常规、电解质和肝功能检查，心脏生物学标志物检测和血清病毒学检测，连接心电监护仪和脉搏血氧饱和度监测仪。

5. 行心电图检查，可能显示窦性心动过速或房颤、广泛 ST 段弓背向下抬高、T 波低平并逐渐倒置。

6. 行胸部 X 线检查，即使存在心包积液，结果通常正常。

（二）治疗

1. 给予面罩高流量吸氧，使患者氧饱和度达 94% 以上。

2. 给患者服用非甾体解热镇痛药，如布洛芬 200～400mg 口服每日 3 次，或萘普生 250mg 口服每日 3 次。如非甾体解热镇痛药效果欠佳，可口服秋水仙碱 500μg 每日 2 次（腹泻时剂量减半）或泼尼松 50mg 口服。

3. 若患者广泛心电图改变或心肌

酶谱增高,则收治入院,卧床休息及心电监护。

4. 如出现心脏压塞体征,如心动过速、低血压、奇脉、吸气时颈静脉压力升高,即 Kussmaul 征(详见第 1 章第一节"病因治疗和监测"),紧急行床旁超声心动图和心包穿刺术。

七、胸膜炎

(一)诊断

1. 胸膜炎引起的疼痛常继发于肺炎、PE 导致的肺梗死、肿瘤、结核、结缔组织疾病、尿毒症或创伤。

2. 疼痛也可能源自病毒感染,特别是肠道病毒,需要与气胸或流行性肌痛(Bornholm 病)相鉴别。

3. 疼痛性质尖锐,呈刀割样,范围局限,并随活动、咳嗽或呼吸而加剧,所以呼吸往往比较表浅。膈肌受累时疼痛可放射到肩部或腹部。

4. 听诊可闻及胸膜摩擦音,若疼痛严重以致呼吸受限,也可能听不到胸膜摩擦音,随着胸腔积液量的增加,胸膜摩擦音逐渐消失。

5. 如果有肺实质疾病的显著征象,行动脉血气分析检查,心电图检查应该是正常的。

6. 行胸部 X 线检查,可能发现潜在病因,也有可能是正常的。

(二)治疗

1. 吸氧并服用非甾体解热镇痛药,如布洛芬 200～400mg 口服,3 次/日,或萘普生 250mg 口服,3 次/日。

2. 如果有突发呼吸困难、呼吸急促和血栓栓塞的危险因素,要排除 PE。

即使胸部 X 线和心电图正常,也不能排除 PE。

3. 将患者收入院治疗潜在病因,或在出院前与资深急诊科医师讨论。

八、腹部原因引起的胸痛

诊断和治疗

1. 食管炎

(1)表现为胸骨后或上腹部烧灼样疼痛,弯腰或半卧位时加重,饮酒、热饮或进食加剧疼痛,抗酸药可缓解。

(2)食管炎疼痛类似心源性疼痛,甚至舌下含服硝酸甘油可以缓解,所以要请教上级医师。若对诊断有任何怀疑,则行连续的心电图和肌钙蛋白检查以排除急性冠脉综合征。

(3)排除心源性疼痛后可以口服抗酸药或质子泵抑制剂。

2. 食管破裂(见第 5 章第五节"食管破裂")

3. 急性胆囊炎,胰腺炎和消化性溃疡可能会导致胸痛,但应该存在其他临床特征。

九、肌肉骨骼和胸壁疼痛

诊断和治疗

1. 肌肉骨骼疾病引起的疼痛随着运动和呼吸而加剧。前期可能进行过剧烈运动、咳嗽或有轻微外伤史。

2. 局部触痛阳性,心电图正常。胸部 X 线可能显示肋骨骨折或者正常。

3. 口服非甾体抗炎药,如布洛芬 200～400mg,3 次/日,或萘普生 250mg,3 次/日。将患者转回给家庭医生。

4. 两个特殊的病因

(1)带状疱疹:局部皮肤疼痛,不受呼吸影响,与特征性疱疹出现之前的局部痛觉过敏有关。

①若 72h 内出现疱疹,疼痛严重患者(通常为老年人)给予麻醉性镇痛药和口服泛昔洛韦 250mg,3 次/日,伐昔洛韦 1g,3 次/日,或阿昔洛韦 800mg,口服,5 次/日,疗程均为 7 天。

②若家中无法护理,可将患者收住在医院合适的隔离区。

(2)肋软骨炎(Tietze 综合征):表现为第 2 肋软骨连接处周围的局部疼痛、肿胀和压痛,与局部劳损或轻伤有关:口服布洛芬 200~400mg,3 次/日,或萘普生 250mg,3 次/日。将患者转回给家庭医生。

第二节　心律失常

一、诊断

1. 心律失常包括房性心动过速、交界性心动过速和室性心动过速,心房扑动和心房颤动,心动过缓和不同程度的心脏传导阻滞。

2. 首先排除急性冠脉综合征引起的心肌缺血(见第 2 章第一节"急性冠脉综合征")。

3. 考虑其他诱发心律失常的潜在因素,如各种原因引起的缺氧、血液或体液丢失引起的低血容量、电解质紊乱(尤其是高钾血症)、甲状腺疾病、药物、酒精或有毒气体中毒(无论是无意还是故意)、脓毒症、低体温、触电或单纯的疼痛和恐惧。

4. 询问患者有关心悸的伴随症状,如"停搏感"、呼吸困难、胸痛、头晕目眩和疲乏等情况。

5. 测量患者生命体征,给予心脏监护和脉搏血氧饱和度监测。如有生命体征异常,包括低血压、意识障碍或伴有胸痛、呼吸困难等症状,须紧急处理。

6. 送血查血常规、电解质和肝功能检测(ELFT)、心肌损伤标志物、凝血功能、甲状腺功能和毒理学筛查。如伴有呼吸窘迫,还须进行动脉血气分析检查。

7. 行心电图检查,按以下流程系统分析

(1)心率:快或慢;阵发性或持续性?

(2)节律:规则,不规则,或两者之间?

(3)P 波:出现,消失,与 QRS 波群的关系?

(4)P-R 间期:<120ms 或延长至 200ms 以上?

(5)QRS 波群:变窄或增宽 >120ms?

(6)QTc 间期(校正心率):正常或超过 450ms(女性为 470ms)?

(7)ST 段和 T 波:抬高、压低还是倒置?

(8)行胸部 X 线检查,明确是否有

心脏肥大或急性肺水肿。

二、治疗

治疗取决于心律失常类型,血流动力学是否稳定,是否伴有胸痛、呼吸困难和意识障碍。

1. 给予患者 40％～60％高浓度吸氧,若既往有阻塞性呼吸系统疾病史,则给予浓度为 28％的氧气。使患者血氧饱和度达 94％以上。

2. 若怀疑急性冠脉综合征,排除过敏禁忌后,给予阿司匹林 150～300mg 口服。

3. 如有必要,舌下含服硝酸甘油 300～600μg 可缓解冠状动脉缺血引起的疼痛,或 2.5～5mg 吗啡静脉注射加止吐药(如胃复安 10mg 静脉注射),缓解更严重的疼痛,包括非缺血性疼痛。

4. 纠正电解质紊乱。

5. 心动过速:可能是窦性的,有正常 P 波的窄 QRS 波或宽 QRS 波。

> **提示:**若患者出现低血压(收缩压＜90mmHg)、呼吸困难、神志模糊或胸痛,请立即呼叫上级急诊医师。

(1)如果是窦性心动过速,快速寻找并治疗潜在病因,如缺氧、低血容量、发热、甲状腺功能亢进、拟交感活性药物、贫血、疼痛等。

(2)若患者血压不稳,收缩压＜90mmHg,神志不清,胸痛或心力衰竭(见本章第三节),则行同步直流电复律。

①从双相波 120～150J 直流电复律开始,重复 3 次,不能转复就逐渐增加能量。

②电复律前必须由有气道管理经验的高年资医师对清醒患者进行短效全身麻醉或静脉注射咪达唑仑麻醉。

③若三次同步直流电复律均失败,则在 10～20min 内静脉注射 300mg 胺碘酮,然后重复直流电复律,随后 24h 内输注 900mg 胺碘酮。

(3)宽 QRS 波心动过速。

一般情况下,可能是由于室性心动过速或室上性心动过速伴异常传导(传导阻滞)。

①若患者情况稳定,在 20～60min 内注射 5mg/kg 胺碘酮,之后 24h 输注 900mg 胺碘酮。

②如果心律不规则,考虑伴有束支传导阻滞的房颤,或伴有心室预激的房颤,如 Wolff-Parkinson-White 综合征。

A. 求助专家。

B. 10min 内给予氟卡尼 2mg/kg,或胺碘酮 5mg/kg 静脉注射,之后静脉滴注维持。

C. 避免使用腺苷、维拉帕米、地高辛和地尔硫䓬等药物,这些药物会阻断房室结,并可能加重预激性房颤,导致室性心动过速甚至室颤。

> **提示:**频繁的心室异位搏动无须治疗,但要减少酒精和咖啡因的摄入,除非异位搏动是多源性的,且落到了前一个 T 波上。

(4)窄 QRS 波室上性心动过速。

一般情况下,可能是房室传导正常的折返性心动过速或心房扑动(若心率大约 150 次/分,通常房室比为 2∶1)。

①若患者休克、病情不稳定或恶化，在有气道管理经验的医生给予短效麻醉剂后直接进行同步心脏电复律，从双相波 70~120J 开始。

②如果患者年轻且病情稳定，无颈动脉杂音，既往无短暂性脑缺血发作史或脑血管意外，可刺激迷走神经，如按摩颈动脉窦。

A. 将甲状软骨上缘紧紧按压在颈椎凸起上做圆周运动。

B. 让患者做 Valsalva 动作 15s，压力达到 40mmHg。

③如果颈动脉窦按摩失败，在 2~5s 内迅速给予腺苷 6mg 静脉注射，然后在 1~2min 后迅速给予 12mg，如果仍然没有反应，再迅速给予 12mg。使用此药前告知患者，腺苷可能会引起短暂的面部潮红、头痛、呼吸困难、胸部不适和恶心。

④在 30s 至 2min 内静脉注射 5mg维拉帕米。维拉帕米可能引起低血压和心动过缓，尤其是在老年患者中，可以用 10ml 葡萄糖酸钙缓慢静脉注射预防以上情况发生。

⑤当怀疑患者洋地黄中毒或有广泛复杂的心动过速时，切勿在 β 受体阻滞剂后使用维拉帕米。

（5）不规则窄 QRS 波心动过速或房颤。

不规则窄 QRS 波心动过速通常是房颤或不太常见的心房扑动，伴有可变房室传导阻滞。

①如果患者休克、病情不稳定或恶化，直接进行同步电复律，从 120~150J 双相波开始。在接受地高辛治疗

的患者中，可能需要使用临时起搏器，因为直流电复律后可能导致心脏停搏。

②如果患者房颤持续时间少于48h，在 20 ~ 60min 内静脉滴注5mg/kg 胺碘酮，然后在 24h 内输注900mg 胺碘酮，尝试转复心律。

③当患者房颤持续时间超过 48h，或持续时间不明确时，由于血栓栓塞的风险，在完全抗凝之前，禁止使用药物控制节律或电转复。

A. 仅使用口服或静脉注射 β 受体阻滞剂、地高辛、地尔硫䓬或镁来尝试控制心率。向高年资急诊科医师汇报，听取他的建议。

B. 用低分子肝素开始肝素化，如依诺肝素 1mg/kg 皮下注射或普通肝素 5000U 静脉推注，作为单次负荷剂量，然后输注。

C. 根据 CHADS$_2$ 评分（表 2-6）给出的中等风险，可考虑长期口服华法林抗凝，或口服新型抗凝药治疗非瓣膜病性房颤，如 150mg 达比加群（75 岁以上为 110mg），每日 2 次，或 20mg 利伐沙班，每日 1 次。

（6）将所有需要积极治疗的患者送入 CCU 病房。

6. 心动过缓，可能是窦性、交界性（房室结）或房室传导阻滞性。

（1）阿托品 0.5 ~ 0.6mg，静脉注射。

（2）如果窦性心动过缓或交界性心动过缓持续存在，可重复使用阿托品，最大注射剂量为 3mg。

（3）若持续存在二度房室传导阻滞伴有临床症状或三度完全性房室传导阻

表 2-6　CHADS$_2$ 评分评估非瓣膜性房颤血栓栓塞风险及治疗建议

CHADS$_2$	意义	分数
C	充血性心力衰竭	1
H	高血压	1
A	年龄≥75 岁	1
D	糖尿病	1
S$_2$	脑卒中或短暂性脑缺血发作病史	2

低风险＝0 分:无治疗或阿司匹林治疗

中风险＝1 分:口服抗凝剂或阿司匹林

高风险＞2 分:口服抗凝剂,每年脑卒中率 4%(得分 2)至 18%(得分 6)

滞的心动过缓,或患者情况不稳定,应考虑经静脉置入临时起搏器。

①在 X 线引导和专家帮助下,行外部(经皮)起搏器治疗。

②由于外起搏器会引起不适,须使用小剂量镇静药如咪达唑仑 0.05mg/kg,吗啡 0.05mg/kg。

(4)急性心肌梗死应避免使用过量阿托品或立即输注异丙肾上腺素,这些可能会引起室颤。

(5)将所有需要积极治疗的患者送入 CCU 病房。

第三节　呼吸困难患者

鉴别诊断:如下所述,其中一些内容已在前面的胸痛部分介绍过。

(1)急性哮喘。

(2)社区获得性肺炎。

(3)慢性阻塞性肺疾病。

(4)肺炎。

(5)肺栓塞(见第 2 章第一节"肺栓塞")。

(6)肺水肿。

(7)急性上呼吸道梗阻(参见第 1 章第二节)。

(8)代谢性酸中毒,如糖尿病酮症酸中毒或乳酸酸中毒(参见第 3 章第一节"代谢性酸中毒")。

(9)重症肌无力或格林-巴利综合征引起的呼吸肌无力。

(10)其他包括贫血、过敏反应、间质性肺病、肥胖、中毒,比如水杨酸盐或一氧化碳、疼痛和焦虑。

一、急性哮喘

(一)诊断

1. 确定本次发作的诱因及持续时间,有无其他特殊治疗史,尤其是类固醇类药物及疗效。

2. 寻问患者常规治疗药物,如雾化剂、既往发作史、住院史和 ICU 呼吸机治疗史等。

3. 哮喘加重或致命性哮喘发作的危险因素包括：

（1）既往 ICU 住院史。

（2）最近一个月急性发作史，尤其是需要使用类固醇激素者。

（3）急诊就诊≥3 次，或在过去 1 年中住院治疗≥2 次。

（4）难以评估疾病严重程度和（或）缺少规范化治疗。

（5）滥用药物或酒精、精神疾病、社会经济地位低下和依从性差。

（6）合并食物过敏、肥胖、慢性肺脏疾病、心血管疾病等。

4. 雾化治疗前，快速评估当前发作的严重程度。

（1）符合以下任一情况即表示哮喘严重发作：①无法完整说完一句话；②呼吸频率≥25 次/分；③心动过速≥110 次/分；④最大呼气流量（PEF）或第 1 秒内用力呼气量（FEV_1）为预测值或已知最佳值的 33%～50% 或更少（图 2-1）。

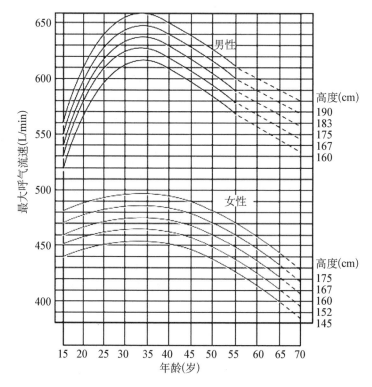

图 2-1 成年男性和女性正常最大呼气流量

注：经 ClementClark 国际有限公司许可转载。

（2）符合以下任一情况表示危及生命：①沉默肺、发绀或呼吸微弱；②心动过缓、节律异常或低血压；③呼吸衰竭、意识障碍或昏迷；④最大呼气流量低于预计值或最佳值的 33%；⑤血氧饱和度<92%，氧分压<60mmHg（低于

8kPa)，$PaCO_2$ 正常，34～45mmHg（4.6～6.0kPa），二氧化碳分压升高则更致命。

(二)治疗

1. 面罩给予40%～60%高浓度吸氧，维持氧饱和度在94%以上。

2. 沙丁胺醇5mg，加3ml生理盐水稀释，以氧气驱动雾化吸入。

3. 若无缓解或严重发作，异丙托溴铵500μg联合5mg沙丁胺醇再次雾化吸入。

4. 若患者仍有喘息，请示上级医师并进行下述治疗。

(1)口服泼尼松龙50mg，若不能口服，则静脉注射200mg氢化可的松。

(2)第1个小时内，每20分钟重复雾化吸入5mg沙丁胺醇，若患者无明显改善，可以连续雾化。

(3)送血检查白细胞计数、尿素、电解质和血糖，静脉滴注生理盐水防止脱水，低钾患者适当补钾。

5. 当怀疑气胸、纵隔气肿或感染合并实变，以及患者病情未见好转时，行胸部X线检查。

6. 动脉血气分析(ABG)不作为常规检查手段，但患者病情进一步恶化时，应行ABG检查。当ABG出现下述情况时，可能危及患者生命。

(1)$PaCO_2$ 为34～45mmHg或更高(紧急致命)。

(2)严重低氧血症，即 PaO_2 ＜60mmHg。

(3)pH降低(酸中毒)。

(4)钾离子浓度可能会出现偏低的情况。

7. 若患者病情仍然危重或出现危及生命的体征，及时请重症医学科或麻醉科医师会诊。

(1)镁2g(8mmol)，静脉注射持续20min以上。

(2)心电监护下静脉注射支气管扩张剂。

①在5min内静脉注射沙丁胺醇3～6μg/kg，然后5mg沙丁胺醇稀释到500ml 5%葡萄糖溶液中(即10μg/ml)，开始以10μg/min(60ml/h或1.0ml/min)的速度输注。直到滴定浓度达40～60μg/min(240～360ml/h)。

②静脉注射沙丁胺醇会增加低钾血症、心律失常和乳酸酸中毒的风险。

(3)立即安排入住ICU或特护病房。

8. 同时，最初PEF维持在50%以上的重症患者，也要住院接受治疗。

9. 对于轻度(PEF超过75%预测值)或中度(PEF为50%～75%预测值)初始发作的患者，在使用泼尼松龙和雾化治疗至少1～2h后，PEF改善超过75%预测值。

(1)若家庭医生能在2天内进行随访，患者有沙丁胺醇和类固醇雾化吸入器(并知晓如何使用)，加泼尼松龙50mg，每日1次口服，5天后减量，则可出院。

(2)对出院有任何疑问，可以继续留院观察。

二、社区获得性肺炎(CAP)

(一)诊断

1. 常见病原体包括肺炎链球菌

（超过 50%）；非典型病原体如军团菌属、支原体和衣原体；流感嗜血杆菌（尤其是在 COPD 中）和病毒，包括呼吸道合胞病毒、人偏肺病毒和流感病毒。

（1）少见的是金黄色葡萄球菌（可能在流感后感染）、革兰阴性杆菌（酗酒）和 Coxiella 感染（Q 热）。

（2）热带地区多考虑由类鼻疽伯克霍尔德菌引起的惠特莫尔病，或在糖尿病、酗酒和慢性肾衰竭的患者中常见此病。

（3）结核病，尤其是在酗酒后或卫生条件差及人类免疫缺陷病毒（HIV）患者中，他们可能患有耶氏肺孢子菌肺炎。

2. 社区获得性肺炎危险因素包括：年龄超过 50 岁；吸烟；同时存在慢性呼吸、心脏、肾、脑血管或肝脏疾病；糖尿病；酗酒；患有肿瘤疾病；养老院居住及免疫抑制状态。

3. 可能出现发热、呼吸困难、咳嗽咳痰、咯血、胸膜炎性疼痛等症状。

4. 非典型症状包括脓毒性休克、急性意识障碍（尤其是老年人）、低钠血症、上腹部疼痛及腹泻。

5. 检查肺部感染征象，即叩诊浊音，可闻及支气管呼吸音。通常只有局部的湿啰音伴呼吸音减弱。

6. 如须住院，完善血常规、电解质和肝功能检测（ELFT），血糖检测和两套血培养（见下文）。当出现重症肺炎征象时，行 ABG 检测（见下文）。

7. 胸片上若无大叶实变，可表现为弥漫性阴影。尤其在肺实变时，需查胸部 X 线侧位片。

8. 需要住院治疗的重症社区获得性肺炎包括以下 1 项或多项特征：

（1）呼吸频率≥22 次/分。

（2）收缩压＜90mmHg，或舒张压＜60mmHg。

（3）突发意识障碍。

（4）动脉或静脉 pH＜7.35。

（5）血氧饱和度＜92%，或氧分压＜60mmHg（＜8kPa）。

（6）多肺叶肺炎改变。

（7）尿素＞7mmol/L，白细胞＜4×10^9/L 或＞30×10^9/L，乳酸＞2mmol/L。

9. SMART-COP 评分会显示出需要呼吸支持或血管加压支持（IRVS）治疗的预测因素（表 2-7）。

（1）3～4 分表示需要 IRVS 的风险为 1:8。

（2）≥5 分表示严重的 CAP，需要 IRVS 的风险为 1:3。

10. 使用 CURB-65 量表预测死亡风险，评估是否需要住院（表 2-8）。

（1）分数为 2 表示中度风险和可能需要住院。

（2）得分≥3 为高危患者，需要住院治疗和 ICU 转诊。

（二）治疗

1. 给予患者高浓度吸氧，使氧饱和度＞92%，除非有阻塞性呼吸道疾病史（吸氧浓度＜28%）。

2. 根据肺炎的严重程度和（或）根据当地指南开始抗生素治疗。

3. 轻度 CAP

（1）年轻、健康、单肺叶受累的成年人可以回家口服抗生素。

表 2-7 SMART-COP 评分用于评估经胸片确认社区获得性肺炎的严重程度

SMART-COP	意义			得分
S	收缩压＜90mmHg			2
M	胸片提示累及多个肺叶			1
A	白蛋白＜35g/L			1
R	呼吸频率—年龄校正截点			
	年龄	≤50	＞50	
	呼吸频率	≥25/min	≥30/min	1
T	心率过速≥125/min			1
C	意识障碍（新发）			1
O	低氧—年龄校正截点			
	年龄	≤50 岁	＞50 岁	
	PaO_2	＜70mmHg	＜60mmHg	
	或 SaO_2	≤93％	≤90％	
	或氧合指数（如吸氧）PaO_2/FiO_2	＜333	＜250	2
P	动脉血 pH＜7.35			2
总分				11（最多）

- 0～2 分：需要 IRVS 的风险低
- 3～4 分：需要 IRVS 的风险是中度（1:8）
- 5～6 分：需要 IRVS 的风险是高度（1:3）
- ≥7 分：需要 IRVS 的风险非常高（2:3）
- 得分≥5 表示严重 CAP

注：CAP. 社区获得性肺炎；FiO_2. 吸入氧气浓度分数；IRVS. 呼吸支持或血管加压药支持；PaO_2. 氧气分压（动脉）；SaO_2. 动脉血氧饱和度。资料来源：经 Charles PG，Wolfe R，Whitby M 等许可改编（2008 年）。SMART-COP：预测是否需要呼吸支持或升压药支持的社区获得性肺炎评估工具。临床传染病 47:375-84.

表 2-8 CURB-65 严重程度评分（用于评估社区获得性肺炎的死亡风险以及是否需要住院）

CURB-65	意义	得分
C	意识模糊	1
U	尿素＞7mmol/L	1
R	呼吸频率≥30/min	1
B	BP（收缩压≤90mmHg 或舒张压≤60mmHg）	1
65	≥65 岁	1

- 得分 1：低风险，30 天死亡率为 2.7％。门诊治疗
- 得分 2：中等风险，30 天死亡率为 6.8％。住院治疗（或密切的门诊治疗）
- 得分≥3：高危，30 天死亡率 14％～27.8％。住院治疗/ICU 转诊
- BP. 血压；ICU. 重症监护病房

①口服阿莫西林 1g,每 8 小时 1 次,持续 5～7 天,如果怀疑肺炎支原体、肺炎衣原体或军团菌,则口服多西环素 100mg,每 12 小时 1 次,持续 5～7 天,或口服克拉霉素 500mg 每 12 小时 1 次,持续 5～7 天,尤其是在妊娠期。

②如果患者在 48h 后仍未改善或无法复查,则在阿莫西林基础上联合多西环素。

③如果患者有青霉素过敏史,则应每日单独口服多西环素或莫西沙星 400mg,须结合当地治疗方案。

(2)如果患者已出院,则设法通知家庭医生,在 1～2 天内安排复查。

4. 中度 CAP

(1)大多数患者需要住院和静脉使用抗生素。

①静脉滴注青霉素 1.2g,每 6 小时 1 次,直到症状明显改善,然后改为阿莫西林 1g 口服,每 8 小时 1 次,持续 7 天,联合多西环素 100mg 口服,每 12 小时 1 次,持续 7 天。

②如果在血液或痰液中发现革兰阴性杆菌,则静脉滴注 5mg/kg 庆大霉素(如果肾功能正常)每日 1 次。或将青霉素改为头孢曲松 1g,每日 1 次。

③如果患者有青霉素过敏史,则根据当地用药方案,头孢曲松 1g 静脉滴注,每日 1 次,替代青霉素,或每日口服 400mg 莫西沙星作为单药治疗方案。

④在热带地区,如果患者有发生类鼻疽的危险因素(糖尿病/酗酒/CRF),则头孢曲松 2g,静脉滴注,每日 1 次,联合庆大霉素 5mg/kg 静脉单次注射,

再加多西环素 100mg 口服,每 12 小时 1 次。

⑤在流感暴发期间,等待鼻拭子 PCR 结果的同时,口服奥司他韦 75mg 每日 2 次,疗程 5 天。

(2)将患者转诊给专科治疗。

5. 严重的 CAP,通常 SMART-COP 得分≥5 或 CURB-65≥3。

将严重 CAP 的患者收住重症康复病房(HDU)或 ICU。

(1)静脉滴注头孢曲松 2g 及阿奇霉素 500mg,每日 1 次。

(2)如果患者对青霉素过敏或有严重肾功能不全,则静脉滴注莫西沙星 400mg,每日 1 次。

(3)对于由假性芽孢杆菌(类鼻疽)或鲍曼不动杆菌引起的严重热带肺炎,给予静脉滴注美罗培南 1g,每 8 小时 1 次,联合阿奇霉素 500mg 静脉滴注,每日 1 次。

三、慢性阻塞性肺疾病

(一)诊断

1. 慢性支气管炎合并肺气肿(COPD)的原因包括吸烟、环境污染、职业暴露(如二氧化硅)、反复或慢性肺部感染和 α-1 抗胰蛋白酶缺乏症。

2. 咳嗽、呼吸困难、喘息和运动耐力下降会随着病情加重而恶化,直至疾病终末期为止。

3. 了解日常运动能力和依赖程度。询问目前的药物治疗、家庭氧疗情况、住院史和相关的心脏病史。

4. COPD 病情恶化通常是多因素的,因此要考虑许多潜在原因。

(1)包括病毒的感染、支气管痉挛、痰液潴留、气胸、吸入性肺炎、右左或全心衰竭、心律失常(包括房颤)、心肌梗死。

(2)不正确的药物使用,包括类固醇过量、镇静药过量、阿片类药物或 β 受体阻滞药的不良反应、环境过敏原或天气变化、恶性肿瘤和 PE。

5. 是否有发热、呼吸急促、心动过速和喘息。同时须注意以下几点:

(1)发绀、面部充血、肺心病引起的右心衰竭的体征:颈静脉搏动增强和外周水肿。

(2)CO_2 潴留引起的头痛、嗜睡、震颤和洪脉。

6. 建立静脉通路,并送血查血常规、电解质和肝功能检查(ELFT)、血糖,发热患者抽取两组血液培养送检,连接心电监护仪和脉搏血氧仪。

7. 如果患者明显不适,则行动脉血气分析检查,若 $PaO_2 < 60mmHg$(8kPa),$PaCO_2 > 45mmHg$(6kPa)及 HCO_3^- 升高,为代偿性慢性呼吸性酸中毒。

8. 进行心电图检查,寻找有无肺性 P 波,右心室肥大或负荷重(肺源性心脏病)及心肌缺血所致的 ST 段和 T 波改变。

9. 床旁肺功能检查对 PEF、FEV_1 和 FVC 进行测试,与之前的呼吸功能测试结果进行比较,并随访患者对治疗的反应。

10. 行胸部 X 线检查,是否有肺气肿、肺大疱、肺不张、肺实变、气胸、心力衰竭或肺部肿块。

(二)治疗

1. 如果有慢性 CO_2 潴留的体征,$PaCO_2$ 和 HCO_3^- 含量升高,则通过文丘里面罩开始控制性吸氧治疗,初始吸氧浓度为 28%,使氧饱和度 > 90%。通过面罩给予更高浓度的 40%~60% 的氧气治疗低氧血症,须警惕病情恶化和 $PaCO_2$ 进一步升高。

2. 通过雾化器给予沙丁胺醇 5mg 治疗支气管痉挛,根据需要可重复,并在初次雾化中加入 $500\mu g$ 异丙托溴铵,然后每 6 小时 1 次。

3. 给予强的松龙 50mg 口服或可以氢化可的松 200mg 静脉注射(如果不能吞咽)用于支气管痉挛和(或)长期吸入或口服类固醇的治疗。

4. 阿莫西林 1g,口服,每日 3 次或多西环素,首剂量 200mg,口服,然后每日 100mg 口服治疗感染,疗程 5 天。

5. 若合并有心力衰竭,则静脉注射呋塞米 40mg。

6. 将患者收住入院。

7. 如果出现衰竭,烦躁不安或意识障碍,$PaCO_2$ 上升和 pH 下降。立即寻求急诊上级医师帮助,请重症监护专业组会诊。

(1)在训练有素和经验丰富的医师指导下行双水平气道正压无创通气治疗(NIV)。

(2)首先将吸气压(IPAP)设置为 10~12cmH_2O,呼气压(EPAP)设置为 4~6cmH_2O。

四、气胸

(一)诊断

1. 在没有肺部基础疾病的人群

中,特别是在身高较高的人群中,发生的自发性气胸又被称为原发性气胸。

2. 发生在慢性肺疾病(CLD)患者中的自发性气胸被称为"继发性"自发性气胸,与哮喘、肺气肿、纤维化或大疱性肺病(包括囊性肺纤维化和马方综合征)有关。此外,这还包括年龄超过50岁可能有未知的潜在肺部疾病的患者。

3. 自发性气胸在吸烟者中也很常见。

4. 气胸可由穿透性或钝性创伤所致(参见第五章第五节)。讨论创伤性气胸治疗。

5. 对于健康的患者,即使整个肺萎陷,原发性自发性气胸也只会引起轻微的呼吸困难和胸膜炎性胸痛。

(1)"严重"呼吸困难是指不能耐受一般性运动的呼吸困难。

(2)轻微的继发性自发性气胸伴慢性肺部疾病的患者常出现严重的呼吸困难。

6. 患侧呼吸动度变小,叩诊语音共振增加,呼吸音减弱,但纵隔移位的体征可能小到难以察觉。

7. 所有病例均须进行吸气相胸片检查。

(1)如果有张力性气胸表现,立即行胸腔闭式引流(请参阅第18章第四节)。

(2)在胸片上评估气胸的大小
①外周透光带<2cm 为少量气胸。
②肺边缘周围≥2cm 的透光带,表示肺容积减少>50%,为大量气胸。
③呼气相胸片不作常规比较。

(二)治疗

气胸治疗取决于是否存在慢性肺

部疾病(即继发性或原发性气胸)、呼吸困难的程度(是否显著),以及气体容积大小(多或少)。

1. 自发性气胸<2cm,没有慢性肺部疾病,也没有明显的呼吸困难的患者可以出院,不需要积极的干预治疗。

(1)安排家庭医生随访,7～14 天内复查胸片,并转诊给呼吸科医师。

(2)建议患者戒烟,如果出现明显的呼吸困难,应立即就医。

(3)建议患者在胸片恢复正常后至少1周内不可潜水或飞行(除非他们接受了双侧胸膜切除术)。

2. 若患者的气胸<2cm 且没有明显的呼吸困难,即使有基础肺部疾病(即继发性自发性气胸)也无须对其进行积极干预。

(1)但是,需要观察 24h,并通过面罩开始高流量吸氧,若患有 COPD,则以 28%氧浓度吸氧。

(2)6～12h 后复查胸片,若患者始终无症状,且气胸无进展,可于 24h 后出院,7 日内行早期呼吸系统或医疗随访。

(3)若气胸进一步扩大或患者出现明显的呼吸困难,则使用胸腔穿刺抽气术或 Seldinger 方法插入小口径(<14F)肋间导管(ICC),并让患者入院治疗(请参见第 18 章第五节"胸腔置管")。

3. 胸腔穿刺术(thoracentesis),对有呼吸困难症状的自发性气胸(无慢性肺部疾病)患者(无论气胸大小)及年龄<50 岁、有轻微呼吸困难及影像学提示气胸<2cm 的继发性自发性气胸

（伴慢性肺部疾病）的患者，均可采用此方法。

（1）在锁骨中线第 2 肋间隙局部麻醉至胸膜。

（2）将 16 号口径的套管针插入胸膜腔，拔出针头，然后用三通管连接到 50ml 注射器（请参阅第 18 章第四节"胸腔穿刺"）。另外，也可以使用带有特殊开孔的"猪尾"导管和专有单向阀的胸腔抽吸装置。

（3）抽吸空气直至感觉到阻力、患者剧烈咳嗽或抽吸超过 2500ml 为止。

（4）复查胸片：如果肺复张，进一步观察并在 2～4h 后再次进行胸片检查。

①如果肺部仍处于复张状态，则建议自发性原发性气胸患者出院，并安排家庭医生的随访，如上述给予出院建议。

②对于有慢性肺部疾病及继发性气胸患者，即使抽吸成功也应建议留观。

③如果抽吸失败，提示有持续性漏气，尤其是继发性气胸，直接置入 ICC。

4. ICC 适应证

（1）针吸失败，如肺周围残留少量的空气。

（2）慢性肺部疾病患者或年龄在 50 岁以上的患者出现继发性气胸，导致严重呼吸困难。

（3）首次胸腔穿刺术后出现张力性气胸。

（4）创伤性气胸或血胸（见第 5 章第五节"胸腔置管"）。

（5）麻醉或正压通气之前的任何气胸。

5. 胸腔穿刺引流（请参阅第 18 章第五节"胸腔置管"）

（1）以 Seldinger 方式插入 8～14 小口径 ICC。

（2）对于单纯的气胸，可以使用标准尺寸的小口径 16～22Fr 引流管，对于合并血胸的患者，可以使用标准尺寸口径较大的 28～32Fr 引流管。

（3）收患者住院。

五、肺栓塞

请参阅本章第一节"肺栓塞"。

六、肺水肿

(一)诊断

1. 肺水肿通常是由心肌梗死、高血压、心律不齐、瓣膜疾病、肌炎或体液超负荷导致的左心衰竭而引起。

2. 非心源性原因包括脓毒症、尿毒症、胰腺炎、头部外伤、颅内出血、溺水和吸入烟雾或有毒气体。

3. 起病时可能出现呼吸困难、咳嗽、端坐呼吸、夜间阵发性呼吸困难（PND）和静息状态下呼吸困难。

4. 患者常伴有皮肤湿冷、痛苦面容、端坐位呼吸，注意有无气喘、呼吸急促、有些还会出现咳粉红色泡沫痰、心动过速、爆裂音和三联律。

5. 尽管不影响最初的治疗，但仍须建立静脉通路并抽血查血常规、电解质和肝功能检测、心脏损伤标志物等。同时连接心电监护仪和脉搏血氧仪。

6. 行心电图检查确认是否存在心肌缺血、心律失常和潜在的心脏疾病。

7. 行胸片检查显示：上肺叶静脉

充盈、"蝙蝠翼"模糊、心影增大、室间隔 Kerley B 线和双侧少量胸腔积液。

(二)治疗

1. 患者端坐位并给予 40%～60% 的氧疗,若有慢性阻塞性肺病,则给予氧浓度 28% 的氧疗,使氧饱和度目标＞94%。

2. 舌下含服硝酸甘油 300～600μg,可每 5 分钟重复 1 次。如果发生低血压(收缩压＜100mmHg),请停止给药。

3. 静脉注射呋塞米 40mg,如果平日已经在口服呋塞米,则予以每日口服剂量的 2 倍给予静脉注射。

4. 在难治性病例中,如患者未发生低血压,在急诊上级医师的指导下,可重复使用呋塞米,并开始静脉给予硝酸甘油。

(1)使用玻璃瓶和低吸收性聚乙烯输液器,将 200mg 硝酸甘油加入 500ml 的 5% 葡萄糖中进行配制,浓度即 400μg/ml。

(2)最初以 1ml/h 的速度泵入,使收缩压保持在 100mmHg 以上。逐渐增加到≥20ml/h,避免低血压。

5. 启动面罩持续气道正压通气(CPAP)予以呼吸支持。

(1)使用专用的高流量新鲜气体回路、紧密型面罩和可变电阻阀,起始压力为 5～10cmH$_2$O。

(2)因为有些患者无法耐受面罩,因此必须有一名受过培训的护士随时在场。

6. 吗啡 0.5～2.5mg 静脉注射联合止吐药(例如,甲氧氯普胺 10mg 静脉注射)常常效果不佳,应避免使用。特别是患者嗜睡或患有 COPD 时,可能会使病情加重。

7. 收患者住院治疗。

七、急性上呼吸道梗阻

请参阅第 1 章第二节。

第四节　急性胃肠道疾病

一、上消化道出血

(一)诊断

1. 上消化道出血的原因

(1)消化性溃疡(超过 40% 的病例)

①十二指肠溃疡(DU)。

②胃溃疡(GU)较少见。

(2)胃糜烂或胃炎

①饮酒后。

②药物引起[水杨酸盐、非甾体类抗炎药(NSAID)、类固醇药物]。

(3)反流性食管炎。

(4)伴有门静脉高压症(常为酒精性肝硬化的并发症)的食管或胃静脉曲张出血。

(5)Mallorly-Weiss 撕裂(呕吐或干呕后的食管撕裂)。

(6)其他,包括胃肿瘤、Dieulafoy 病变、凝血障碍、血管发育不良和主动脉肠瘘,患者既往有腹主动脉瘤(AAA)修复史。

2. 死亡率为 6%～14%,60 岁以上的患者最高,尤其是呕吐新鲜血液,有静脉曲张起源(死亡率超过 20%)且合并休克和凝血障碍时大概率会再发出血。

3. 患者可以有多种临床表现

(1)呕血

①鲜红色血液。

②咖啡色血液。

(2)黑便(黏稠的黑色柏油样大便)。

(3)便血症(红褐色或鲜红色直肠出血)。

(4)昏倒和休克。

(5)晕厥和体位性低血压。

(6)疲劳、呼吸困难、心绞痛等。

4. 询问是否有消化道出血病史,近期是否行内镜检查,是否有酗酒及服用相关药物史,是否有慢性肝病病史。

5. 注意是否有血容量减少的表现,如皮肤苍白和出汗、心动过速、低血压和体位性低血压。

(1)触诊腹部压痛、器官肿大、肿物,并进行直肠检查。

(2)是否有慢性肝病体征,包括黄疸、瘀斑、蜘蛛痣、肝掌、杵状指、男性乳腺发育、肝大和肝性脑病(扑翼样震颤)。

(3)检查是否有门静脉高压的表现:脾肿大和腹水。

6. 使用大口径 14 号套管针建立静脉通路,并予心电监护及血氧饱和度测定。抽血查全血细胞计数(FBC)、尿素和电解质(U&Es)、血糖、肝功能、凝血功能检查[包括凝血酶原指数(INR)]。根据患者病因及休克程度,交叉配血并输注 2 个单位浓缩红细胞。

(二)治疗

1. 通过面罩给予高浓度吸氧,保持氧饱和度>94%。

2. 开始液体复苏

(1)从生理盐水 10～20ml/kg 开始,每小时尿量目标是 0.5～1ml/kg。

(2)只有在患者休克或活动性出血时才提供交叉匹配的血液。

①如果血红蛋白降至 70g/L 以下,则输血恢复到 70～90g/L。

②如果患有活动性缺血性心脏病,目标是 100g/L。

(3)若患者合并慢性肝病致凝血功能异常,则可静脉滴注新鲜冷冻血浆 4 单位和静脉注射维生素 K 10mg。

3. 如果考虑是消化性溃疡出血,且不能进行早期内镜检查(<24h),则开始使用质子泵抑制剂。静脉注射奥美拉唑或泮托拉唑 80mg,然后以 8mg/h 的速度输注。

(1)仅在近期大出血后内镜检查发现伴有红斑的高风险非静脉曲张出血才有益处。

(2)没有任何证据支持使用 H_2 拮抗剂。

4. 若已知有消化道静脉曲张,或者可能存在慢性肝病和门静脉高压,则给予奥曲肽 50μg 静脉推注,后继续给予 50μg/h 静脉注射。同时慢性肝病也应静脉注射头孢曲松 1g。对于静脉曲张可疑出血,每 4 小时静脉注射特利加压素 1.7mg,而不是奥曲肽。

5.应尽快联系胃肠病科和重症监护小组安排紧急内镜检查,尤其是对于患有可疑静脉曲张且持续出血且病情不稳定或年龄＞60岁的患者。须内镜检查明确出血原因,并在适当的情况下允许立即进行热疗或注射治疗,或对静脉曲张进行套扎。

6.最好是在24h内,让已经停止出血并且血流动力学稳定的患者住院接受内镜检查。

> **提示:**在低血压休克患者中行中心静脉(CVP)置管是困难和危险的。直到首次输血开始,由熟练的医师在超声引导下进行操作(参考第18章,"中心静脉穿刺"一节)。

二、原发性腹膜炎

诊断和治疗

1.原发性细菌性腹膜炎几乎只发生在伴有腹水的患者中,特别是患有肝硬化或肾病综合征合并腹水的患者。

2.检查有无发热、腹部压痛、神志不清。

3.送血检查血常规、尿素和电解质、肝功能、血糖、血培养及尿常规。

4.将患者转至内科或消化内科进行诊断性腹水穿刺和腹水培养,静脉给予头孢曲松2g,同时给予20%白蛋白7.5ml/kg。

三、炎症性肠病

(一)诊断

1.溃疡性结肠炎(伴血性黏液稀便)可表现为突然发作,伴发热、心动过速和低血压。

2.克罗恩病(Crohn病)可伴有反复腹痛、腹泻、乏力和肛周瘘或脓肿,急性发作可表现为梗阻、穿孔或右髂窝疼痛,类似急性阑尾炎。

3.建立静脉通路,送血检查血常规、尿素和电解质(U&Es)、血糖、脂肪酶/淀粉酶及血培养。留取大便样本送检,检查艰难梭菌毒素及寄生虫、虫卵和寄生虫孢子。

4.行腹部X线片检查,须特别关注以下内容。

(1)溃疡性结肠炎:广泛的黏膜溃疡可在X线片上见到正常的黏膜岛(假息肉)。横结肠扩张＞6cm表示存在巨结肠。此病主要的风险是穿孔。

(2)Crohn病:X线片上可能会出现腹腔游离气体提示穿孔可能。小肠狭窄部位可通过钡餐显影或电子结肠镜检查得到确诊。

5.行腹部增强CT检查。

(二)治疗

1.立即行静脉输液并镇痛治疗,若患者病情严重,应避免使用过量镇痛药物。

2.若患者有休克、发热、腹膜炎、严重出血或者肠梗阻等症状应立即与外科医师联系是否可行外科治疗。

3.针对有发热、心动过速和低血压等症状的中毒性巨结肠患者,请胃肠科医师紧急会诊,静脉注射200mg氢化可的松,每6小时1次。给予广谱抗生素,如庆大霉素5mg/kg每日1次,静脉注射;氨苄青霉素2g,每日4次,静脉注射及甲硝唑500mg每日3次,静脉注射。

4. 若患者疼痛难以控制，出血增多或排便习惯无法控制，则建议转至胃肠病专科继续治疗。

第五节　糖尿病昏迷及昏迷前状态

与糖尿病酮症酸中毒和高血糖高渗综合征（HHS）的缓慢意识改变相比，糖尿病患者低血糖会迅速导致昏迷。

一、糖尿病酮症酸中毒

（一）诊断

1. 糖尿病酮症酸中毒（DKA）可能发生在由感染、手术、外伤、胰腺炎、心肌梗死、脑梗死或胰岛素治疗不足引起的糖尿病患者中，例如，"因糖尿病患者未进食"而停止了胰岛素治疗。还可能在未确诊糖尿病患者中首发，常伴有多尿、多饮、体重减轻、嗜睡、腹痛或昏迷等症状。

2. DKA 为代谢性酸中毒，常有 pH <7.3 或碳酸氢盐 $<15mmol/L$，血糖 $>11mmol/L$ 的高血糖症，合并血酮体 $>3.0mmol/L$ 或尿酮 $>2+$。DKA 患者呼出的丙酮酸气体常为烂苹果味。

3. DKA 患者主要的特征是体液、电解质丢失及酸中毒，因此会有皮肤干燥、心动过速、低血压（尤其是体位性低血压）和深大呼吸（Kussmaul 呼吸）。典型的体液和电解质不足包括：体液丢失超过 100ml/kg，血钠丢失 7～10mmol/kg 和血钾丢失 3～5mmol/kg。

4. 当怀疑合并感染时，建立静脉通路，抽血查血常规、电解质和肝功能检测（ELFT）、血糖和血培养送检，并予心电监护和血氧饱和度监测。

5. 行静脉或动脉血气分析，并行心电图、胸片及中段尿液分析等检查。心电图可以发现严重的高钾血症的早期征兆，包括 T 波高尖、QRS 增宽、P 波消失及"正弦波"图形（请参阅第 3 章第二节）。

> **提示：**每个出现腹痛、呕吐或口渴的患者都必须行尿糖和尿酮体监测。

（二）治疗

1. 通过面罩行高浓度氧疗，使血氧饱和度达到 94% 以上。

2. 立即予以静脉输液，第 1 小时补充 1000ml 生理盐水，确诊后则以 500ml/h 继续静脉注射 4h。

（1）目标：在第 1 个 24h 内逐步纠正液体不足（表 2-9）。

（2）若血糖降至 $\leqslant 15mmol/L$，则加用 10% 葡萄糖 125ml/h 静脉滴注，同时继续输注胰岛素和盐水直至酮体转阴。

3. 开始静脉注射短效胰岛素治疗

（1）50U 胰岛素配 50ml 生理盐水，即 1U/ml。

（2）以 0.1U/（kg·h），即 5～7U/h 或 5～7ml/h 静脉泵入。

4. 当血钾水平可监测时，应在 30min 内静脉补钾。

表 2-9　血流动力学未受影响/不伴有休克的 DKA 患者(70kg*)生理盐水输注量

液体	时间(开始治疗后小时数)
第一阶段 1000ml/h	0～1
第二阶段 500ml/h＋K	1～3
第三阶段 500ml/h＋K	3～5
第四阶段 250ml/h＋K	5～9
第五阶段 250ml/h＋K	9～13
12h后重新评估心血管状况,并进行相应调整	
第六阶段 166ml/h＋K	13～19

*针对偏瘦(<70kg)的年轻人(18－25岁)可采用较慢的初始速度,延长补液时间至24～48h,以降低发生脑水肿风险。缩写:K.钾;DKA.糖尿病性酮症酸中毒。

(1)一旦开始应用胰岛素或补液,血钾可能急剧下降。

(2)以 10～20mmol/h 的速度补钾,维持血钾浓度在 4～5mmol/L。

(3)应用 40mmol/L 或 20mmol/L 预混合含钾盐水静脉滴注。

(4)若出现以下情况则无须补钾
①无尿(异常)。
②血钾＞5.5mmol/L。
③心电图显示 T 波高尖或 QRS 波增宽。

5. 建议患者入院或直接收住ICU,注意寻找 DKA 的潜在诱因。

6. 若没有上级医师指导,不要静脉应用碳酸氢钠。若 pH＜7.0,特别是合并有循环衰竭时,可考虑使用碳酸氢钠。

二、高血糖高渗综合征(HHS)

(一)诊断

1. HHS 在非胰岛素依赖的老年糖尿病患者中更为常见,起病比 DKA 更为缓慢。

(1)血糖＞30mmol/L、血清渗透压＞320mOsm/kg、血容量降低、pH＞7.30、碳酸氢根＞15mmol/L 且不伴有酮体升高时可考虑诊断。

(2)典型的水电解质缺乏包括:失水 100 ～ 220ml/kg、失钠 5 ～ 13mmol/kg 及失钾 4～6mmol/kg。

2. 其可能的诱因包括感染、心肌梗死、脑卒中或噻嗪类利尿药及类固醇药物的使用等,并且与 DKA 类似,这类患者之前并未确诊糖尿病。

3. 患者表现为意识障碍、严重脱水,并可能出现癫痫发作或局灶性神经系统症状。在年轻患者中 HHS 病死率高达 20%～40%,与之相较 DKA 的病死率已降至 5%。

4. HHS 血糖和血清渗透压往往高于 DKA。渗透压通常超过350mOsm/L。以"2×(Na＋K)＋尿素＋葡萄糖"估算渗透压(单位均为mmol/L)。

5. 尽早行心电图、胸片及尿液分析等检查。

(二)治疗

1. 与 DKA 的治疗大致相似(请参见上文)。

2. 生理盐水静脉滴注;若血清渗透压和血糖未见下降,改为 0.45% 生理盐水补液,滴速等同或略低于 DKA。注意预防液体过量引起肺水肿。

3. 以 0.05U/(kg·h)行胰岛素缓慢输注,即 2～3U/h,因为 HHS 较之 DKA 对胰岛素具有更高的敏感性。通常也需要输注更大剂量的钾离子。

4. 若无活动性出血(特别是颅内出血)时,开始预防性使用肝素抗凝治疗。要么采用普通肝素(UF)5000U 静脉注射后,以 1000U/h 继续输注,要么采用低分子肝素(如依诺肝素)每日 1.5mg/kg。

5. 建议患者入院治疗。

第六节　意识状态改变

急诊科经常接诊意识障碍的患者。尽管此类患者病史采集较为困难,但可以采取系统及细致的方法通过患者家人、朋友、路人、警察、急救和既往就诊记录,得到有用的信息。

主要涵盖了以下几类患者,部分可能有重叠:①神志模糊的患者。②酒精相关性医疗问题。③出现神志不清且有酒精气味的患者。④戒酒患者。

发生晕厥或昏迷患者已在第 1 章第四节中单独讨论。

一、意识障碍

意识障碍或谵妄是短暂的整体性认知障碍。这是一种由多种原因引起的,表现为意识模糊或意识混乱状态的综合征(而不是一个诊断),且该状态存在波动性。

(一)诊断

1. 严重的意识障碍往往难以识别或在老年人中易被误诊为痴呆、抑郁症(参见第 2 章第十一节"老年患者"),或被误诊为躁狂症,甚至急性精神分裂症。

2. 经常会急性发病

(1)可能会出现波动性的意识模糊、时空定向障碍、记忆受损、幻视、幻嗅或幻触及错觉。

(2)注意力减退、躁动、易怒、情绪不稳和理解能力下降。

(3)亢奋状态伴有易惊醒、睡眠-觉醒周期逆转或活动减少及孤僻。

3. 意识障碍病因

(1)低氧

①肺部感染、COPD、PE、心力衰竭。

②药源性呼吸抑制或乏力,如格林-巴利综合征、重症肌无力或肌营养不良。

③头胸部创伤。

④溺水或烟雾吸入。

(2)药物

①酗酒或戒酒、镇静药、可卡因、安非他命、苯环己哌啶。

②镇痛药、抗惊厥药、精神类药物、地高辛。

③抗胆碱能药和抗帕金森病药物,

如苯海索(三己芬迪)和左旋多巴的不良反应,尤其常在老年人及多重用药患者中出现。

④药物使用不当,如类固醇类,特别是代谢相关性药物。

(3)脑部损伤

①脑膜炎、脑炎。

②头外伤。

③癫痫发作后状态、复杂部分(颞叶)癫痫发作。

④脑血管意外、蛛网膜下腔出血。

⑤颅内占位性病变,如肿瘤、脓肿或血肿。

⑥高血压脑病。

⑦血管炎,如系统性红斑狼疮(SLE)。

(4)代谢相关病因

①呼吸衰竭、心力衰竭、肾衰竭或肝功能衰竭。

②电解质紊乱,如低钠血症、高钙血症或高钠血症。

③维生素缺乏症,如维生素 B_1(韦尼克脑病)、烟酸(糙皮病)或维生素 B_{12}。

④急性间歇性卟啉症。

(5)内分泌方面原因

①低血糖或高血糖。

②甲状腺危象、黏液性水肿、库欣综合征、甲状旁腺功能亢进、Addison 病。

(6)脓毒症:尿路、胆道、脑膜炎球菌性脓毒症或疟疾。

(7)特殊情况

①术后(包括药物、缺氧、感染、疼痛等在内的多种因素)。

②老年人存在粪石嵌顿、尿潴留或环境变化(常见多种原因并存)。

4. 通过详细的病史采集和检查结果找出对病因诊断有意义的一种或多种疾病。

5. 记录生命体征,包括体温、呼吸频率、脉搏、血压和格拉斯哥(GCS)评分。任何生命体征异常均须考虑器质性疾病的可能,除非有其他原因的证据。

6. 进行简明精神状态评估量表检测(表 2-10)。

(1)通过评估方向、注意力和计算能力、即时和短期记忆力、语言及遵照简单的口头和书面命令的能力来记录认知功能损伤。

(2)得分<24 则表示可能存在认知障碍及伴有器质性疾病。

7. 根据可疑病因可完善下列部分或全部检查。首先须排除低血糖症。

(1)血常规、凝血功能。

(2)尿素和电解质、血糖、肝功能检查、钙、甲状腺功能检查(TFT)。

(3)包括乙醇在内的药物筛查。

(4)动脉血气分析。

(5)血液培养、中段尿培养。

(6)心电图、胸片。

(7)CT 头颅平扫。

(8)腰穿。详情参阅第 18 章第十节"腰椎穿刺"。

(二)治疗

1. 应该仔细寻找潜在病因,而不是简单地为意识障碍患者提供镇静治疗。

2. 在专科医师指导下治疗此类患者。

表 2-10　简明精神状态评估量表(MMSE)

认知测试			分值
定向(10 分)			
1	今天的日期?		1
	今天是周几?		1
	现在是几月份?		1
	今年是哪一年?		1
	现在是什么季节?		1
2	这栋楼叫什么名字?		1
	你现在在几楼?		1
	你现在在哪个城市?		1
	你现在在哪个地区?		1
	你现在在哪个国家?		1
记忆(3 分)			
3	我会说出三个物体。在我说完之后,我希望你重复说一遍。记住它们,因为几分钟后我会再次要求你,重复一遍:苹果、桌子、硬币。(进行第一次尝试时计分,然后重复这些回答直到患者学会重复所有这三个单词)	苹果	1
		桌子	1
		硬币	1
注意力及计算力(最高 5 分)			
4	或者:你能不能从 100 中减去 7,然后从每次得到的答案中再减去 7,然后一直减下去,直到我让你停下来?	93	1
		86	1
		79	1
		72	1
		65	1
5	我会按顺序拼写一个单词,然后希望你可以逆向拼写出这个单词,这个单词是 W-O-R-L-D。现在请你逆向拼出这个单词。(如果有必要可以重复)	D	1
		L	1
		R	1
		O	1
		W	1
回顾记忆(3 分)			

（续　表）

认知测试			分值
6	现在请告诉我,我刚刚让你记住的是哪三个东西?	苹果	1
		桌子	1
		硬币	1
语言(9分)			
7	这是什么?(给他看手表)		1
	这是什么?(给他看铅笔)		1
8	我希望你能重复我下面说的这句话:不要为自己的任何失误找借口		1
9	阅读这一页底部的单词,并按照它所说的去做	闭眼	1
10	(在给被调查者一张纸之前,阅读下面完整的陈述,不要重复说明或指导)我会给你一张纸,我希望你用右手拿纸,放在大腿上,将纸对折,然后放在你的大腿上	用右手	1
		将纸对折	1
		拿纸	1
11	在纸上写一个完整的句子,需要有主语和谓宾,并且句子表述有意义,可以接受有语法错误		1
12	这是一幅画,请把这幅画抄在同一张纸上(递给答卷人一张画有两个相交的五边形的图)	如果两个五边形相交而形成一个四边图形,则正确	1
总分(30分)			
闭眼			

23 分以下表示存在认知障碍。受过良好教育者预期分数较高,老年人、未受教育者和智力障碍者得分较低。

资料来源:From Folstein MF,Folstein SE,McHugh PR(1975)Mini-Mental State. A practicalmethod for grading the cognitive state of patients for the clinician. J Psychiatr Res 12:189-9.

二、酒精相关性疾病

急性酒精中毒与所有类型的创伤都有因果关系,包括机动车碰撞、家庭事故、故意自残、袭击、溺水、虐待儿童和老年人跌倒。长期使用也容易产生各种疾病,突然减少摄入量会导致戒断症状。

酒精浓度检测:

1. 酒精浓度检测有多种方法,包括呼气实验、尿液检测和血液酒精浓度水平测试。酒精浓度检测须在警察的指导下使用特殊的取证工具包,否则法院将不认可此结果(请参见第 17 章第四节)。

2. 澳大利亚所有地区的法定驾驶

酒精限量均为 0.05g/100ml。

3. 英国的法定驾驶限量是血液酒精含量＜80mg％(0.08g/100ml)。

4. 血液酒精浓度超过 150mg％ (0.15g/100ml)会导致酒精中毒,而超过 300mg％ (0.30g/100ml)通常可出现昏迷。

(一)伴有酒精气味的意识障碍患者

诊断和治疗

若伴有酒味的患者出现意识模糊、反应迟钝或不省人事等症状,不可单纯认为患者只是"醉酒",还需排除以下可能。

(1)低血糖

①测血糖,若有低血糖,予以 50％ 葡萄糖 50ml 静脉注射。

②低血糖会加重韦尼克脑病所引起的意识障碍。

③韦尼克脑病与酗酒和营养不良有关,可引起意识障碍、共济失调、眼球震颤和双侧外直肌麻痹。

A. 立即给予维生素 B_1 250mg 静脉注射。

B. 对于酒精中毒和营养不良可疑的患者,在接受葡萄糖治疗的情况下,应常规行血糖检测。

(2)头部受伤

①特别提醒:头部受伤可能导致硬膜外或硬膜下血肿。

②如果持续神志不清或意识障碍加重,请开始进行神经系统检查并进行 CT 头颅平扫(请参阅第 5 章第八节"颅脑损伤")。仅在无法行头颅 CT 的情况下,可行颅骨 X 线检查。此项检查可以提示是否存在头骨骨折,若结果未

提示骨折也不能排除颅内损伤。

(3)饮酒患者的其他症状

①癫痫发作。

②急性酒精中毒。

③脑膜炎、胸部感染等。

④脑出血。

⑤无法识别的创伤,如肋骨骨折、腕部骨折、腹部受伤。

⑥低体温。

⑦抑郁症和自杀倾向。

(4)慢性酒精中毒患者更容易出现急性表现

①肺炎球菌性肺炎、吸入性肺炎或肺结核。

②心律不齐、心肌病。

③消化道出血,包括静脉曲张。

④胰腺炎。

⑤肝功能衰竭合并凝血功能障碍,且伴或不伴脑病。

⑥低钾血症、低镁血症和低钙血症。

⑦戒断后癫痫发作或谵妄。

⑧酮症酸中毒。

⑨乳酸性酸中毒。

⑩肾衰竭。

⑪韦尼克脑病。

⑫周围神经病变、小脑性共济失调。

(5)许多伴有酒精气味的患者入院后才能排除上述情况。

(6)在确定恢复良好、神志转清且安全之前不要擅自出院。

(二)酒精戒断症状

此症状主要是由于酒精摄入量的绝对或相对减少引起的,究其原因,可

能是自身资金短缺或在医院或警察拘留后无法饮酒而造成的。

诊断和治疗：主要有以下两种情况，酒精戒断综合征和震颤性谵妄。

1. 酒精戒断综合征

（1）此综合征很常见，主要发生在戒酒后 12h 内并可持续数天。特点是躁动、易怒、震颤、出汗和心动过速。

（2）每 2～6 小时口服地西泮 10～20mg，直到患者感觉舒适，加用维生素 B_1 250mg 静脉注射或肌内注射，每日 1 次。

（3）排除低血糖可能后，可给予咪达唑仑 0.05～0.1mg/kg（不超过 10mg）静脉注射或地西泮 0.1～0.2mg/kg（不超过 20mg）静脉注射或劳拉西泮 0.07mg/kg（不超过 4mg）静脉注射，控制癫痫发作。

（4）建议患者入院继续治疗。

2. 震颤性谵妄

（1）这种情况很少见，通常发生在戒酒后 48～72h。常伴有意识模糊、令人恐慌的幻视、剧烈震颤、自主神经活动亢进伴心动过速和心律失常、瞳孔散大、发热、出汗、脱水和癫痫大发作（癫痫持续状态）等症状。

（2）震颤性谵妄为医疗急症

①用咪达唑仑、地西泮或劳拉西泮，静脉注射（见上述剂量）控制癫痫发作。

②排除其他疾病导致癫痫大发作可能，如头部受伤和脑膜炎（请参阅本章第七节"急性神经系统疾病"）。

③补充水分和电解质的流失，合并肝衰竭时避免过量输注生理盐水。并静脉给予维生素 B_1 250mg 每日 1 次。

④立即将患者转诊至 ICU 继续治疗。

> **提示：** 切勿在急诊室开具苯二氮䓬类药物或氯甲基咪唑（氯甲基咪唑）胶囊，让患者带回家服用，这类药物仅在住院期间使用。

第七节　急性神经系统疾病

急诊科常见神经系统疾病如下：①晕厥。②癫痫发作。③全身性惊厥性癫痫持续状态。④短暂性脑缺血发作。⑤卒中。

注：头痛在本章第八节上有单独介绍。

一、晕厥

（一）诊断

1. 晕厥是指由于脑灌注减少引起的突发的短暂性意识丧失及强直姿势，并可自行恢复正常的一种疾病。若脑灌注持续受损，可能发生短暂性强直性阵挛发作。

2. 晕厥有时很难与癫痫或急性眩晕症区分开来，因此现场目击者的陈述至关重要，因此需要通过救护人员或陪同人员的陈述来了解患者病情。

3. 病因有良性的，也有危及生命的。其目的是首先排除最严重的情况，

如心脏相关疾病、低血容量或蛛网膜下
腔出血。

（1）心脏相关疾病

①心律失常、心动过速或心动过缓
"阿-斯综合征"。

②心肌梗死。

③心脏瓣膜狭窄性病变（尤其是主
动脉瓣狭窄）。

④肥厚性心肌病。

⑤药物毒性或不良反应。

A. 索他洛尔、三环类、红霉素等导
致的 QT 延长。

B. 钙通道阻滞药或 β 受体阻
滞药。

（2）体位性低血压

①出血或体液流失。

A. 呕吐和（或）腹泻，伴有脱水。

B. 呕血和黑便。

C. 隐匿性出血（如腹主动脉瘤或
异位妊娠）。

D. 肾上腺皮质功能减退症（Addi-
son 病）、垂体功能减退症、胰腺炎"第
三间隙效应"。

②自主神经功能障碍：帕金森病
（多系统萎缩）、糖尿病。

③药物

A. 降压药，如血管紧张素转换酶
抑制剂（ACE）、哌唑嗪。

B. 利尿药。

C. 硝酸盐类。

D. 左旋多巴。

E. 酚噻嗪类。

F. 三环抗抑郁药。

（3）血管病变

①肺栓塞（PE）。

②颈动脉窦高敏综合征。

（4）神经系统

①蛛网膜下腔出血（SAH）。

②短暂性脑缺血发作（TIA）之椎-
基底动脉供血不足。

（5）咳嗽、排尿或排便时晕厥。

（6）血管迷走神经源性晕厥（神经
心源性晕厥）：由发热、疼痛或情绪变化
诱发的单纯性晕厥。若患者超过 45
岁，则应首先寻找上述更加严重的病
因，无须做此诊断。

（7）低血糖（相对）。

4. 询问症状以推测潜在发病机制

（1）迷走神经源性晕厥，伴有情绪
低落，有既往类似病史，与长时间站立
有关，有前驱性恶心表现和轻度头晕等
症状。

（2）体位性晕厥与站立、某些药物、
自主神经病变和容量不足等有关。

（3）心源性晕厥与劳累有关，有阳
性家族史、已知的心脏结构性病变，有
突然发作的心悸症状，无前驱症状，与
坐位或仰卧位姿势无关。

（4）突然出现的呼吸困难（PE）或
头痛（SAH）。

5. 仔细检查所有患者，寻找低血
压（包括体位性血压下降＞20mmHg
或脉搏增加＞20 次/分）、心脏病变、腹
部肿块或压痛及周围神经系统症状。

6. 血糖检测判断是否存在低血糖
症，并行心电图检查。

7. 仅要求入院患者进行的检查，
如血常规、尿素和电解质（U&Es）、心
肌损伤标志物、妊娠试验、胸片和 CT
扫描。

(二)治疗

1. 若患者可能合并有严重的心脏疾病及体位原因,尤其是年龄超过60岁的患者,建议患者入院行内科(外科)治疗。确保让具有一项或多项"旧金山晕厥规则"特征的患者入院治疗。

(1)患有充血性心力衰竭病史。

(2)呼吸急促。

(3)收缩压<90mmHg。

(4)心电图异常。

(5)血细胞比容<30%。

2. 若暂时没有危及患者生命的病因,且无相关病史,心电图及各项检查无异常的患者可不必入院,仅安排门诊随访即可。

24h动态心电图可能会有所帮助,尤其针对无法解释的反复晕厥者。

3. 如果患者已出院,邮件或信件通知家庭医生,安排早期随访。

二、癫痫发作(痉挛)

(一)诊断

1. 现场目击者对于明确诊断至关重要。不同于昏厥、跌倒或眩晕发作,癫痫发作有意义的指标包括:

(1)有癫痫前驱症状或嗜睡逐渐加重。

(2)伴有舌头咬伤及尿失禁。

(3)已知癫痫发作病史。

2. 在已知的癫痫患者中,癫痫发作的最常见病因为:

(1)未服用药物控制或少数药物不良反应导致。

(2)酗酒或饮酒过量或酒精戒断综合征。

(3)合并感染(如脑膜炎)。

(4)头部受伤。

(5)低血糖症。

3. 若患者为首次发作或散发性发作,则须排除以下所有"急性发作"的继发原因:

(1)低血糖症。

(2)头部受伤。

(3)缺氧。

(4)感染,特别是儿童的脑膜炎、脑炎、脑脓肿、HIV或高热惊厥。

(5)急性中毒,如酒精、三环类抗抑郁药、抗胆碱能药、茶碱、可卡因、苯丙胺和异烟肼等。

(6)药物戒断综合征,如酒精、苯二氮䓬、麻醉药、可卡因等。

(7)颅内病变

①占位性病变。

②脑缺血。

③蛛网膜下腔出血或脑出血。

(8)低钠血症、低钙血症、尿毒症和子痫。

4. 血糖检测:抽血检测提示低血糖时,给予静脉注射50%葡萄糖50ml,或者在无法建立静脉通路时给予胰高血糖素1mg,肌内注射。

5. 给予静脉置管,抽血查血常规、尿素及电解质(U&Es)、肝功能及药物和酒精筛查。

(1)根据临床表现进一步完善静脉血气分析、β-hCG、血液培养、心电图、胸片和头部CT等检查,并给予心电监测及血氧饱和度测定。

(2)如果患者正在接受治疗,可紧急使用抗惊厥药。

（二）治疗

1. 通过面罩给予高浓度氧疗。旨在使氧饱和度高于 94%。

2. 避免患者头部损伤，使患者半卧位，不要迫使患者张口。

3. 若患者癫痫发作或短时间内复发，则静脉注射咪达唑仑 0.05～0.1mg/kg（不超过 10mg），地西泮0.1～0.2mg/kg（不超过 20mg）或劳拉西泮 0.07mg/kg（不超过 4mg）。

4. 建议有以下症状的患者入院治疗

（1）可疑的潜在原因，如脑膜炎、肿瘤等。

（2）癫痫发作超过 5min 或反复发作，尤其是 2 次发作间期未见完全恢复者。

（3）局灶性中枢神经系统（CNS）征象。

（4）头部受伤后癫痫发作（转至外科就诊）。

5. 有以下情况的已知癫痫发作史的患者，可安排早期出院。

（1）迅速完全恢复。

（2）癫痫发作持续不到 5min，并且在癫痫发作之前或期间均与创伤无关。

（3）没有局灶性中枢神经系统征象，意识水平正常。

（4）遵医嘱足量服用药物的患者。

（5）患者有成年人陪护。

6. 对于 40 岁以下非局灶性首次发作的患者，若没有发现严重的潜在原因（已充分考虑到本章第七节"癫痫发作"所列"急性症状"中所有原因），而且没有局灶性神经损伤，能完全康复的患者，可建议出院。

（1）行头部 CT，或在之后的 1～2天内进行。

（2）与上级医生沟通，确认安全出院。

（3）门诊复查脑电图并安排随访。

（4）嘱患者在专科医师同意之前不要开车、操作机器、监督儿童游泳或独自为婴儿洗澡等，并以书面形式记录这些建议。

7. 患者出院后是否建议患者转到内科或神经病学诊所随访，此时应以电邮或信件方式通知家庭医生。

> **提示：**除非经过头颅 CT 排除继发原因，并行脑电图检查且有相关专家进行评估，否则不可在非癫痫患者中诊断新发"癫痫"。

三、全身性惊厥性癫痫持续状态

（一）诊断

1. 全身性惊厥、癫痫大发作、大运动性或强直阵挛癫痫持续状态是指 2 次或 2 次以上癫痫大发作，且发作间期意识未完全恢复，或癫痫大发作反复出现超过5～10min。

2. 超过 50% 的患者既往无癫痫发作史。

（1）因此，发现本章第七节"癫痫发作"第 3 点所列出的任何潜在"急性症状"的病因至关重要。

（2）一旦癫痫停止发作，则需要完善本章第七节"癫痫发作"第 5 点所列全部检查。

3. 给予患者心电监测及血氧饱和

度测定。

(二)治疗

1. 通过面罩给予患者高浓度氧疗,将患者血氧饱和度升高至 94% 以上。

2. 检测血糖

(1) 如果血糖较低,则静脉注射 50% 葡萄糖 50ml。

(2) 若存在慢性酒精中毒或营养不良可能,则立即给予静脉补充维生素 B_1 250mg,以免韦尼克脑病加重。

3. 静脉注射咪达唑仑 $0.05 \sim 0.1mg/kg$(不超过 10mg),地西泮 $0.1 \sim 0.2mg/kg$(不超过 20mg)或劳拉西泮 $0.07mg/kg$(不超过 4mg)。需注意上述药物所引起的呼吸抑制、心动过缓和低血压等症状,尤其是在老年人中。

4. 如果患者仍有癫痫发作,请向上级医师寻求帮助。

(1) 重复应用咪达唑仑、地西泮或劳拉西泮,直至发作停止。

(2) 然后给予苯妥英钠 $15 \sim 18mg/kg$ 静脉注射,慢速滴注不超过 50mg/min,或者最好在心电监测下输注 250ml 生理盐水(不要用葡萄糖)超过 30min。

(3) 以相同剂量较快速度应用前体药物磷苯妥因。

5. 还可使用其他药物包括苯巴比妥 $10 \sim 20mg/kg$ 静脉注射速度不超过 100mg/min,或丙戊酸钠 10mg/kg 持续静脉注射 5min,然后输注速度维持在 $1 \sim 2mg/(kg \cdot h)$,最高不超过 2500mg/d。

(1) 若经上述治疗后,仍有癫痫持

续发作,请 ICU 会诊协助诊治。

(2) 所有患者都需要收入院治疗,部分患者可能需要进入加护病房。

6. 有时若无法建立静脉通路,应通过小注射器直肠给予地西泮溶液 0.5mg/kg,特别是在儿童中(参见第 8 章第七节),或灌肠及经口腔途径给予咪达唑仑 0.5mg/kg。

7. 若癫痫发作停止,而患者仍未恢复意识时,可考虑以下原因。

(1) 癫痫发作并发症

①低氧血症。

②低血糖或高血糖症。

③低血压症。

④高热。

⑤脑组织水肿。

⑥乳酸酸中毒。

⑦医源性镇静过度。

(2) 基础疾病加重

①颅脑损伤,如硬膜外或硬膜下。

②脑膜炎或脑炎。

③脑组织缺氧。

④药物中毒,如茶碱类。

(3) 轻度全身惊厥性癫痫持续状态。

(4) 无惊厥癫痫持续状态

①复杂性部分(颞叶)癫痫发作。

②失神状态。

四、短暂性脑缺血发作(TIA)

(一)诊断

1. TIA 是指突发短暂性局灶性神经功能障碍,开始时最明显,最长持续不超过 24h,大多在 1h 内消失。

(1) 可复发,可以是完全性中风的

前驱症状。

（2）可能继发严重缺血性卒中或其他重大的血管事件：

①2天内出现的可能性为 $2.5\%\sim5\%$。

②30 天内为 $5\%\sim10\%$。

③90 天内为 $10\%\sim20\%$。

2. 发病原因可从以下三方面考虑

（1）栓塞

①颅外血管：颈动脉狭窄、椎动脉狭窄。

②心血管：房颤、心肌梗死后综合征、二尖瓣狭窄、人工瓣膜。

（2）脑灌注减少

①由血容量减少、药物或心律失常引起的低血压。

②高血压（尤其高血压脑病）。

③红细胞增多症、副蛋白血症或伴有抗磷脂抗体的高凝状态，如蛋白 C、蛋白 S 或抗凝血酶Ⅲ缺乏症。

④血管炎，如颞动脉炎、系统性红斑狼疮、结节性多动脉炎或梅毒。

（3）营养不良

①贫血。

②低血糖症。

3. TIA 具有以下临床表现。

（1）颈动脉区域功能障碍可导致偏瘫、偏侧感觉缺失、同侧偏盲、失语、构音障碍和一过性黑矇（暂时性单眼失明）。

（2）椎-基底动脉区域功能障碍（后循环）可导致双侧肢体麻痹、交叉感觉症状、复视、眼球震颤、共济失调、眩晕和皮质性失明。

4. 监测心律、心音、血压（同一姿势双上肢），听诊颈动脉杂音并进行完整的神经系统查体。

5. 应用 $ABCD^2$ 评分系统对患者进行危险度分层（表 2-11）。

表 2-11　短暂性脑缺血发作早期风险分层 $ABCD^2$ 评分表

	分值
• 年龄（Age）≥60 岁	1 分
• 血压（Blood pressure）：收缩压≥140mmHg 和（或）舒张压≥90mmHg	1 分
• 临床表现（Clinical signs）	
单侧肢体乏力	2 分
言语障碍不伴有肢体乏力	1 分
其他	0 分
• 持续时间（Duration）	
≥60min	2 分
10～59min	1 分
<10min	0 分
• 糖尿病（Diabetes）	1 分
总计	（最多 7 分）

高危≥4 分：7 天内出现完全性卒中可能性为 $5.9\%\sim11.7\%$
低危 0～3 分：7 天内出现完全性卒中可能为 1.2%

资料来源：经允许改编自 Johnston C，Rothwell P，Nguyen-Huynh M et al.（2007）Validation and refinement of scores to predict very early stroke risk after transien tischaemic attack. Lancet 369：283-92.

（1）ABCD^2 评分≥4 分,考虑"高危",7 天内出现完全性卒中的风险为 5.9%～11.7%。

（2）ABCD^2 评分 0～3 分,考虑"低危",7 天内出现完全性卒中的风险为 1.2%。

6. 对所有患者进行床旁血糖检测,抽血查血常规、血沉(ESR)、凝血功能、血糖、电解质及肝功能检验(ELFT)和血脂检测。

7. 进行心电图检查和胸部 X 线检查。

8. 急查头颅 CT 以区分出血及梗死,排除血管结构性病变。

9. 如疑有颈动脉区域局部缺血事件,应尽早行双侧颈动脉超声检查,对于 ABCD^2 评分≥4 分的高危患者必须进行检查。

(二)治疗

1. 头颅 CT 排除出血后,立即口服阿司匹林 300mg,后改为 75～150mg 每日 1 次。

2. 决定患者是否需要入院仍具有一定的难度,但患者出现以下情况,应建议立即住院治疗。

（1）ABCD^2 评分≥4 分的高危患者。

（2）心电图异常,疑似存在心源性血栓栓塞风险,尤其指出现新发或未治疗的房颤者。

（3）TIA 于数小时内反复出现,或其严重程度及强度不断进展(称为"TIA 递增")。

（4）存在神经系统后遗症。

（5）患者存在新发或控制不佳的糖尿病。

（6）患者高血压控制不佳,其中收缩压 ≥ 180mmHg 或舒张压 ≥ 100mmHg。

（7）颈动脉疾病,尤其是存在颈动脉杂音及重度狭窄可能的,或已知有颈动脉狭窄病史者。

3. 若患者完全恢复,或 ABCD^2 评分 0～3 分,建议在 7 天内转诊至内科或神经科门诊。

（1）在门诊安排患者进行超声心动图检查(若怀疑心源性因素)。

（2）电子邮件或信件通知家庭医生。

提示:请牢记患者可能表现为 TIA 的并发症:如头部损伤、Colles 骨折或股骨颈骨折。不要忽视对此的调查,应找出真正的诱发事件(即 TIA)。

五、卒中

卒中是指由血管功能障碍所引发的,持续超过 24h 的局部神经功能缺损。

(一)诊断

1. 病因包括

（1）脑组织缺血或梗死(85%)

①脑血栓形成:由动脉粥样硬化、高血压病或少见动脉炎等引发。

②脑栓塞:由颈部血管硬化斑块、房颤、心肌梗死后综合征或二尖瓣狭窄引起。

③脑组织低灌注:由低血压引起。

（2）脑出血(15%)

①颅内出血：与高血压或少见颅内肿瘤、淀粉样脑血管病及包括抗凝在内的出血性疾病相关。

②蛛网膜下腔出血：由动脉瘤或动静脉畸形破裂引起。

2. 临床表现可为病因诊断提供线索

(1)脑血栓形成前常伴有短暂性脑缺血发作，且其神经功能缺损通常呈逐渐发展。头痛和意识丧失不常见。

(2)脑栓塞可导致突然的、完全性的神经功能障碍。

(3)颅内出血可引起突发头痛、呕吐、嗜睡或昏迷，并伴有急进性神经功能障碍。

(4)蛛网膜下腔出血常见以下征兆

①突发、严重的"至今为止最剧烈的头痛"，有时见于用力之后，有脑膜炎相关体征，即颈强直、畏光、呕吐和 Kernig 征(见本章第八节"蛛网膜下腔出血")。

②常见意识模糊或嗜睡，罕见局灶性神经缺陷和昏迷，但一旦出现往往提示病情严重。

3. 记录生命体征，包括体温、脉搏、血压、呼吸频率和 GCS 评分(见第 1 章第六节"重型颅脑损伤")。

4. 进行完整的神经系统查体，记录所有现存症状和体征变化。

5. 建立静脉通路并抽血查血常规、血沉、凝血功能、电解质和肝功能检测(ELFT)及血糖检测。进行心电监护和脉搏氧监测，并留置膀胱导尿管。

6. 进行心电图和胸部 X 线检查，并立刻申请头颅 CT 平扫。

(1)若症状出现在 4.5h 内有溶栓可能，立刻急查头颅 CT。

(2)进行头颅 CT 平扫检查是为排除脑出血或其他中风类似的结构性脑组织病变。

(3)颅颈部 CT 血管造影和 CT 脑组织灌注扫描不推荐作为常规检查，但应根据适用性及当地诊疗策略考虑。

(二)治疗

1. 若考虑溶栓治疗，CT 检查至关重要。确保已完成床旁血糖检测，若低血糖给予 50% 葡萄糖 50ml 静脉注射。

2. 若患者意识丧失

(1)倾斜头部抬下颌开放气道，安置口咽通气道，高浓度面罩给氧并留置鼻饲管。

(2)将患者左侧卧位，请上级医师协助。

(3)若患者出现呼吸抑制、神经系统状况恶化和(或)颅内压增高表现，考虑行气管插管，并与重症监护小组商讨病情及下一步治疗方案。

3. 开始给氧，氧饱和度控制目标在 94% 以上。

4. 将患者转至专业治疗组或卒中中心住院以获得明确有效地治疗和处理。

(1)一旦 CT 排除出血，在 48h 内每日口服或经鼻饲管给予阿司匹林 300mg，除非已采取溶栓治疗(暂停 24h)。

(2)若症状出现在 4.5h 以内、NIH 卒中量表检查存在显著可量化的临床缺陷、CT 扫描排除出血或非血管性病因且年龄超过 18 岁，建议选择合适的患者进行溶栓治疗。NIH 卒中量表是一项包含 15 个评分项目的神经系统检查,用于评估神经系统状况、制定合适的治疗方案及预测患者预后。

(3)在上级医师帮助下,仔细遵循当地溶栓指南(如 Code Stroke)进行操作。

(4)排除绝对禁忌证(表 2-12)并考虑相对禁忌证后,给予阿替普酶 0.9mg/kg(上限 90mg)1h 内静脉滴注完成,初始负荷剂量为总剂量 10%。

表 2-12　卒中溶栓绝对禁忌证

- 卒中发病时间不明确(即患者刚醒来时)
- 昏迷或严重迟钝伴有偏侧凝视及完全性偏瘫
- 轻度卒中损害正迅速改善
- 临床所见癫痫发作或已知发生过癫痫发作
- 高血压:多次测量收缩压≥185mmHg 或舒张压>110mmHg
- 存在蛛网膜下腔出血的临床表现(即便 CT 平扫未见异常)
- 疑有脓毒性栓塞
- 患者近 48h 内有肝素用药史且出现 APTT 升高;或存在遗传性或后天性出血倾向(即 PT 或 APTT 高于正常范围)
- INR>1.5
- 血小板计数<100×10⁹/L
- 血糖<2.8mmol/L 或>22mmol/L

提示:若存在上述任何一种情况,不要使用阿替普酶(或其他溶栓剂)。缩写:CT. 计算机断层扫描;APTT. 部分凝血活酶时间;PT. 凝血酶原时间;INR. 国际标准化比值。

5. 除非发现主动脉夹层(见本章第一节"主动脉夹层")或蛛网膜下腔出血(见本章第八节"蛛网膜下腔出血"),否则不要对急剧升高的血压进行处理。在缺血性脑卒中,若血压急剧升高超过 220/120mmHg,可适当降低 10%～20%(即首次不要低于 180/95mmHg)。

6. 完成吞咽评估之前 24h 内禁止经口进食。

7. 出现以下任何一种情况时,应紧急请神经外科会诊:年轻患者具有广泛性大脑半球梗死、急性脑积水合并大面积小脑梗死或小脑血肿>3cm 伴有头痛、头晕、眩晕、躯体或四肢共济失调、凝视。

第八节　头　痛

鉴别诊断

1. 首先考虑严重或危及生命的疾病

(1)脑膜炎。

(2)蛛网膜下腔出血。

(3)占位性病变。

(4)颞动脉炎[年龄>50 岁;血细胞沉降率(ESR)>50mm/h]。

(5)急性窄角型青光眼。

(6)高血压脑病。

2. 然后考虑常见疾病

(1)偏头痛。

(2)紧张性或肌收缩性头痛。

(3)创伤后头痛。

(4)其他颅骨结构的疾病。

病史询问至关重要,因为即便是重症病例,其体征也可能很少或缺乏典型特征。必须仔细评估新发头痛或头痛性质的变化,特别是对老年头痛患者。

一、脑膜炎

(一)诊断

1. 病因包括脑膜炎奈瑟菌、肺炎链球菌、单核李斯特菌(常见于 50 岁以上成年人、酗酒、怀孕、免疫抑制或癌症患者)、B 组链球菌和大肠杆菌(婴儿<3 月龄)、病毒、新型隐球菌、结核病和免疫抑制(包括 HIV)。经过疫苗接种,流感嗜血杆菌感染已趋罕见。

2. 先有前驱不适,随之出现头痛、发热和呕吐,伴有精神状态改变、易怒及嗜睡加重,逐渐进展为意识模糊或昏迷。

3. 出现高热、畏光及颈强直,也可能出现局限性脑神经麻痹症状或癫痫发作。

4. 少见脑膜刺激征阳性(<10%)

(1)Kernig 征:患者尝试伸膝时大腿肌腱出现疼痛、痉挛,伴有屈髋动作。

(2)Brudzinski 征:被动屈颈时患者出现不自主屈髋及屈膝动作。

5. 对意识模糊的老年患者、婴儿、全身惊厥性癫痫持续状态、原因不明的昏迷应当考虑脑膜炎的可能。

6. 皮疹、意识障碍和假性脑膜炎是脑膜炎球菌败血症(脑膜炎双球菌血症)的典型特点,但多为后期征象。因此需要关注脑膜炎双球菌血症可能存在的早期表现。

(1)肌痛包括下肢痛、异常肤色改变伴有苍白或斑点及手足厥冷。

(2)24h 内出现寒战、呕吐、头痛或腹痛及疾病急剧进展。

(3)向休克、反应迟钝进展提示暴发性脑膜炎。

7. 建立静脉通路并且血液送检查血常规、凝血功能、电解质及肝功能、血糖、病毒检测及两份血培养(采集自不同的静脉穿刺部位)。

8. 进行心电监护、脉搏氧监测及胸部 X 线检查。

(二)治疗

1. 吸氧并输注生理盐水。

2. 立刻请示上级医师,如怀疑脑膜炎可能,应尽早使用抗生素。

(1)头孢曲松钠 4g,静脉滴注,每日 1 次或 2g,静脉滴注,每 12 小时 1 次;或应用头孢噻肟 2g,静脉滴注,每 6 小时 1 次。

(2)特殊人群,如免疫抑制、50 岁成年人、慢性酗酒、怀孕或虚弱等,若考虑有李斯特菌感染可能,需加用青霉素 G 2.4g,静脉滴注,每 4 小时 1 次。

(3)出现以下情况时加用万古霉素 1.5g,静脉滴注,每 12 小时 1 次:患者存在或考虑有中耳炎或鼻窦炎、脑脊液中可见革兰阳性双球菌、脑脊液肺炎球菌抗原测定阳性。

(4)若局部神经系统症状及体征(包括癫痫发作、行为改变、局灶性神经功能障碍和昏迷)怀疑病毒性脑炎,给予阿昔洛韦 10mg/kg,静脉滴注。

3. 若强烈怀疑细菌性脑膜炎,尤其是存在恶心及反应迟钝时,应每隔 6 小时联合抗生素给予地塞米松 0.15mg/kg(上限 10mg),静脉滴注(尽管此疗效尚不明确)。

4. 随后行头颅 CT 扫描排查脑占位病变,尤其是存在局灶性神经系统体征、视乳头水肿、癫痫发作或智力障碍的情况下。若上述体征未见好转或消失,即使 CT 检查结果未见异常,也建议行腰椎穿刺检查。

5. 若患者精神状态正常且无局灶性神经系统体征,尤其是无法进行 CT 检查的情况下,可考虑腰椎穿刺,暂不行 CT 扫描。应进行革兰染色及脑膜炎奈瑟菌、肺炎链球菌 PCR 检测,特别是针对那些已开始进行抗感染治疗的患者。

6. 若患者精神状态发生改变或出现血流动力学不稳定,可将其转至医疗组或收住 ICU。

二、蛛网膜下腔出血

(一)诊断

1. 绝大多数病例与颅底小动脉瘤破裂有关,部分患者具有相关家族史、高血压、多囊肾或主动脉缩窄。其他病因可归咎于动静脉畸形或罕见的凝血功能障碍及血管炎。

2. 询问是否存在因"前兆渗漏(warning leak)"而引起的头痛、复视等前驱性症状。这些症状可能发生在突然、严重的"有史以来最严重的头痛"之前,有时是在用力之后。

3. 通常无发热或低热,但会出现嗜睡、恶心、呕吐及伴有畏光和颈项强直等脑膜炎刺激症状。如出现动眼神经麻痹则提示后交通动脉瘤破裂出血。

4. 不典型的症状包括急性神志模糊、一过性意识丧失,伴有颈项强直及玻璃体下(视网膜前)出血的昏迷,这些症状是检查时可靠的诊断依据。

5. 建立静脉通路,血液送检血常规、凝血功能、尿素和电解质、血糖及血型鉴定,进行心电监护及脉搏氧监测。

6. 进行心电图检查及胸部 X 线检查。

(二)治疗

1. 给氧并抬高头部,血氧饱和度控制在 94% 以上。

2. 癫痫或严重躁动处置:咪达唑仑 0.05～0.1mg/kg(最高 10mg)静脉注射,或地西泮 0.1～0.2mg/kg(最高 20mg)静脉注射,或劳拉西泮 0.07mg/kg(最高 4mg)静脉注射。

3. 对乙酰氨基酚 500mg 和磷酸可待因 8mg,每次口服 2 片。少数情况下也可用吗啡 2.5～5mg,静脉注射缓解疼痛,同时应用止吐药如胃复安 10mg 静脉注射。

4. 急查头部 CT 明确诊断

(1)在头痛发作 6h 内进行普通头部 CT(非增强)检查可有效排除诊断。

(2)6h 以后 CT 扫描敏感性开始下降,在第 7 天可以降至 50%。

5. 若头部 CT 检查提示阴性,但患者是在 6h 后入院,可进一步行腰椎穿刺。

（1）最好等到头痛发作后 12h，确保没有局灶性神经体征或乳头水肿。

（2）要求通过脑脊液分光光度法进行黄变研究，以区分外伤性蛛网膜下腔出血（阴性）和真正的蛛网膜下腔出血（阳性）。

6. 将患者转诊至 ICU 或神经外科病房住院。若诊断明确，尽早进行专业咨询，并开始应用尼莫地平 60mg，口服，每 4 小时 1 次。若患者处于昏迷状态，给予尼莫地平 1mg/h 输注，血压平稳 2h 后，滴速提高至 2mg/h。

三、占位性病变

（一）诊断

1. 病因包括颅内血肿、颅内肿瘤或脑脓肿。

2. 头痛逐渐频繁且进行性加重，晨时较重，咳嗽、弯腰或情绪紧张时加重。

3. 呕吐不伴恶心，并出现局灶性神经系统体征，可以是轻微性格改变、共济失调及视觉障碍，也可以是脑神经麻痹、轻度偏瘫及癫痫发作。

4. 眼底镜下可能以视乳头水肿，伴有静脉搏动消失、视盘边缘模糊及视杯充盈为最初表现。

5. 进行胸部 X 线检查排查原发肿瘤，并急查头颅 CT。

（二）治疗

1. 给氧，并予以咪达唑仑 0.05～0.1mg/kg（最高 10mg）静脉注射，或地西泮 0.1～0.2mg/kg（最高 20mg）静脉注射，或劳拉西泮 0.07mg/kg（最高 4mg）静脉注射治疗癫痫。

2. 将出现硬膜外或硬膜下血肿的患者转诊至神经外科治疗组。

3. 其他患者应转诊至内科治疗组进行全面评估。

四、颞动脉炎

（一）诊断

1. 患者多为 50 岁以上，有持续弥漫性双颞部头痛表现，并常有全身乏力、不适、体重下降及发热史。

（1）询问有无咀嚼痛（咀嚼暂停）。

（2）在＞30％的患者中，风湿性多肌痛（PMR）与肩带无力僵硬疼痛同时存在。

2. 是否存在局部头皮压痛、感觉过敏及颞动脉搏动减弱。

3. 血液送检急查红细胞沉降率（ESR，这是急诊检测中为数不多被提及的情况之一）。

4. 直接危险为眼动脉受累而引起的突发失明，如未及时进行激素治疗时可能波及双眼。

（二）治疗

1. 若 ESR＞50mm/h 或即时测不出，立刻开始泼尼松龙 60mg 口服。

2. 将患者转诊至内科或眼科治疗组住院治疗，急行颞动脉活检并维持高剂量激素治疗。

五、急性窄角型青光眼

见第 10 章第五节"急性青光眼"。

六、高血压脑病

（一）诊断

1. 多源于急进性或恶性高血压危

象,表现为突发血压升高并迅速进展,伴有头痛、恶心呕吐、意识不清及视物模糊。

2. 若患者有高血压、肾病、自身免疫性疾病(如 SLE 或硬皮病)、成瘾性用药史(如可卡因或安非他命)及妊娠可能,询问患者是否按要求用药。

3. 检查是否有局灶性神经系统体征。随后可能出现癫痫发作及昏迷。眼底镜下是否有视乳头水肿、视网膜出血、渗出及棉絮斑(Ⅳ级视网膜病变)。

4. 建立静脉通路,血液送检血常规、电解质和肝功能检测、血糖。若存在胸痛或心电图改变,加查心肌损伤标志物如肌钙蛋白。进行心电监护和脉搏氧监测。

5. 检查心电图和胸部 X 线扫描。

6. 送检中段尿明确有无尿蛋白,并镜下寻找管型或异形红细胞(70% 为同质异形)作为肾病诊断证据。行尿人绒毛膜促性腺激素(β-hCG)妊娠实验(定性且即时)或血 hCG 检测(定量但费时)。

7. 急查头颅 CT。

(二)治疗

1. 给氧,将血氧饱和度控制在 94% 以上。

2. 请上级医师协助诊治,听取专家建议。

(1)平均动脉压(MAP)首次降低不超过 25%,或在第 1 个 24h 内控制舒张压在 100~110mmHg。

(2)口服拉贝洛尔 100mg、阿替洛尔 100mg 或氨氯地平 5~10mg 或非洛地平缓释片 5~10mg。

(3)避免使用更强力的静脉用药,如硝普钠 0.25~10μg/(kg·min)静脉泵入,除非有有创动脉血压监测,此时有 ICU 入住指征。

3. 将患者转诊至内科治疗组控制血压,并注意观察有无并发症如心衰、主动脉夹层、颅内出血及肾功能损伤(高血压的病因或后果)。

七、偏头痛

(一)诊断

1."普通型"偏头痛,或无先兆性偏头痛(66%~75%患者)。通过既往至少出现 5 次疾病发作史而得出诊断。

(1)未治疗情况下持续 4~72h。

(2)头痛具有至少 2 个以下特征

①单侧性。

②搏动感或跳动感。

③中到重度疼痛。

④活动后加剧。

(3)伴有下列至少一个伴随症状

①恶心和(或)呕吐。

②畏光。

③畏声。

2."经典型"偏头痛,或有先兆性偏头痛较为少见(25%~30%)。其具有与上述相似的特点,另伴有以下疾病发作史至少 2 次。

(1)有典型先兆

①完全可逆的视觉、感觉或语言症状(或混合性),但没有运动减弱。

②视觉症状包括单侧或双侧闪光、视物变形(闪光暗点)、闪烁幻象及中央盲点,或短暂性偏盲。

③感觉症状为单侧阳性或阴性。

④这些症状出现持续超过 5min，或单个症状持续≥5min 但<60min。

(2)头痛往往先于、伴随或在这些先兆发生之后 60min 内出现，尽管有最多 40%的患者仅有先兆而不出现头痛。

(3)不典型先兆表现(均很罕见)

①偏瘫型(散发性或家族性)。

②基底型(共济失调、眩晕、耳鸣、眼震、复视、意识不清)。

③眼肌麻痹型。

3. 如果一开始不排除更严重的病因，如蛛网膜下腔出血、占位性病变或其他颅内出血，就不可能做出首发偏头痛的病因诊断。

(1)若先兆症状延长或存在遗留神经系统症状，且头痛表现与典型发作不同，表现为突发或起始迅猛、持续更久，此时不要诊断为偏头痛。

(2)请上级医师协助诊治并进行进一步评估(包括进行头颅 CT 检查)。

(二)治疗

1. 安排患者入住昏暗病房，面罩给氧并口服镇痛药，如 200mg 布洛芬 2～3 片或对乙酰氨基酚 500mg 及磷酸可待因 8mg，口服 2 片。

2. 应用具有抗多巴胺效果的止吐药，如胃复安 10～20mg 静脉注射。

3. 若上述治疗无效，给予氯丙嗪 0.1～0.2mg/kg 肌内注射或配生理盐水 10ml 缓慢静脉注射。

4. 针对顽固性头痛考虑应用曲坦类药物，如舒马曲坦 6mg 皮下注射。

(1)不良反应包括刺痛、发热及面部潮红，而胸痛及心悸少见。

(2)若患者既往有冠心病(CAD)、心肌梗死，以及有 CAD 高危因素(如 40 岁以上男性或绝经后女性)可能存在未明确冠脉疾病者，禁用舒马曲坦。

(3)若联合麦角胺治疗，24h 内禁用舒马曲坦。

5. 与患者讨论偏头痛诱发因素(包括情绪压力、月经、酒精、咖啡因、饥饿等等)之后为其办理出院回到家庭医生那里继续治疗。

八、紧张性头痛(肌收缩性)

(一)诊断

1. 这种头痛没有特征，没有上述偏头痛相关症状，没有家族史或除压力以外的触发因素，也没有颅颈肌肉骨骼相关的问题。该头痛可以是偶发性的，也可以是慢性的。

2. 女性多见，逐渐起病，呈双侧持续性轻到中度带状钝痛。

3. 可以出现轻度恶心、畏声和畏光，但不普遍，不伴有呕吐。

(二)治疗

1. 应用镇痛药，如对乙酰氨基酚 500mg 和磷酸可待因 8mg2 片，口服，每 6 小时 1 次。

2. 安抚患者并为其办理出院，继续在家庭医生处治疗。

九、创伤后头痛

(一)诊断

1. 头痛在头部外伤之后立刻或几天后出现，有 30%的患者在轻度脑震荡 6 周后出现头痛。

2. 可能出现"脑震荡后综合征"，表现为注意力不集中、易怒、晕眩、失眠及情绪不稳定。

3. 当头痛持续加重、反复呕吐、意识模糊或出现局灶性神经系统症状时,急查头颅 CT 以排查硬膜下血肿可能。

(二)治疗

1. 采用对症支持治疗,包括镇痛、休息等,治疗原则是保证完全恢复。指导患者在症状完全好转之前,避免所有接触性运动,一般至少 2 周。

2. 因为症状往往可能持续数月,建议将患者转诊至家庭医生处继续治疗。

3. 遇到存在异常 CT 结果的患者,应与神经外科医师进行讨论。

十、其他颅脑结构性疾病

诊断与治疗

(1)虹膜炎(见第 10 章第三节"急性虹膜炎")、中耳炎(见第 11 章第二节"急性中耳炎")、鼻窦炎或龋齿均有可能伴有头痛。

(2)治疗基础疾病。

第九节 过敏或免疫状态

可以出现下列不同免疫性疾病的表现(从生活不便到迅速危及生命)。

(1)荨麻疹。

(2)血管性水肿。

(3)过敏反应(见第 1 章第五节)。

一、荨麻疹

(一)诊断

1. 有多种免疫性及非免疫性病因,包括:

(1)食物:坚果、贝类、鸡蛋、草莓、巧克力、食用色素或防腐剂。

(2)药物:青霉素、磺胺类药物、阿司匹林、非甾体类抗炎药、可待因、吗啡。

(3)昆虫叮咬、动物、寄生虫感染包括线虫(见于儿童)。

(4)物理因素:冷、热、太阳辐射、压力、运动、水及振动。

(5)全身性疾病:恶性肿瘤包括霍奇金淋巴瘤、血管炎、病毒感染(包括小RNA 病毒、呼吸道合胞病毒、甲肝病毒或 EB 病毒感染),以及血清病。

(6)特发性(90%以上的慢性病例)。

2. 可见瘙痒、水肿、短暂性皮肤肿胀,可能同时出现持续数小时。

(1)荨麻疹可为急性发作,或慢性反复性发作超过 6 周。

(2)可能伴随有血管性水肿,为过敏反应的一部分。

(二)治疗

1. 给予患者镇静作用较小的 H_1 组胺拮抗剂,如西替利嗪 10mg,口服,每日 1 次或非索非那定 180mg,口服,每日 1 次。与异丙嗪不同,它们的镇静作用极小。难治性病例可加用 H_2 组胺拮抗剂,比如雷尼替丁 150mg,口服,每日 2 次。

2. 尽量从病史中查找可能病因。绝大多数反应出现在数分钟内,但最长也可能延迟至 24h。

3. 要注意观察可能向全身过敏反

应进展的任何多系统受累表现(见第 1章第五节)。

二、血管性水肿

(一)诊断

1. 血管性水肿是一种荨麻疹反应,涉及面部、眼睑、嘴唇、舌头,偶尔累及喉部的深层组织,通常没有瘙痒。其他部位包括手、足及生殖器。

2. 病因多与荨麻疹相关,特别是服用阿司匹林或蜜蜂叮咬,或使用血管紧张素转换酶抑制剂时,不伴有瘙痒及荨麻疹。

3. 可导致面部、嘴唇及舌体肿胀,逐渐进展为喉头水肿,伴有声嘶、吞咽困难、发音困难及喉鸣。

4. 需心电监护及脉搏氧监测。

5. 由 C_1 酯酶抑制剂缺乏引起的一种罕见的常染色体显性遗传性疾病。不伴有荨麻疹家族史,常继发于轻微创伤后,反复出现的腹痛具有提示意义。

(二)治疗

1. 吸氧,将血氧饱和度维持在94%以上。

2. 大腿上外侧肌内注射 1:1000肾上腺素 0.3～0.5mg(0.3～0.5ml),必要时重复应用。

3. 若存在持续性气道阻塞,立即请上级医师急会诊,准备气管插管。

(1)给予 1:1000 肾上腺素 2～4mg (2～4ml)雾化吸入,必要时重复应用。

(2)若病情极速恶化伴有危急的气道阻塞症状者,应改用 1:10 000 或 1:100 000 肾上腺素 0.75～1.5μg/kg 静脉注射,即 1:10 000 肾上腺素 50～100μg 或 0.5～1.0ml,或 1:100 000 肾上腺素 5～10ml 缓慢静脉注射 5min以上,注射过程必须配有心电监护。

4. 心肺功能稳定之后,应用 H_1 和 H_2 阻滞剂及激素治疗。

(1)口服西替利嗪 10mg 或非索非那定 180mg,或氯苯那敏 10～20mg 缓慢静脉注射,联合雷尼替丁 50mg 静脉注射。

(2)氢化可的松 200mg 静脉注射。

5. 遗传性血管性水肿对肾上腺素不敏感。可急用 C_1 酯酶抑制剂静脉注射。若没有此药,可应用新鲜冰冻血浆代替。

6. 观察 6～8h 病情平稳后将患者收住院治疗,因为高达 5% 的过敏患者可能出现晚期病情恶化(称为双相反应)。

7. 随后安排出院,嘱泼尼松龙 50mg 每日 1 次,西替利嗪 10mg 或非索非那定 180mg 每日 1 次联合雷尼替丁 150mg 每日 2 次,口服治疗 3 天。

(1)电邮或信件通知家庭医生。

(2)将所有严重或反复出现的过敏反应患者转诊到过敏诊所,尤其是在病因无法避免或病因未知的情况下。

第十节 皮肤疾病

绝大多数皮肤病可以在家庭医生处和皮肤科得到妥善处理。然而,某些患者可能出现伴有水疱、瘙痒或紫癜的急症。发疹性疾病常见于儿童及年轻人,而恶性黑色素瘤在高强度日照地区尤为多见。

一、水疱(大疱)性疾病

(一)诊断

1. 常见病因

(1)病毒感染:①带状疱疹;②单纯性疱疹。

(2)脓疱病。

(3)疥疮。

(4)昆虫叮咬或丘疹性荨麻疹。

(5)大疱性湿疹及汗疱疹。

(6)药物:磺胺类、青霉素、巴比妥类。

(7)接触性皮炎。

2. 少见病因

(1)轻度多形性红斑(仅有1~2cm靶病灶)或重度多形性红斑("靶病灶"皮疹,累及一层黏膜)多由于:①支原体肺炎;②单纯性疱疹;③药物:磺胺类和青霉素;④特发性(50%)。

(2)Stevens-Johnson综合征(SJS)及中毒性表皮坏死松解症(TEN)造成表皮剥离伴黏膜糜烂,多由于药物使用,如抗癫痫药、磺胺类、非甾体抗炎药及青霉素。

(3)葡萄球菌烫伤皮肤综合征(SSSS)通常见于儿童。

(4)疱疹样皮炎(谷蛋白过敏)。

(5)天疱疮和类天疱疮。

3. 罕见原因

(1)迟发性皮肤卟啉症。

(2)大疱表皮松解症(先天性)。

(二)治疗

1. 立即将有广泛水疱或可能威胁生命的水疱患者转诊至皮肤科或内科医疗专业组。应包括任何患有SJS、TEN、SSSS、天疱疮和类天疱疮的患者,这些患者可能会因并发感染和多器官衰竭而死亡。

2. 否则给予对症治疗,包括:

(1)若有瘙痒,可口服抗组胺药,如异丙嗪10mg,每日3次。告知患者可能出现嗜睡等不良反应。

(2)对于继发于带状疱疹、脓疱疮、昆虫叮咬和湿疹的葡萄球菌感染给予口服抗生素,如氟氯西林500mg每日4次或头孢氨苄500mg每日4次。严重青霉素过敏的患者,给予克林霉素450mg每日3次。

(3)疥疮的杀寄生虫治疗(见本章第十节"瘙痒")。

(4)口服抗病毒药,对于重度单纯疱疹,泛昔洛韦1500mg每日1次;伐昔洛韦2g,12小时1次,每日2次;或阿昔洛韦400mg,每日5次,连续5天治疗严重单纯性疱疹;或泛昔洛韦250mg每日3次;伐昔洛韦1g每日3次;或阿昔洛韦800mg每日5次,共7天。

(5)局部类固醇杀菌剂,如1%的氢化可的松和1%的氯碘羟喹乳膏,每日3次,用于丘疹性荨麻疹和大疱性湿疹。

3. 把患者转回给家庭医生继续治疗。

二、瘙痒

(一)诊断

1. 皮肤瘙痒症的原因

（1）疥疮、虱病、昆虫叮咬、寄生虫（蛔虫）。

（2）湿疹和银屑病。

（3）接触性皮炎。

（4）荨麻疹。

（5）扁平苔藓（瘙痒、扁平、紫色、多角形丘疹、慢性口腔黏膜受累）。

（6）玫瑰糠疹（常在"出疹"之前发生上呼吸道感染，7～14 天后出现粉红色或红色片状椭圆形皮疹）。

（7）可能导致上述任何原因（2）—（6）的药物。

（8）疱疹样皮炎（慢性瘙痒、丘疹状疱疹通常对称分布在伸肌表面，与谷蛋白过敏有关）。

2. 没有皮肤疾病的瘙痒原因

（1）肝胆疾病：黄疸，包括原发性胆汁性肝硬化。

（2）慢性肾衰竭。

（3）血液病：①淋巴瘤；②真红细胞增多症；③白血病：CLL（慢性淋巴细胞白血病）。

（4）内分泌疾病：①黏液水肿；②甲状腺功能亢进。

（5）癌：①肺癌；②胃癌。

（6）药物。

3. 记录病史，特别询问药物使用情况。

（二）治疗

1. 将因难治性瘙痒而无法入睡的患者转诊至皮肤科或医疗专业组。

2. 否则对症治疗，包括：

（1）口服止痒药：异丙嗪 10mg 每日3 次，告知患者不良反应有嗜睡可能。

（2）疥疮

①疥疮常夜间瘙痒加重，不累及头部，会传染给亲近伴侣，并在指间、生殖器周围或乳头上发现病灶（通常是抓痕）。

②用 5% 的苄氯菊酯水洗剂涂抹于患者及其密切接触者，包括面部和头发，8～24h 后洗净；所有衣物也需要清洗。

③7 天内重复治疗。

④告知患者尽管瘙痒可能持续存在，但不再具有传染性。

⑤如果疥疮是继发于随意性行为，建议患者去泌尿生殖科诊所排除相关的性传播疾病。

（3）荨麻疹，请参阅第 2 章第九节"荨麻疹"。

（4）停用所有近期可能导致相关症状的药物，包括非处方药。

3. 把患者转回给家庭医生继续治疗。

三、紫癜

（一）诊断

1. 出血点和紫癜压之不褪色，皮肤紫癜部位有些比较隐匿，有些比较明显。

2. 隐匿性紫癜的原因

（1）血小板减少伴脾肿大

①正常骨髓

A. 肝病伴门静脉高压。

B. 骨髓增生性疾病。

C. 淋巴增生性疾病。

D. 脾功能亢进。

②异常骨髓

A. 白血病。

B. 淋巴瘤。

C. 髓样化生。

(2)血小板减少不伴有脾肿大

①正常骨髓

A. 免疫：特发性血小板减少性紫癜(ITP)、药物、感染，包括艾滋病病毒。

B. 非免疫性：血管炎、脓毒症、弥散性血管内凝血(DIC)、溶血尿毒综合征(HUS)、血栓性血小板减少性紫癜(TTP)。

②异常骨髓

A. 发育不全、纤维化或浸润。

B. 细胞毒素。

C. 酒精、噻嗪类利尿药。

(3)非血小板减少症

①皮肤疾病

A. 创伤、阳光。

B. 类固醇、老年。

②全身性疾病

A. 尿毒症。

B. 血管性血友病。

C. 坏血病、淀粉样蛋白。

3. 引起显性紫癜的原因

(1)血管炎：①结节性多动脉炎；②白细胞破坏型（超敏性）、过敏性紫癜。

(2)栓塞：①脑膜炎球菌败血症；②淋球菌血症；③其他感染：葡萄球菌、立克次体（落基山斑疹热）、肠道病毒。

4. 询问是否服用了任何药物、全身症状、出血倾向、旅行史、饮酒和艾滋病病毒感染或危险性行为。

5. 检查温度、脉搏、血压，动脉血氧饱和度并检查有无淋巴结肿大和肝脾大，尿液进行管型检查。

6. 根据疑似病因，送血查血常规和薄膜检查、凝血功能、电解质和肝功能检测，以及血培养检测。

(二)治疗

1. 治疗基础疾病。

2. 对于疑似脑膜炎双球菌血症，立即给予头孢曲松 2g 静脉注射；对于落基山斑疹热，给予多西环素 100mg 口服，每日 2 次。

四、出疹性疾病

(一)诊断

1. 出疹性疾病是继发于病毒或细菌感染的全身红色斑丘疹，压之能褪色。

(1)有些具有"典型"临床表现，如水痘、传染性红斑、传染性单核细胞增多、麻疹、风疹和猩红热(表 2-13)。

(2)其他非特异性皮疹，常继发于肠病毒或呼吸道病毒。

2. 询问最近接触的人有无发热和不适等临床症状，尤其是托儿所或学校。

3. 依据临床特征大多数可以诊断，但是血清学抗体滴度的检查可能有助于确诊，特别适用于有密切接触史的孕妇。

(二)治疗

1. 对症治疗或如有猩红热链球菌感染的情况下口服青霉素 V 钾 500mg，每日 2 次，连续使用 10 天。

2. 将患者在家隔离，直到无传染性为止。在免疫抑制或有严重全身症状的患者中，也很少住院。

3. 孕妇有接触风疹或传染性红斑患者病史，需要与传染病专家或产科医师讨论。

表 2-13　常见出疹性疾病

疾病	潜伏期（天）	前驱症状	皮疹特点	其他特征和传染性
水痘	10～20	无	水痘斑,不同阶段的丘疹、水疱和脓疱可同时存在	传染性截止到所有水疱都结痂为止(通常末次结痂后 6 天)
传染性红斑	7～10	发热,萎靡	红色突起,类似"拍打脸颊"	一过性关节痛,然后复发皮疹;皮疹发作前具有传染性。致胎儿畸形、弥漫性斑丘疹
腺性热	5～14	发热,喉咙痛,萎靡	短暂性斑丘疹(罕见);用氨苄青霉素出现的瘙痒性药疹(常见)	扁桃体分泌物,颈部淋巴结肿大;肝脾大;密切接触后传染性维持数月
麻疹	9～14	咳嗽、畏寒、结膜炎 3 天	红色斑丘疹融合;持续 7～11 天	柯氏斑;咳嗽为主;可能病得很重;皮疹出现后 5 天内有传染性
风疹	14～21	无	散在粉红色斑丘疹,持续 3～5 天	枕骨和耳前淋巴结肿大;皮疹存在期间均具传染性;可致胎儿畸形
猩红热	2～5	喉咙痛、发热、呕吐 1～2 天	微小红色点状丘疹;持续 7 天	身体不适;口腔周围苍白;"草莓舌";传染性直到使用青霉素治疗后咽拭子阴性为止

五、恶性黑色素瘤

在过去十年中,许多国家的恶性黑色素瘤发病率翻了一番。

1. 当高度怀疑恶性黑色素瘤时,寻找以下可疑体征(ABCDE)

(1)A:形状(asymmetry)不对称。

(2)B:边界(border)不规则。

(3)C:颜色(colour)变化。

(4)D:直径(diameter)≥5mm。

(5)E:隆起(elevation)、扩大(enlargement)、有出血倾向(evolution ie. bleeding)。

2. 将所有疑似患者紧急转诊至皮肤科治疗。

3. 切记:黑色素瘤最常见的部位是背部和腿部。

第十一节　老年患者

1. 越来越多的 75 岁以上的患者前往急诊就诊,造成了这个群体特有的问题。

2. 这些问题始于等候区,老年人在那里可能由于看不见、听不懂或移动不便,以及无法理解指令而感到害怕或困惑。

3. 在老年患者出院之前,请务必考虑以下所有因素:

(1)患者在有或没有拐杖的情况下能否安全行走?

(2)患者对新药或现有药物是否了解?

(3)患者可以安全、轻松地回家吗?

(4)回家后,患者可以进行穿衣、洗漱、上厕所、购物、做饭、清洁或娱乐吗?

(5)亲友可以照顾吗?

4. 如果存在以上任何因素,请在以下人员帮助的情况下让患者出院。如有任何疑问,请让患者留院以方便安排。

(1)家庭医生

①协调患者家庭护理的关键人物。

②始终可以通过电子邮件和信件联系。

(2)"家庭医院"或"疗养院"服务中心。

(3)地区或社区护理服务。

(4)社会工作者(医院或社区)可以提供

①家庭帮助。

②送餐上门。

③午餐和休闲俱乐部。

④志愿探访服务。

⑤洗衣服务。

⑥手足服务。

⑦家庭适应服务。

⑧紧急住宿。

(5)家庭理疗师或职业治疗师。

一、老年人的行为失常

患者正常、社会可接受行为的异常分为三大类,这三类可能重叠和(或)相互混淆。

• 谵妄:急性短暂性器质性脑综合征伴整体认知障碍。

• 痴呆症:进行性的智力衰退。

• 抑郁症:病理性、无情的、使人丧失能力的低落情绪。

(一)诊断

1. 谵妄 请参阅本章第六节"意识障碍"。

(1)包括意识模糊、注意力不集中和近期记忆缺失。

(2)它会导致一种急性或波动性的意识模糊状态,伴随着焦躁不安,有时表现出攻击性行为和视听觉幻觉,夜间情况往往加重。

(3)原因很多

①感染:肺炎、尿路感染(UTI)、胆囊炎、败血病。

②缺氧:呼吸系统疾病、心力衰竭、贫血。

③脑部病变:血肿、肿瘤、感染、卒中。

④医源性:许多药物(包括中毒,蓄意或者无意的)、酒精。

⑤代谢性:包括脱水、电解质失衡、低血糖或高血糖症和甲状腺疾病。

⑥尿潴留、粪便嵌塞、疼痛、感冒或环境的变化(很少单独出现)。

2. 痴呆

(1)这包括在地点、时间和人的定向障碍、不正常或反社会行为、短期记忆丧失、智力丧失和洞察力丧失,但不包括意识模糊。

(2)原因很多,但在急诊很少做出

明确的新发诊断。

（3）但是，如果已知患有痴呆症的患者近期病情恶化，则关注并排除上述1（3）中列出的原因。

3. 抑郁

（1）这包括失眠、要求高、焦虑或孤僻的行为、多疑、兴趣减退和无用的感觉。

（2）自杀风险很高，特别是如果患者独居并且丧失行为能力，或者以前曾尝试过自杀。

（二）治疗

1. 谵妄和急性失代偿性痴呆需要住院治疗（不要简单地使用镇静药）。

2. 抑郁症和高自杀风险需紧急转诊给精神科医师并有住院可能。

二、老年人跌倒

（一）诊断

在老年人跌倒后，要考虑潜在的原因及潜在的后果。

1. 摔倒原因

（1）意外

①家中的障碍物，如拖曳的电线、地毯的边缘、光线不足或没有扶手。

②不合脚的鞋。

（2）肌肉骨骼：①关节炎；②肥胖；③虚弱；④身体活动不足。

（3）视觉下降：①白内障；②老年性黄斑变性；③青光眼。

（4）镇静药物：①苯二氮䓬；②抗组胺药；③精神药物；④酒精。

（5）体位性低血压：①隐匿性出血；②自主神经衰竭；③药物引起。

（6）短暂性晕厥：①心律不齐、心肌梗死、心脏传导阻滞。②椎-基底动脉供血不足。

（7）脑部疾病：①帕金森病；②共济失调；③癫痫发作；④卒中。

（8）平衡障碍：①内耳疾病；②本体感觉受损。

2. 跌倒的结果

（1）骨折：①Colles 骨折；②股骨颈或骨盆骨折；③肱骨颈骨折；④肋骨骨折；⑤颅骨骨折。

（2）低体温。

（3）坠积性肺炎。

（4）压疮、横纹肌溶解。

（5）恐惧、失去信心和独立性、行动不便。

3. 所有的老年人跌倒，特别是如果反复发作，都必须得到正确的诊断和治疗，否则最终将导致致命的后果。

（二）治疗

1. 如果需要急诊治疗，或者对老年人在家中的自理能力存有疑问，请将患者转诊至医疗组或老年医疗组接受治疗。

2. 否则，咨询门诊、理疗、职业治疗或社会服务，并与家庭医生保持密切联系。

延 展 阅 读

[1] American Heart Association/American Stroke Association（2019）Guidelines for the early management of patients with acute ischemic stroke：2019 up-

date. Stroke 50:e344-e418.

[2] British Infection Association. http://www. britishinfection. org/guidelines-resources/(meningitis and meninogo-coccaemia).

[3] British Society of Gastroenterology. http://www. bsg. org. uk/(gastrointestinal bleeding).

[4] British Thoracic Society. http://www. brit-thoracic. org. uk/(pulmonary embolus, pneumonia, chronic obstructive pulmonary disease,pneumothorax).

[5] Diabetes UK. http://www. diabetes. org. uk/(diabetic ketoacidosis).

[6] Heart Foundation (Australia). http://www. heartfoundation. org. au/(acute coronary syndromes).

[7] Meningitis Research Foundation. http://www. meningitis. org/(meningitis and septicaemia).

[8] National Health and Medical Research Council(Australia). http://www. nhmrc. gov. au//health-advice/guidelines.

[9] National Institute for Health and Care Excellence, NHS UK. http://www. nice. org. uk/

[10] Scottish Intercollegiate Guidelines Network. http://www. sign. ac. uk/

[11] Stroke Foundation (Australia). http://www. strokefoundation. com. au/(stroke and TIA).

[12] Therapeutic Guidelines. eTG complete Dec 2019. https://tgldcdp. tg. org. au/etgcomplete.

第 3 章　酸碱、电解质和肾病急症

第一节　酸碱平衡紊乱

一、动脉血气分析判读

血气分析提供了有关影响人体酸碱缓冲系统初始过程和代偿过程的信息。酸中毒是一种血清氢离子浓度升高,pH 降低,形成酸血症的异常过程。碱中毒是一种降低氢离子浓度,形成碱血症的异常过程。

1. 血气分析用于

(1)确定氧合和通气功能是否充足。

(2)评估呼吸功能。

(3)确定酸碱平衡。

2. 对动脉血气结果进行逐步解析(表 3-1)

(1)确定氧合(PaO_2)是否充足:

① 正常范围 $80 \sim 100mmHg$($10.6 \sim 13.3kPa$)。

②提供低氧血症的直接证据。

③判断 PaO_2 是否低于预计值,明确肺泡-动脉血氧梯度是否因通气/血流不匹配或分流而升高。

表 3-1　从 pH、$PaCO_2$ 和 HCO_3^- 判断可能的酸碱紊乱

pH	$PaCO_2$	HCO_3^-	酸碱紊乱类型
↓	N	↓	原发性代谢性酸中毒
↓	↓	↓	代谢性酸中毒伴呼吸代偿
↓	↑	N	原发性呼吸性酸中毒
↓	↑	↑	呼吸性酸中毒伴肾脏代偿
↓	↑	↓	代谢与呼吸混合性酸中毒
↑	↓	N	原发性呼吸性碱中毒
↑	↓	↓	呼吸性碱中毒伴肾脏代偿
↑	N	↑	原发性代谢性碱中毒
↑	↑	↑	代谢性碱中毒伴呼吸代偿
↑	↓	↑	代谢与呼吸混合性碱中毒

注:呼吸系统代偿性改变 $PaCO_2$ 可迅速发生。而肾脏代偿性改变 HCO_3^- 变化发生得较慢。
缩写:N. 正常。

④假设海平面湿度为100%,肺泡-动脉血氧梯度可通过以下公式计算:

肺泡-动脉血氧梯度 $= P_AO_2 - PaO_2$,其中 $P_AO_2 = [FiO_2 \times (760 - 47)] - (PaCO_2/0.8)$

⑤正常的肺泡-动脉血氧梯度 $<$ 10mmHg,或近似 $<$(年龄/4)+4。

(2)检视 pH 或氢离子状态

①pH 正常范围为 7.35～7.45(H^+ 35～45nmol/L)。

②pH 酸血症为 $<$7.35(H^+ $>$ 45nmol/L)。

③pH 碱血症为 $>$7.45(H^+ $<$ 35nmol/L)。

(3)判读呼吸成分($PaCO_2$)

①正常范围 35～45mmHg(4.7～6.0kPa)。

②$PaCO_2$ $>$45mmHg(6.0kPa)

A. 如果是酸血症,则提示为原发性呼吸性酸中毒。

B. 如果是碱血症,则提示为代谢性碱中毒的呼吸代偿。

③$PaCO_2$ $<$35mmHg(4.7kPa)

A. 如果是碱血症,则提示为原发性呼吸性碱中毒。

B. 如果是酸血症,则提示为代谢性酸中毒的呼吸代偿。

(4)测定代谢成分(碳酸氢盐,HCO_3^-)

①HCO_3^- 正常范围为 22～26mmol/L。

②HCO_3^- $<$22mmol/L

A. 如果是酸血症,则提示为原发代谢性酸中毒。

B. 如果是碱血症,则提示为呼吸性碱中毒的肾脏代偿。

③HCO_3^- $>$26mmol/L

A. 如果是碱血症,则提示为原发代谢性碱中毒。

B. 如果是酸血症,则提示为呼吸性酸中毒的肾脏代偿。

3. 这一方法可以明确大多数原发性酸碱紊乱及相关联的肾脏或呼吸代偿性改变。

4. 需强调的是

(1)肾脏或呼吸代偿总是继发改变,因此不用"酸中毒"或"碱中毒"来描述。准确地说,在出现代谢性酸血症时,应将呼吸代偿视为"代偿性过度换气",而不是"继发性呼吸性碱中毒"。

(2)慢性代偿使 pH 恢复正常,但从不发生过度代偿。

(3)pH 正常,而 HCO_3^- 和 $PaCO_2$ 异常,表明存在原发性呼吸过程和原发性代谢过程

①pH 正常:如 $PaCO_2$ $>$45mmHg(6.0kPa),HCO_3^- $>$26mmol/L,则提示为原发性呼吸性酸中毒和原发性代谢性碱中毒的双重原发过程。

②pH 正常:如 $PaCO_2$ $<$35mmHg(4.7kPa),HCO_3^- $<$22mmol/L,则提示为原发性呼吸性碱中毒和原发性代谢性酸中毒的双重原发过程。

5. 为简单起见,可以使用酸碱列线图来绘制和解读动脉血气的异常情况(图 3-1)。

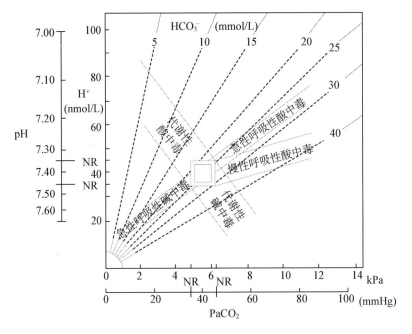

图 3-1　动脉血气的酸碱列线图(NR. 正常值)

二、代谢性酸中毒

(一)诊断

1. 定义:一种导致血液中固定酸增加的异常过程或状态,一般通过 $HCO_3^- < 22mmol/L$ 来表示。

2. 代谢性酸中毒可伴有阴离子间隙增高、正常、下降。

(1)阴离子间隙由公式"$[Na^+]-([Cl^-]+[HCO_3^-])$"计算得出,各指标单位均为 mmol/L。

(2)正常的阴离子间隙为 8~16mmol/L。

3. 高阴离子间隙代谢性酸中毒(阴离子间隙>16)的原因

(1)产酸增加

①酮症酸中毒,如糖尿病、酒精中毒、饥饿。

②乳酸酸中毒(血清乳酸>2.5mmol/L)。

A 型:心搏骤停、休克、缺氧、脓毒症、肠系膜缺血时组织灌注受损。

B 型:肝或肾衰竭、淋巴瘤、胰腺炎及二甲双胍和沙丁胺醇等药物引起的碳水化合物代谢受损。

(2)酸排泄减少,如肾衰竭。

(3)外源性酸摄入:甲醇、乙二醇、铁元素、氰化物和水杨酸盐。

4. 正常阴离子间隙代谢性酸中毒(阴离子间隙 8~16mmol/L)的原因

(1)肾脏:①肾小管性酸中毒;②碳酸酐酶抑制剂。

(2)胃肠:①严重腹泻;②小肠瘘;

③胰腺或胆汁分泌物引流。

（3）其他：①快速大容量输注氯化钠、氯化铵；②酮症酸中毒恢复期。

5. 机体通过过度换气来代偿性地减少酸负荷，$PaCO_2$ 代偿性减少的预计值可以计算出来（表3-2）。

表 3-2　$PaCO_2$ 和 HCO_3^- 代偿变量的预计值

	代谢性酸中毒		代谢性碱中毒	
$PaCO_2$ 预计值(kPa)	$0.2 \times [HCO_3^-] + 1kPa(+/-0.25)$		$[HCO_3^-]/10 + 2.5kPa(+/-0.7)$	
$PaCO_2$ 预计值(mmHg)	$1.5 \times [HCO_3^-] + 8mmHg(+/-2)$		$0.7 \times [HCO_3^-] + 20mmHg(+/-5)$	
	呼吸性酸中毒		呼吸性碱中毒	
HCO_3^- 预计值(mmol/L) $[PaCO_2(kPa)]$	急性 $24+(PaCO_2 - 5.33) \times 0.75$	慢性 $24+(PaCO_2 - 5.33) \times 3$	急性 $24-(5.33 - PaCO_2) \times 1.5$	慢性 $24-(5.33 - PaCO_2) \times 3.75$
HCO_3^- 预计值(mmol/L) $[PaCO_2(mmHg)]$	$24 + (PaCO_2 - 40)/10$	$24 + [(PaCO_2 - 40)/10] \times 4$	$24-[(40-PaCO_2)/10] \times 2$	$24-[(40-PaCO_2)/10] \times 5$

（1）如果实际测定 $PaCO_2$ 值高于预计值，酸中毒只能得到部分补偿。

（2）如果实际测定 $PaCO_2$ 值低于预计值，则合并存在原发性呼吸性碱中毒。

6. 除了 Kussmaul 呼吸导致的过度换气外，急性代谢性酸中毒几乎没有特殊的临床表现。

7. 尿素和电解质（尿素和电解质）证实血浆碳酸氢根浓度＜22mmol/L时，通常引起细胞内钾向细胞外移导致血清钾升高。

(二)治疗

1. 提供氧疗、静脉补液，同时对症治疗高钾血症。

2. 纠正任何可逆的潜在病因

（1）在糖尿病酮症酸中毒时，给予补液和胰岛素治疗，并补充钾。

（2）乳酸酸中毒时保证足够的氧合，恢复血管内容量，改善外周组织

灌注。

3. 将患者收入院治疗，肾衰竭和严重的甲醇或水杨酸中毒患者需要透析治疗。

三、代谢性碱中毒

(一)诊断

1. 定义：血清 HCO_3^-＞28mmol/L的异常过程或状态。

2. 原因包括

（1）细胞外液中碱性物质增多

①继发于乳酸和醋酸等有机性酸中毒代谢恢复过程。

②乳-碱综合征（抗酸剂过量）。

③大量输血（枸橼酸代谢）。

（2）氯化物消耗

①因呕吐或胃肠减压引起的胃酸损失。

②利尿药的使用。

（3）钾消耗

①原发性（Conn 综合征）和继发性醛固酮增多症。

②库欣综合征或巴特综合征。

③严重低钾血症。

（4）其他

①泻药滥用。

②严重低蛋白血症。

3. 机体通过低通气方式以减轻碳酸氢盐负荷，$PaCO_2$ 的预计升高值可以通过表 3-2 计算出来。

（1）这一现象是显著的，现有记录显示 $PaCO_2$ 可代偿性增高达 86mmHg（11.5kPa）。

（2）不过，$PaCO_2$ 代偿性升高是可变的：疼痛或缺氧导致呼吸速率升高，$PaCO_2$ 下降，从而导致碱中毒加重。

4. 除了通气不足外，无其他临床特征，可能会出现与之相关的低钙血症（手足搐搦症）和低钾血症（虚弱无力）症状。

（二）治疗

1. 给予高流量氧疗以减少与低通气相关的并发症。尽量避免过度通气，防止加重碱血症。

2. 纠正任何可逆的潜在病因。

3. 以 500ml/h 的速度静脉滴注生理盐水以补充失去的氯离子，恢复血容量，增强肾排泄碳酸氢盐的能力。

4. 如果钾含量低，用氯化钾以 10～20mmol/h 的速度补钾。

5. 必要时可考虑口服乙酰唑胺 250mg 以增加碳酸氢盐的消除速度。

四、呼吸性酸中毒

（一）诊断

1. 与呼吸衰竭、肺泡通气量不足和动脉血二氧化碳分压（$PaCO_2$）＞45mmHg（6.0kPa）相关的原发性酸碱紊乱。

2. 原因包括

（1）失去呼吸中枢驱动力

①药物，如阿片类药物、镇静药、麻醉药。

②脑外伤、肿瘤、出血或卒中。

（2）神经肌肉疾病

①格林-巴利综合征、重症肌无力。

②毒素，如有机磷中毒和蛇毒。

（3）呼吸损害

①慢性阻塞性肺疾病（COPD）、重症哮喘、肺炎、误吸、限制性肺病。

②肺水肿。

③上呼吸道阻塞和喉痉挛。

④胸部创伤、气胸、膈肌固定。

⑤高位胸段或颈段脊髓创伤。

⑥病态肥胖。

3. 呼吸性酸中毒的临床表现继发于高碳酸血症，具体如下。

（1）患者通常体温较高、面色发红、出汗和心动过速，由于心血管系统受刺激而出现外周血管"搏动"。

（2）急性精神错乱、意识障碍、嗜睡，偶尔还会出现局部神经症状，表现为脑血流量增加、脑血管扩张和颅内压升高。

4. 机体通过最大限度地减少肾脏对碳酸氢盐的排泄来代偿性减轻酸血症。然而，这种肾脏代偿反应是缓慢的。

（1）在急性呼吸性酸中毒时，机体没有时间做出任何明显的肾脏代偿反应。

（2）在持续数天以上的慢性呼吸性酸中毒中，肾脏可保留碳酸氢盐，因此血浆碳酸氢盐水平上升，pH恢复正常。

（3）可以计算急性和慢性呼吸性酸中毒时血浆碳酸氢盐的代偿性升高的预计值（表3-2）。

（二）治疗

1. 给予氧疗，并通过球囊面罩进行辅助通气。在急性肺水肿时，需要呼叫急诊科上级医师，为紧急气管插管做好准备，或进行无创通气（如持续气道正压通气，CPAP）。

2. 纠正任何可逆的潜在疾病，如阿片类药物中毒时应用纳洛酮。

> **提示：** 尽管通气不足会引起严重的高碳酸血症，但在接受吸氧的患者中，脉搏氧饱和度监测仪可记录到正常的血氧饱和度。

五、呼吸性碱中毒

（一）诊断

1. 定义：伴有肺泡通气量增加和动脉血 $PaCO_2 < 35mmHg（4.7kPa）$ 的原发性酸碱失衡。

2. 病因

（1）哮喘、肺炎、肺栓塞（PE）、肺水肿和肺纤维化（由肺内受体介导）。

（2）缺氧（由外周化学感受器介导）。

（3）刺激呼吸中枢引起的中枢性过度通气

①头部损伤、卒中。

②发热（细胞因子）、怀孕（孕酮）、甲状腺毒症、肝病。

③药物，如水杨酸盐中毒。

④疼痛、恐惧、压力、心理原因、个人意愿。

（4）医源性人工过度通气。

3. 临床表现继发于低碳酸血症、低钾血症和低钙血症。须关注低碳酸血症的具体影响。

（1）神经肌肉兴奋引起的口周感觉异常、腕足痉挛和手足抽搐。

（2）由脑血管收缩引起的头晕和神志不清（通常适用于 $6 \sim 8h$ 内）。

（3）心律失常和心肌收缩力下降。

4. 身体通过排泄或缓冲碳酸氢盐离子的代偿方式来缓解碱血症的症状。

（1）在急性呼吸性碱中毒时，非肾脏因素介导的缓冲过程可以在数小时内代偿性将血浆碳酸氢盐水平降至 $18 \sim 20mmol/L$。

（2）慢性呼吸性碱中毒时，肾脏可增加碳酸氢盐排泄率，使血清碳酸氢盐水平降至 $12 \sim 15mmol/L$，使 pH 恢复正常水平。肾脏代偿反应发生缓慢，达最大效果需要 $2 \sim 3$ 天。

（3）急性和慢性呼吸性碱中毒时，血浆碳酸氢盐预计值代偿性下降的计算方法见表3-2。

（二）治疗

1. 任何共存的缺氧均需氧疗。

2. 寻找并纠正任何可逆的潜在病因。

3. 在积极排除肺炎、肺栓塞（PE）、气胸、发热等细微症状之前，切勿诊断为"癔病"过度换气。

4. 如果没有导致过度换气的重要潜在原因，请安抚患者和（或）要求他们向纸袋中呼吸。

第二节　电解质紊乱

电解质紊乱通常与心血管急症有关,且可导致心律失常和心搏骤停。及时识别和立即治疗电解质紊乱可以防止心搏骤停。

一、钾代谢紊乱

跨细胞膜的钾梯度差对于维持神经和肌肉细胞(包括心肌)的兴奋性至关重要。细胞外钾水平被严格控制在 $3.5\sim5.0mmol/L$,并可能受到许多因素的影响,包括血清 pH。当 pH 升高时,血钾会随着向细胞内移位而下降;当血清 pH 降低时,血钾会随着细胞内钾移位到细胞外而增加。

(一)高钾血症

1. 诊断

(1)高钾血症是与心搏骤停相关的最常见的电解质紊乱类型。

(2)原因

①钾摄入量增加:口服或静脉补钾、输注储存的血液。

②钾产生增多:烧伤、缺血、溶血;横纹肌溶解、肿瘤溶解综合征;剧烈体力活动。

③肾脏排泄减少:急性或慢性肾衰竭;药物,如保钾利尿药、血管紧张素转换酶抑制剂(ACEI)、非甾体类解热镇痛药(NSAID);艾迪生(Addison)病、低醛固酮血症。

④跨细胞膜转移:酸中毒(代谢性或呼吸性);高血糖;地高辛中毒、琥珀胆碱。

⑤假性高钾血症:常见于溶血标本、血小板增多、高白细胞血症。

(3)高血钾相关的不良事件发生的风险随着血清钾离子浓度的升高而增加。高血钾的严重程度可由血钾水平来判断。

①轻度高钾:钾>5.5mmol/L。

②中度高钾:钾 6.0～6.5mmol/L。

③重度高钾:钾>6.5mmol/L。

(4)患者可出现虚弱乏力、上行性麻痹、深肌腱反射丧失和呼吸衰竭。

(5)建立静脉通路,连接心电监护仪和脉搏血氧仪。

(6)关注心电图的特征性改变,这些变化通常是进行性的,由血钾的绝对值及其增加率决定。

①T 波高尖。

②PR 间期延长,P 波平坦。

③ST 段压低。

④QRS 增宽,P 波消失,呈正弦波型。

⑤室性心动过速和因心室颤动、无脉性电活动(PEA)或停搏引起的心搏骤停。

提示:任何心律失常或心搏骤停的患者都需要考虑高钾血症的可能。

2. 治疗

(1)经面罩给予高流量氧疗,停止任何外源性补钾。

(2)重度高钾血症(>6.5mmol/L)或存在危及生命的高钾血症心电图

改变。为防止心搏骤停立刻提供心脏保护措施。

①静脉注射10%氯化钙10ml,注射时间>2～5min,重复给药直到ECG和心输出量恢复正常。这个方法不会降低血钾水平,但会拮抗高钾血症对心肌的有害影响,降低心室颤动的风险(保护作用在1～3min起效)。

②使用下面介绍的其他疗法将钾转移到细胞内,或将钾从体内清除。

(3)中度高血钾(6.0～6.5mmol/L)。

钾向细胞内转移:

①50%葡萄糖50ml联合10个单位的普通胰岛素,静脉注射时间超过20min(15min起效,1h内达最大效果)。

需注意:50%葡萄糖联合胰岛素快速输注,可能由于高渗作用,反而会释放细胞内钾。

血糖>12mmol/L的高血糖患者,单独给予普通胰岛素(不加葡萄糖)。

②沙丁胺醇10～20mg,雾化吸入(起效时间为15min)。

②8.4%碳酸氢钠溶液50ml,静脉滴注5min以上,须确保无液体超负荷风险,且须注意其中含有50mmol钠。如果存在代谢性酸中毒,碳酸氢钠作为单一药物效果较差,但与沙丁胺醇和葡萄糖/胰岛素联合使用效果良好(起效时间15～30min)。

(4)轻度高血钾(5.5～6.0mmol/L)。

清除体内钾:

①每次静脉注射呋塞米(速尿)40～80mg(可通过利尿作用起效,但无尿者除外)。

②钾离子交换树脂:每次口服或灌肠30g聚苯乙烯磺酸钙(给药后1～3h起效)。

(5)将患者收入院治疗,根据患者血钾水平和潜在原因,特别是在已知肾衰竭的情况下,按个体需要进行紧急血液透析或腹膜透析治疗。

(二)低钾血症

1. 诊断

(1)低钾血症与心律失常事件发生率增加有关,特别是患有心脏疾病和接受地高辛治疗的患者。

(2)原因

①钾摄入量不足,如酗酒、饥饿等。

②因呕吐、腹泻和滥用泻药等经胃肠道丢钾。

③肾脏排泄钾异常:库欣综合征、康氏综合征和巴特综合征;异位促肾上腺皮质激素(ACTH)分泌;药物,如利尿药和类固醇;低镁血症。

④细胞内外转移:代谢性碱中毒;胰岛素;药物,如沙丁胺醇、特布他林、氨茶碱;低镁血症。

(3)血钾<3.5mmol/L为低钾血症,血钾<2.5mmol/L为重度低钾血症。

(4)注意虚弱、疲劳、腿部抽筋和便秘等相关临床表现。随着钾水平的降低,可能会出现多饮、多尿、横纹肌溶解、上行性麻痹和呼吸损害。

(5)建立静脉通路,连接心电监护仪。非特异性心电图改变包括:

①T波平坦或倒置,U波明显。

②PR间期延长。

③ST段压低。

④室性心律失常,包括尖端扭转性心律失常。

> **提示:**任何心律失常或心搏骤停的患者都要考虑低钾血症的可能。

2. 治疗

(1)出现以下情况下立即进行补钾治疗

①血清钾<3.0mmol/L。

②慢性心力衰竭或心律失常患者的血钾为 3.0～3.5mmol/L,特别是服用地高辛或心肌梗死后。

(2)心电监护下,使用输液装置以 10～20mmol/h 的速度静脉滴注氯化钾,补钾速度不超过 40mmol/h。

(3)在严重或难治性低钾血症时,给予 10mmol(2.5g)硫酸镁,以 100ml 生理盐水稀释,静脉滴注 30～45min,因为镁能促进钾的吸收并有助于维持细胞内钾水平。

(4)当血清钾>3.5mmol/L 时,改为口服钾补充剂或静脉维持剂量。

(5)如有必要,将患者收入院进行治疗。

二、钠代谢紊乱

钠离子是血液内含量最高的阳离子。它对血清渗透压有重要影响,并决定细胞外液的容量体积。

(一)高钠血症

1. 诊断

(1)高钠血症定义为血清钠水平>145～150mmol/L。

(2)原因

①液体摄入量减少,但液体排出正常:口渴感觉障碍,如下丘脑损害;不能传达对水的需求,如脑血管意外、婴儿、插管的患者。

②低渗性液体丢失,水分丢失超过盐丢失:炎热气候下过度出汗和皮肤烧伤而经皮肤丢失低渗性液体;腹泻或呕吐导致经胃肠道丢失低渗性液体;肾脏浓缩作用受损而造成经肾脏丢失低渗性液体,如尿崩症、渗透性利尿药、高血糖、高钙血症和慢性肾脏疾病。

③盐负荷增加:醛固酮增多症或库欣综合征;摄入海水、食盐片和服用碳酸氢钠或高渗盐水。

(3)高钠血症的症状和体征是渐进性的,且与血清渗透压水平直接相关,具体如下。

①口渴、虚弱、嗜睡和易怒(>375mOsm/kg)。

②精神状态改变、共济失调、震颤和局灶性神经体征(>400mOsm/kg)。

③癫痫发作和昏迷(>430mOsm/kg)。

(4)评估机体总的容量水平。关注皮肤肿胀程度、颈静脉压(JVP),测量卧位和坐位血压,听诊肺基底部是否存在爆裂音。

(5)送检血标本,进行血常规、超声、肝功能和血清渗透压测定。

(6)做心电图并拍摄胸片。

2. 治疗

(1)予以高流量面罩氧疗。

(2)无症状的稳定患者口服补液或经胃管补液。

(3)给低血容量的患者静脉注射生理盐水以补充血容量,不会引起血清钠的过快降低,补液目标是每小时降低0.5～1.0mmol/L血钠。

(二)低钠血症

1. 诊断

(1)低钠血症是指血钠水平<130mmol/L。

(2)原因

①人为的"假性低钠血症":伴有高血糖、高脂血症、高蛋白血症;校正高血糖时钠的含量,即血糖每升高3mmol/L,低钠血症的诊断标准需降低1mmol/L。

②低血容量性低钠血症

A. 尿钠>20mmol/L:肾脏因素,如利尿药、Addison病、失盐性肾病、糖尿、酮尿症。

B. 尿钠<20mmol/L:肾外损害因素,如呕吐、腹泻、烧伤、胰腺炎。

③正常容量性低钠血症

A. 尿渗透压>血清渗透压:各种原因引起的抗利尿激素分泌不当综合征(SIADH),如颅脑损伤、脑膜脑炎、哮喘、肺炎、慢性阻塞性肺疾病、肿瘤、人类免疫缺陷病毒(HIV)感染等,以及部分药物,如卡马西平、非甾体抗炎药等药物和抗抑郁药物(5-羟色胺再吸收抑制药)等;正压通气、卟啉病。

B. 尿渗透压<血清渗透压:术后低渗液,如5%葡萄糖或4%葡萄糖+1/5生理盐水、经尿道前列腺电切术灌洗液、心理性多饮、"茶和烤面包片"饮食、狂饮啤酒者。

④高容量性低钠血症

A. 尿钠<20mmol/L:充血性心力衰竭、肝硬化、肾病综合征、低蛋白血症、肝肾综合征。

B. 尿钠>20mmol/L:类固醇激素、脑耗盐、慢性肾衰竭、甲状腺功能减退。

(3)临床表现随血钠水平的下降而进行性变化,且血钠下降速度越快,症状越严重。

①血钠>125mmol/L:通常无症状。

②血钠115～125mmol/L:嗜睡、虚弱、共济失调和呕吐。

③血钠<115mmol/L:神志不清、头痛、抽搐和昏迷。

(4)评估基础容量状态:关注皮肤肿胀程度、颈静脉压(JVP)、测量卧位和坐位血压(BP)、双肺基底部呼吸音听诊。

(5)送检标本检测全血计数、超声、肝功能、甲状腺功能和血清渗透压。送检尿标本检测尿钠和尿渗透压。

(6)进行心电图检查并拍摄胸部X线片。

2. 治疗

(1)予以高流量面罩氧疗。

(2)无症状患者

①停止相关药物治疗,并治疗潜在的异常,如用抗生素治疗脓毒症。

②对SIADH患者将液体摄入量限制在50%的液体需求以内,即大约750ml/d。

(3)以每小时0.5mmol/L的速度逐渐增加血清钠浓度,最大上升幅度为每24小时12mmol/L。

(4)如果患者有神经系统症状,尽快向上级医师汇报。

①以 1~2ml/(kg·h)的速度静脉滴注 3%的高渗盐水,使血清钠离子浓度每小时提高 1mmol/L。

②初始治疗目标是使血钠浓度上升幅度不超过 4~6mmol/L。

③如果患者出现癫痫发作或昏迷,须呼叫 ICU 医疗专业组会诊。

提示:过快纠正低钠血症可能导致渗透性脱髓鞘综合征或脑桥中央脱髓鞘相关昏迷,或导致其他潜在疾病。

三、钙代谢紊乱

钙是体内最丰富的矿物质,对骨骼强度、神经肌肉功能和众多细胞内生理过程都必不可少。轻微高钙血症可能是诊断恶性肿瘤或甲状旁腺功能亢进症的第一条线索。

(一)高钙血症

1. 诊断

(1)高血钙是指经血浆白蛋白水平校正后血钙水平>2.6mmol/L。

(2)病因

①恶性肿瘤、骨髓瘤、结节病、甲状腺功能亢进和肺结核。

②原发性或继发性甲状旁腺功能亢进症。

③药物,如噻嗪类。

④艾迪生病(Addison 病)。

(3)患者有食欲减退、口渴、乏力、腹痛、便秘、嗜睡、神志不清或精神错乱症状。当血钙水平>3.5mmol/L 时患者可能出现昏迷。

(4)留置大孔径静脉输液通道,并检测血常规、肝功能、钙浓度、脂肪酶、甲状腺功能,以及完善超声检查。

(5)行心电图检查,典型心电图变化包括:

①心动过缓。

②QT 间期缩短,QRS 波增宽。

③T 波平坦、房室传导阻滞和心搏骤停。

(6)拍摄胸部 X 线,以查找潜在病因。

2. 治疗

(1)开始用 0.9% 生理盐水以 500ml/h 的速度静脉补液。

(2)静脉注射呋塞米(速尿)20~40mg。一旦确定有尿量,须保持利尿。

(3)将患者收入院接受类固醇、双膦酸盐或长期透析治疗。

(二)低钙血症

1. 诊断

(1)低钙血症是指经血浆白蛋白水平校正后,血钙水平<2.1mmol/L。

(2)原因

①慢性肾衰竭、急性胰腺炎。

②横纹肌溶解、肿瘤溶解综合征、全血输注和中毒性休克综合征。

③原发性呼吸性碱中毒(过度换气)。

④甲状旁腺切除术或甲状腺切除术后,自身免疫性甲状旁腺功能减退症。

(3)患者出现四肢和面部感觉异常、肌肉痉挛、腕足痉挛、喘鸣、手足抽搐和心力衰竭等相关临床表现。

(4)患者反射亢进和 Chvostek 或 Trousseau 征阳性。

①Chvostek 征：当敲击耳前的面神经时可导致面部抽搐。

② Trousseau 征：给血压袖带充气，当压力高于收缩压，3min 后出现腕痉挛。

（5）留置大孔径静脉输液通道，然后检测血常规、肝功能、肌酸激酶（CK）、镁和脂肪酶，以及完善超声检查。

（6）心电图变化

①QT 间期延长、T 波倒置。

②房室传导阻滞、尖端扭转性心动过速（心搏骤停可能随之而来）。

2. 治疗

（1）开始用 0.9% 生理盐水以 250ml/h 的速度静脉补液。

（2）查找并治疗潜在原因。

（3）有症状的患者可静脉滴注钙剂：

①静脉注射 10% 氯化钙 10～40ml。

②与内科专业组或 ICU 收治小组进一步讨论静脉补钙方案。

（4）无症状的患者可通过口服钙补充剂或富含维生素 D 的牛奶补钙。

四、镁代谢紊乱

镁是细胞内第二丰富的阳离子，对维持细胞膜兴奋性和促进钙、钾和钠进出细胞必不可少。

(一)高镁血症

1. 诊断

（1）高镁血症，一般指血清镁水平＞1.1mmol/L。

（2）原因

①肾衰竭。

②医源性静脉注射镁剂。

③横纹肌溶解和肿瘤溶解综合征。

（3）患者会出现肌肉无力、呼吸抑制、神志不清、共济失调、低血压等临床表现。重度镁中毒，血清镁＞5.0mmol/L 可能引起心动过缓、呼吸抑制、意识改变和心搏骤停。

（4）留置大孔径静脉输液通道，并送血检测血常规、肝功能、镁离子、甲状腺功能（TFT）及完善超声检查。

（5）高镁血症的心电图改变类似高钾血症。

2. 治疗

（1）开始用生理盐水以 500ml/h 的速度静脉补液。

（2）患者出现危及生命的心律失常和严重的镁中毒时，静脉注射 10% 氯化钙 10ml。

（3）给予生理盐水联合呋塞米（速尿）1mg/kg 静脉注射。在尿量正常的情况下，增加肾脏镁的排泄。定期监测钙含量，以预防低钙血症，因为低钙会加重镁中毒的症状。

（4）将患者转至内科或 ICU，严重中毒（＞5.0mmol/L）时，考虑进行透析治疗。

(二)低镁血症

1. 诊断

（1）低镁血症是指血清镁水平＜0.6mmol/L。

（2）原因

①镁损失过多：呕吐、腹泻、胰腺炎引起镁经胃肠道损失；急性肾小管坏死（ATN）或慢性肾衰竭；药物，如酒精、

利尿药、庆大霉素、顺铂等。

②镁摄入减少,如饥饿、营养不良、慢性酒精中毒等。

③低钙、低磷、低钾代谢。

④内分泌系统异常,如糖尿病酮症酸中毒、甲状腺毒症、甲状旁腺功能亢进、体温过低。

(3)无特异性的临床表现,可类似低钙、低钾血症的临床表现,包括肢体震颤、感觉异常、手足抽搐、精神状态改变、共济失调、眼球震颤和癫痫发作。

(4)留置大孔径静脉输液通道,然后送血检测血常规、肝功能、心肌酶、镁、脂肪酶、甲状腺功能(TFT)及完善超声检查。

(5)心电图提示

①PR 和 QT 间期延长。

②ST 段压低。

③QRS 增宽和尖端扭转性心动过速。

2. 治疗

(1)开始用 0.9％ 生理盐水以 250ml/h 的速度静脉补液。

(2)查找并治疗潜在病因。

(3)对无症状患者口服镁剂。

(4)病情较重时开始静脉补镁。

①对于癫痫、间断扭转性心动过速或心搏骤停患者,静脉补充 50％ 硫酸镁 8mmol 或 2g,持续时间 >2~5min。

②对于其他有症状的患者,经静脉缓慢补充 50％ 硫酸镁 8mmol(2g),输注持续时间 >10~15min。

(5)将患者转给专科,进一步调整补镁方案。

第三节 急性肾衰竭

急性肾衰竭现在被称为急性肾损伤(AKI),指的是短时间内肾功能快速丧失,即从轻微肾功能受损进展到需要肾脏替代治疗的肾衰竭过程。

RIFLE 分类用于急性肾损伤的分期诊断,可以区分轻度和重度,以及区分早期和晚期病例。

RIFLE 标准是指:

- R(Risk,危险):血肌酐升高× 1.5 倍;或每小时尿量 < 0.5ml/kg,持续 6h。
- I(Injury,损伤):血肌酐升高×2 倍;或每小时尿量 <0.5ml/kg,持续 12h。
- F(Failure,衰竭):血清肌酐升

高×3 倍或 >355μmol/L(急性升高 >44);或每小时尿量 < 0.3ml/kg,持续 24h"少尿",或持续 12h 无尿。

- L(Loss,肾功能丧失):持续急性肾损伤伴肾功能完全丧失 > 4 周。
- E(End-stage kidney disease,终末期肾病):肾功能完全丧失 >3 个月。

(一)诊断

1. 急性肾衰竭是指与肾小球滤过率(GFR)降低相关的血清尿素和肌酐突然持续升高,常伴有少尿或无尿。

2. 原因

(1)肾前性肾衰竭(肾血流灌注减少)

①休克、烧伤、脓毒症、脱水、低输出量心力衰竭。

②肾血管病:肾动脉狭窄、肾动脉栓塞。

(2)肾性肾衰竭

①急性肾小管坏死(ATN):长期肾前性低灌注、缺血、脓毒症、毒素(如庆大霉素、X线对比剂、肌红蛋白、乙二醇)。

②急性间质性肾炎:药物(包括抗生素和非甾体抗炎药)、感染、结节病、自身免疫性疾病,如系统性红斑狼疮。

③急性肾小球肾炎:感染后、血管炎、自身免疫性疾病。

④急性肾皮质坏死:严重低灌注,如产科并发症合并出血。

⑤其他:血管紧张素转换酶抑制剂(ACEI)、血栓性微血管病变、恶性高血压、肾静脉血栓形成。

(3)肾后性肾衰竭:从肾小管到远端尿道的任何部位的梗阻,可以是壁外、壁内或腔内。原因包括:

①单肾输尿管梗阻或双肾输尿管梗阻。

②腹膜后纤维化;输尿管狭窄、结石或晶体沉积;肿瘤(如子宫癌);前列腺疾病(如良性前列腺肥大或恶性肿瘤)。

3. 仔细采集病史,包括肾毒性药物的用药史,并按时获得准确的体重,从而有助于监测治疗进展。

4. 急性肾损伤与多种病理因素有关,其表现形式多种多样。

(1)肾前性肾衰竭伴有低血容量的症状和体征,如神志不清、脱水、直立性低血压、少尿和无尿。

(2)肾病综合征合并急性高血压、血尿、红细胞管型和异形红细胞及急性肾小球疾病引起的全身性水肿。

(3)肾区叩击痛、腰部疼痛、显微镜下血尿或肉眼血尿。

5. 对患者进行系统检查,须注意:

(1)容量状态

①容量耗竭的表现:肾前性因素导致肾灌注减少的患者会出现低血压、心动过速、皮肤弹性下降、黏膜干燥等。

②容量超负荷的表现:肾性疾病可出现颈静脉压力上升、外周水肿和肺部湿啰音。

(2)急性尿毒症的临床表现:面色苍白、扑翼样震颤、心包或胸膜摩擦音、肺水肿或胸腔积液、精神状态改变、神志不清、癫痫发作。

(3)肾后梗阻征象:直肠指诊检查可触及前列腺肥大。阴道检查可触及宫颈或子宫肿块,以及可触及增大的膀胱。

6. 建立静脉通路,并送血检测血常规、肝功能、血糖、心肌酶、钙离子浓度、尿酸及完善超声检查和动脉或静脉血气分析,连接心电监护。

7. 做床旁膀胱超声扫描,以确定是否存在尿潴留,有助于查找肾后梗阻的原因。

8. 留置导尿管,取中段尿标本进行尿液渗透压和电解质检查,以帮助区分肾前性肾衰竭和肾性肾衰竭。观察肾小球肾炎相关的尿液镜下改变,如红细胞管型或出现＞70％的变形红细胞及观察到肌红蛋白尿、血红蛋白尿(无红细胞)或感染的证据。

9. 做心电图检查,观察有无高血钾征象或心律失常(如心房颤动),这可能与肾栓塞性疾病有关。

10. 做胸部 X 线检查明确有无容量超负荷、转移性疾病,以及肺-肾综合征,如韦格纳肉芽肿。

11. 做急诊的泌尿系超声检查肾脏的大小,特别是查找从肾盂到膀胱出口有无任何梗阻。

(1)肾脏萎缩提示是慢性肾损伤急性加重的过程。

(2)除外多囊肾、淀粉样蛋白或 HIV 肾病及糖尿病肾病,这些疾病即使发展到慢性肾衰竭,仍可表现为肾体积增大或正常。

(二)治疗

1. 决定是否需要紧急治疗。

(1)用 10％氯化钙 10ml 静脉滴注治疗重度高血钾,持续 2～5min,重复至心电图和心输出量恢复正常(见第 3 章第二节)。

(2)治疗急进性高血压和任何疑似脓毒症,包括尿路感染。

(3)避免服用肾毒性药物,如非甾体抗炎药和碘化造影剂。

(4)对有容量超负荷和顽固性肺水肿、心包炎、尿毒症脑病的患者,或由锂或水杨酸盐等可透析药物所致肾损伤,应及早进行血液透析。

2. 液体复苏要谨慎

(1)通过补充血容量来优化肾脏灌注,但要注意不要导致急性容量超负荷。

(2)密切监察尿量。

3. 根据潜在的病理改变、患者对复苏的反应以及任何需要紧急透析的情况,须将患者转至内科、肾脏或泌尿外科专业组。

延 伸 阅 读

[1] Lopes J,Jorge S(2013)The RIFLE and AKIN classifications for acute kidney injury:a critical and comprehensive review. Clin KidneyJ6:8-14.

[2] Therapeutic Guidelines. eTG complete Dec 2019. https://tgldcdp. tg. org. au/etgcomplete

第 4 章　传染病和国外旅行者急症

第一节　发热伴粒细胞减少症

对于中性粒细胞减少症患者来说，当体温＞38℃（100℉）、中性粒细胞绝对值＜$0.5×10^9$/L 或＜$1.0×10^9$/L 而且正在迅速减少时，其全身性感染风险大大增加。

一、诊断

1. 中性粒细胞减少症患者可能已明确诊断，且（或）正在接受治疗，也可能再次发病。

2. 引起中性粒细胞减少的病因

（1）中性粒细胞生成减少

①药源性粒细胞缺乏症，尤其是化疗。

②白血病、淋巴瘤。

③骨髓异常增生综合征。

④转移性骨髓疾病。

⑤再生障碍性贫血。

⑥巨幼红细胞性贫血危象。

（2）中性粒细胞寿命缩短

①系统性红斑狼疮（SLE）。

②免疫介导。

③药物相关。

④Felty 综合征。

（3）中性粒细胞循环减少

①败血症。

②脾功能亢进。

3. 询问是否存在全身表现，如发热和乏力及具体脏器功能特征表现，如咳嗽、尿频及排尿困难、腹泻或头痛及神志不清。注意详细采集用药史、接触史及旅居史。

4. 记录生命体征并注意任何可能引发脓毒症的局灶性感染源，如皮肤、耳、喉及会阴、留置导管及注意全血细胞减少表现，如贫血或瘀斑。

5. 严格无菌操作下建立静脉通路，抽血查血常规、凝血功能、电解质及肝功能检验（ELFT）和抽取两份血液标本进行血培养检查（采集自不同静脉穿刺点）。

6. 进行胸部 X 线检查并取中段尿标本送检。

二、治疗

首先开始经验性抗感染治疗，除非存在明确感染灶并且已经过感染科医师或微生物学家商讨。

（1）尽管最佳给药方案取决于细菌学药敏及病原体种类，但在紧急情况下，经验性使用静脉广谱抗菌药已获得广泛认可。如：

①哌拉西林 4g 联合他唑巴坦 0.5g 每 6 小时 1 次，静脉输注。病情危重时，每日 1 次，加用庆大霉素 4～

7mg/kg 静脉输注。

②若青霉素过敏,采用头孢他啶 2g,静脉输注,每日 3 次。病情危重时,每日 1 次,加用庆大霉素 4～7mg/kg 静脉输注。

③若疑似存在 MRSA 脓毒症或患者出现休克时,加用万古霉素 1.5g,静脉输注,每 12 小时 1 次。

(2)即便患者仅有发热症状且目前看上去状态良好,也存在病情迅速恶化的可能,应将患者收入院治疗,同时建议将血流动力学不稳定患者转诊至 ICU。

第二节　肝　炎

一、诊断

1. 肝炎病因

(1)病毒感染,如经肠道传播的甲型或戊型肝炎,或经肠道外传播的乙型、丙型、丁型或 G 型肝炎,以及传染性单核细胞增多症、巨细胞病毒(CMV)或单纯疱疹病毒(HSV)感染。

(2)毒物和药物,如酒精、抗生素、甲基多巴、他汀类药物、氯丙嗪、异烟肼和对乙酰氨基酚(须警惕有急性中毒可能)、中草药和毒蕈类。

(3)病原微生物感染,如钩端螺旋体病或阿米巴病。

2. 肝炎常表现为纳差、乏力、恶心、呕吐、腹痛和关节痛。

3. 注意是否出现发热、黄疸、轻度肝脾肿大。评估是否存在神志不清或意识水平改变。

4. 血液送检甲、乙、丙肝血清学检测,同时做血常规、凝血功能、电解质和肝功能检测及脂肪酶检测。特别是在酒精性肝炎中谷草转氨酶(AST)水平比谷丙转氨酶(ALT)高 2～3 倍。

5. 检查尿胆红素及尿胆原。

二、治疗

收治状态不佳的患者入院。

1. 收治指征包括有发热及乏力、持续呕吐、脱水、脑病或凝血酶原时间延长,存在出血倾向。

2. 患者好转出院后应建议其避免接触他人饮食(如患者为他人准备饮食),并使用自己专用的餐具如刀叉、杯勺、餐盘(假设患者可能患有甲型或戊型肝炎可能)。

3. 建议患者戒烟酒。

4. 为患者提供转诊单以便门诊医师或家庭医生明确诊断和以便后期随访。

第三节　胃肠道感染

一、诊断

1. 最常见的临床表现为突发急性腹泻,常伴有呕吐。

2. 感染性腹泻常见病因

(1)毒素相关性腹泻:由葡萄球菌

性食物中毒及大米中带有的蜡样芽胞杆菌肠毒素所引发的腹泻,可于数小时内突然发生,主要表现为呕吐和腹部绞痛。

(2)病毒性腹泻:如幼儿轮状病毒腹泻、大龄儿童及成年人诺如病毒腹泻,潜伏期 1～2 天,有时表现为发作性非血性腹泻。其他病原体包括肠道腺病毒和星状病毒。

(3)沙门菌感染潜伏期 6～72h,志贺菌感染潜伏期 1～3 天,可引起发热、乏力、腹泻(可为血便)、呕吐和腹痛。

(4)弯曲杆菌感染潜伏期 2～5 天,可表现为腹泻前腹痛,腹泻呈水样伴有恶臭,有时为血便。

(5)"旅行者腹泻"多见于产肠毒素大肠埃希菌感染,通常具有自限性,可在 2～5 天好转,可有水样便、偶尔呕吐。发热并不多见,如有不同寻常的发热可能提示存在更严重的感染,需要进一步积极检查来排除疟疾和流行性感冒。

(6)阿米巴病可表现为急性复发性腹泻,伴有黏液血便。需询问是否有非洲、亚洲及拉丁美洲旅行史。

(7)贾第鞭毛虫病潜伏期 3～25 天,可引起暴发性水样腹泻,常持续数周。慢性感染可能最终导致脂肪吸收不良。询问是否有俄罗斯、北美旅居史及与近期腹泻病史的日托孩童接触史。

3. 所有病例均有接触史或旅居史后,最重要的特征在于是否有脱水的临床证据。脱水可引起口干、疲乏、皮肤干燥松弛、心动过速和体位性低血压,病情严重时可导致少尿、神志不清及昏迷。

4. 同时需要考虑急性腹泻的其他病因,包括药源性、艰难梭菌抗生素相关性腹泻(CDAD)、克罗恩病、溃疡性结肠炎、缺血性结肠炎、肠易激综合征及因粪石嵌顿引起的假性腹泻。

5. 注意送血查血常规、电解质和肝功能,为所有脱水、发热或中毒的患者给予生理盐水静脉补液。若怀疑因过去的 12 周内使用任何抗生素应用引起的抗生素相关性腹泻,应送检粪便标本进行艰难梭菌毒素检测。

二、治疗

1. 收治脱水、中毒、年幼或老年及免疫抑制患者,并予以补液。

2. 允许其他患者回家并鼓励其多饮水。

(1)口服葡萄糖电解质水溶液,可至药店自行购买。

(2)应用抗胃肠动力药,如洛哌丁胺,首次 4mg,之后每次稀便后 2mg,每日最多 16mg(注意幼儿、发热或血性腹泻者禁用)。

3. 若症状持续存在,要求患者 24～48h 内复诊

(1)粪便送检微生物镜检及培养。

(2)对伴有血性腹泻或寒战的中度或严重系统性疾病患者,考虑经验性治疗:给予环丙沙星 500mg,每日 2 次,口服 2～3 天(儿童禁用)。

(3)一旦怀疑贾第鞭毛虫病,给予替硝唑 2g 口服。

4. 安排内科门诊或家庭医生随访。若确诊艰难梭菌抗生素相关性腹泻,则停止继续应用抗生素,并给予甲硝唑 400mg,每日 3 次,口服 10 天,同时提醒服药期间禁酒。

第四节　性传播疾病

一、诊断

1. 性传播疾病可能病因包括非特异性感染、衣原体、淋球菌、单纯疱疹病毒、人乳头瘤病毒、滴虫病、疥疮或虱子、梅毒,以及人类免疫缺陷病毒感染。

2. 男性可能表现为排尿困难、尿道分泌物增多、阴茎溃疡、疣、附睾-睾丸炎及龟头炎。

3. 女性可能表现为阴道分泌物增多、阴道瘙痒、溃疡、疣、月经不调及腹痛。盆腔炎多由性行为引发(见第 9 章第二节"盆腔炎'急性输卵管炎'")。

4. 拟开始治疗前,应采集拭子行镜下细菌、病毒和衣原体检查、培养及核酸扩增。

(1)若无法确诊,可就拭子及传播媒介与微生物实验室进行讨论。

(2)采集首次尿标本进行 PCR 核酸检测排查沙眼衣原体或淋病奈瑟菌。

二、治疗

1. 所有性传播疾病都应得到专业诊断、治疗、随访,而且很容易从当地家庭医生或泌尿内科诊所(专科诊所)追踪到性伴侣。

2. 由于患者不愿去这些诊所就诊,应对当地的预约诊疗系统、希望处理的问题及如何定位这些诊疗机构进行详细说明,然后将患者转诊至专科诊疗。建议男性患者就诊前至少 4h 内不要排空膀胱。

3. 对那些不可能就诊的流浪者或流动性患者应开始经验性抗菌治疗:阿奇霉素单次剂量 1g 口服,加用头孢曲松 500mg 肌内注射来治疗尿道炎。

4. 处理生殖器疱疹等伴有急性疼痛的患者,可给予阿昔洛韦 400mg 口服每日 3 次、泛昔洛韦 250mg 口服每日 3 次或伐昔洛韦 500mg 口服每日 2 次,持续 5 天。

5. 若有 HIV 急性感染、二期梅毒、急性瑞特综合征、播散性淋球菌感染、严重原发性生殖器疱疹或急性重度输卵管炎等急性症状者,收住内科或妇科治疗组行进一步治疗。

第五节　针刺及锐器伤

一、意外暴露事件与 HIV 感染风险

(一)诊断

1. 意外暴露于疑似 HIV 阳性患者的血液或传染性物质后,血清的阳转率为 0.1%～0.5%。

2. 这种风险取决于暴露的性质和范围(程度)及 HIV 阳性感染源的病毒活性。

3. 从伤处采集 10ml 血,如可能的话,在征得同意的情况下从感染源处同

样采集 10ml 血标本,送检排查 HIV、乙肝和丙肝。注意明确标明样本为"针刺/锐器伤"。

(二)治疗

1. 暴露后立即清洗伤口,清洁并冲洗黏膜。使用皮肤消毒剂,如 0.5% 洗必泰 70% 酒精混合液消毒皮肤,并鼓励局部阻塞静脉挤压放血。

2. 若感染源被确诊为 HIV 阳性且携带高载量病毒或处于疾病晚期,同时已经发生高风险接触(如深刺伤或撕裂伤造成血液感染),可按下列步骤进行。

(1)立即向感染科专家说明当前情况。

(2)根据专家的建议,在数小时内开始抗逆转录病毒治疗,如口服拉米夫定 150mg 联合齐多夫定 300mg 每日 2次,通常联合口服度鲁特韦 50mg 口服持续 4 周。具体可以查询不同地方的用药策略。

(3)这些药物的不良反应复杂而显著,包括皮疹、身体不适、疲劳、头痛、恶心、呕吐、腹泻、肝炎、胰腺炎及血液系统疾病。

3. 若感染源 HIV 阳性,但仅携带低载量病毒且为低危接触(如浅表划伤或黏膜沾染),可单独采用拉米夫定联合齐多夫定治疗,或参考当地的用药策略。

4. 转送伤者到职业卫生保健中心进行随访,期间复查血清学指标,进行血液检查,并为患者提供咨询意见和长期的心理支持/辅助。

(1)向上级医师和感染防控办公室汇报。

(2)接触者应进行为期 6 个月的随访,期间须确保性行为安全、禁止献血、避免妊娠。

(3)确保所有相关人员的隐私和敏感性问题。

5. 应考虑到其他传播乙型肝炎的可能性和预防破伤风的必要性(见第 7章第一节)。

二、意外暴露事件与肝炎感染风险

(一)诊断

1. 在未接种疫苗的人群中,被携带 HBV 阳性血液暴露后发生血清转阳的风险为 5%～40%,被携带 HCV 阳性血液暴露后发生血清转阳的风险<3%。

2. 从伤者处采 10ml 血,如果可能的话,在获得同意情况下,从感染源处取 10ml 血。送去做乙型和丙型肝炎病毒及艾滋病病毒检测,并将样本明确标记为"针刺/锐器损伤"。

(二)诊疗

1. 用肥皂水清洗伤口,包扎伤口并预防破伤风。

2. 参考表 4-1 确定那些没有足够免疫力的人(即抗-HBs 水平无法检测到或抗体<10U/ml)在皮、眼或黏膜暴露后,是否需要进行乙肝预防性治疗。具体可以查询不同地区的政策。

3. 将伤者转诊到职业健康中心进行随访,重复进行血清学检查和血液测试监测,最长可达 6 个月。

(1)通知上级急诊科医师和感染控制办公室主任。

表 4-1　对于缺乏足够免疫力的人,经皮、眼或黏膜暴露后的乙肝预防

感染源	暴露者
乙肝表面抗原(HBsAg)检测	抗-HBs 检测(除非已知近期抗体水平≥10U/ml)
HBsAg 阳性或不能迅速识别和检测	抗-HBs 阴性或<10U/ml,应给予
	HBIg[a]
	HB 疫苗[b]
HBsAg 阴性	抗-HBs 阴性者接种 HB 疫苗[c]

a. HBIg(乙型肝炎免疫球蛋白):在 72h 内完成,成年人 400U i. m. 或儿童(<30kg),100U i. m. 。

b. HB 疫苗(乙肝疫苗):7 天内注射 1ml,1～2 个月注射第 2 剂,6 个月注射第 3 剂。

c. 出现受伤者表明工作区域具有显著的暴露风险,因此建议对受伤(暴露)者进行全面接种。

缩写词:抗-HBs. HBsAg 的抗体;HB 疫苗. 乙肝疫苗;HBIg. 乙肝免疫球蛋白;HBsAg. 乙型肝炎表面抗原。

(2)接触者需要随访 6 个月,应采取安全性行为,不应献血,并避免怀孕。

(3)确保所有相关人员的隐私和敏感性。

第六节　人类免疫缺陷病毒感染

一、诊断

1. HIV 是一种细胞毒性逆转录 RNA 病毒,可通过性接触、药物成瘾者共用静脉注射器、经胎盘垂直传播,以及输血传播(目前罕见)。切记急性 HIV 感染可能出现于国际旅行之后。

2. 艾滋病病毒感染风险群体

(1)男同性恋。

(2)静脉注射毒品成瘾者。

(3)HIV/AIDS 患者的异性伴侣。

(4)母亲为 HIV/AIDS 感染患者的子女。

(5)20 世纪 80 年代早期的血液制品输注者。

3. 2014 美国 HIV 感染病例的检测指南(修订版)是 2014 年由美国疾病预防控制中心出版的。HIV 感染病例的监测指南可用于所有年龄组,并且根据近期的诊断标准而修正。

(1)目前公认的标准是根据 CD4$^+$ T 淋巴细胞计数分为 4 个阶段:

① 第 一 阶段:CD4 计 数 ≥ 500/mm^3。

②第二阶段:CD4 计数在 200～499/mm^3。

③ 第 三 阶段:CD4 计 数 < 200/mm^3。

④未知阶段:CD4 计数或百分比未知。

(2)CD4$^+$ 计数 < 200/mm^3 或 < 14% 可用于定义 HIV 感染 3 期或获得

性免疫缺陷综合征（AIDS）。

4. 根据疾病的分期和进展，表现也不同。

（1）急性感染

①50％～70％的 HIV 感染者在病毒暴露 2 周后会有急性起病的症状如嗜睡、发热、咽炎、肌痛、斑丘疹和淋巴结肿大。少数感染者会有急性脑膜炎或脑炎。

②虽然患者有传染性，但早期的 HIV 抗体血清学结果为阴性。

③如果 6 个月时 HIV 检测结果仍为阴性，即称为第 0 阶段。

（2）无症状感染

①急性感染症状通常在 3 周内消失。

②感染的患者在接下来的 6 个月内血清转化为 HIV 阳性，大多数人会在暴露后的 2～12 周发生。

③尽管随着现代高活性抗逆转录病毒疗法（HAART）的出现，艾滋病病情进展已经得到延缓，甚至几乎可以达到正常人的预期寿命，但是仍有 50％的患者在 8～10 年内完全发展为 AIDS。

（3）持续性全身淋巴结病/中期

①除腹股沟以外，2 个或 2 个以上不相邻的淋巴结肿大至少 3 个月，且排除其他疾病引起的淋巴结肿大。

②表面上看起来很轻的免疫力下降性疾病，如顽固性皮炎、口腔念珠菌感染、广泛疣、水痘-带状疱疹病毒感染和血小板减少症。

③患者状态良好，CD4 计数通常＞500/mm³，或者进入了 2～10 年或

更长的潜伏期。

（4）症状性感染（在 HAART 治疗下常延迟发生）

①A 亚组：原发疾病伴有持续发热，不明原因体重下降 10％或腹泻超过 1 个月。

②B 亚组：神经系统疾病，包括脑病、脊髓病和周围神经病变。

③C 亚组：通常 CD4$^+$ 计数下降到 200/mm³ 以下的患者会由于机会性感染引发继发性感染，这些疾病包括耶氏肺孢子菌肺炎、反复肺部感染、结核分枝杆菌、非典型分枝杆菌、弓形虫病、隐孢子虫病、等孢球虫病、类圆线虫病、巨细胞病毒、系统性念珠菌病、隐球菌病等。

④D 亚组：继发性肿瘤包括 Kaposi 肉瘤、高级别非霍奇金淋巴瘤、脑原发性淋巴瘤和浸润性宫颈癌。

⑤E 亚组：其他疾病，如 HIV 消耗综合征和成年人慢性淋巴间质性肺炎。

5. HIV 阳性患者的艾滋病最典型的疾病大多属于 B 至 E 亚组，最常见的是耶氏肺孢子虫肺炎和新型隐球菌脑膜炎。

6. 在急诊室里遇到的 HIV 感染者大多数是从无症状携带者状态到非特异性疾病或急性疾病，如突然病倒、心脏病、呼吸衰竭、消化道出血、皮肤病、抑郁、痴呆、卒中和昏迷。另一方面，抗逆转录病毒药物可能会出现不良反应，包括过敏反应的皮疹、肝炎、胰腺炎、乳酸酸中毒和骨髓抑制。

7. 要始终保持高度的警惕性去识别艾滋病毒高风险患者，如有必要可以

直接询问。

8. 如果患者考虑因新的 HIV 相关疾病出现急性症状，则须将送血检 HIV 抗原，并进行核酸扩增（NAA）检测，如 HIVRNA 的聚合酶链反应（PCR）检测、病毒载量和 p24 抗原，以及标准的第 4 代 ELISA 抗体检测。

9. 如果没有专业的咨询和随访，那么急诊室的"常规"艾滋病毒抗体检测是不合适的。依靠单一的 HIV 抗体的血清学检测来确定或排除 HIV 感染也是不可靠的，因为：①偶尔会出现假阳性；②感染者也可能是因为早期感染或者最初几个月血清转化不足而出现假阴性。

二、治疗

1. 考虑到每个患者都有潜在的传染性，应采取标准的感染控制预防措施，包括医院特指的手卫生，以及使用个人防护装备以尽量减少身体接触。

（1）必须始终如一地对每一个急诊室患者做好预防措施以预防任何 HIV 传播和由此导致的疾病风险。

（2）在接触患者前后都要洗手。

（3）处理血样和体液时，应戴手套。

（4）如果衣服可能受到污染（如出血），穿上一次性防护衣；就算喷溅事件发生概率很低，也应佩戴面罩和护目镜。

（5）尤其是在处置废弃针头或手术刀刀片时需要非常小心。

（6）立即用适当浓度的含氯消毒剂清洗溅出来的血液。

2. 如果患者病情严重，按常规方法将他或她转诊给医疗组。否则请将患者转诊至传染病科、泌尿生殖科（特殊门诊）或门诊部来进行充分而持续的治疗。

第七节 肺结核

一、诊断

1. 肺结核在急诊科是一种不常见的疾病，特别是在澳大利亚和英国等发达国家；但是，由于这是一种可治疗且可能治愈的疾病，所以在临床中一定要重视对此病的诊断。

2. 肺结核有显著的二次传播风险。虽然对急诊室工作人员和其他患者感染的风险很小，但感染患者仍应该隔离并戴上口罩。

3. 尽管肺结核的鉴别诊断范围很广，包括与恶性肿瘤的鉴别，但是以下情况需要对分枝杆菌进行抗酸染色。

（1）肺结核家族史。

（2）从海外移民，特别是非洲、亚洲和南欧的移民。

（3）HIV/AIDS 患者，有发热、咳嗽或疑似症状。

（4）尤其是免疫抑制人群、糖尿病患者、流浪者或土著人，发生发热、咳痰和咯血。

（5）其他原因不明的发热、慢性咳嗽、消瘦和盗汗。

4. 虽然初步无法确诊，仍建议进行胸部 X 线检查。

（1）影像学表现包括上肺阴影、肺门淋巴结肿大、实变、空洞、渗出、纤维化和钙化，或粟粒样改变。

5. 对血和痰样本分别进行结核分枝杆菌的 Ziehl-Neelsen 染色、培养，以及聚合酶链反应（PCR）。

（1）快速的抗酸涂片不如培养敏感，尽管培养可能需要数周才能产生明确的结果。

（2）痰涂片阴性不排除肺结核，痰涂片阳性不能证实结核分枝杆菌，因为其与非典型分枝杆菌有着相同的外观。

二、治疗

1. 评估任何疑似肺结核的患者需要在单独的房间（隔离室），而不是在常规的急诊复苏室或观察室。

2. 肺结核很少严重到需要立即开始抗菌治疗。

（1）送一系列痰标本进行镜检和培养。

（2）与传染病小组或呼吸内科小组联系，以确定最佳的治疗方案和住院区域。

①标准短程治疗包括 2 个月，每日用异烟肼、利福平、吡嗪酰胺、乙胺丁醇治疗，后续每日服用异烟肼和利福平 4 个月。

②不建议在急诊室开始抗结核治疗。

（3）如有疑似肺结核患者，需与感控部门联系，以确定感染控制风险评估并启动接触追踪。

3. 肺结核病需要向有关公共卫生健康部门汇报。

第八节　狂犬病或其他狂犬病毒属感染风险

一、诊断

1. 狂犬病毒或其他狂犬病毒属病毒的传播通常是由狗、其他犬科动物如狐狸和狼、猫、猴子、蝙蝠、浣熊和臭鼬的咬伤而传播的。

2. 尽管狂犬病在澳大利亚以外的大多数大陆地区比较流行，但在蝙蝠咬伤或抓伤之后发生了由澳洲蝙蝠狂犬病病毒（ABLV）引起的类似疾病的几个病例，ABLV 是一种与狂犬病病毒密切相关的人畜共患病病毒。

3. 潜伏期为 3～8 周，但可能为 3 个月或更长时间，发病时旅行史和动物或蝙蝠咬伤史可能已被遗忘。

4. 感染的临床症状包括厌食、发热、咬伤部位疼痛和头痛，并由伴随致死性流涎、高热的脑炎发展为精神错乱和烦躁。

5. 在采集样本之前，须与传染病小组或病理实验室讨论一下实验室检查。实验室确诊包括颈部皮肤活检的免疫荧光染色，血液或脑脊液中的抗体检测，唾液、血液或脑脊液的 PCR 检测。

二、治疗

1. 确诊的狂犬病毫无疑问是致命的，所有幸存的狂犬病患者都曾在发病前接种了疫苗。

2. 立即清洗并冲洗所有咬伤和划痕部位至少 5min。检查患者破伤风免疫情况,按要求给予吸附精制白喉、破伤风二联类毒素(ADT)。

3. 尝试评估暴露风险

(1)Ⅰ类暴露:接触或喂养动物,被动物舔到无破损的皮肤。

(2)Ⅱ类暴露:轻咬裸露的皮肤,只有轻微的划痕或擦伤而未出血。

(3)Ⅲ类暴露:单次或多次经皮咬伤或抓伤,舔舐的唾液污染了黏膜或破损皮肤。

4. 立即与传染病专家或随叫随到的健康卫生部门专家讨论暴露后狂犬病和 ABLV 预防[暴露后预防(PEP)]。

(1)PEP 是人狂犬病免疫球蛋白(HRIg)和狂犬病疫苗的混合物,应在咬伤后 48h 内注射。

①Ⅰ类暴露:无须进一步治疗。

②Ⅱ类暴露:肌内注射狂犬病疫苗。

③Ⅲ类暴露:肌内注射狂犬病疫苗和 HRIg。

(2)根据疫苗类型,以前未接种过疫苗的免疫功能正常者的 PEP 包括第 0、3、7 和 14 天在三角肌内注射 1ml 狂犬病疫苗,共 4 剂。此外,HRIg 需在伤后第 1 天按照 20U/kg 的剂量注入创面周围。

第九节　常见旅行者输入性疾病

1. 询问每个曾出国旅行的患者,了解旅行的具体时间、地点和类型。询问他们在每一个国家停留时长及返回时间。

2. 特别询问是否在离开疟疾区后 4 周内采取疟疾预防措施,以及出国前的免疫接种情况。

3. CDC 旅行者健康网站(http://wwwnc.cdc.gov/travel/)在国际旅行期间,可提供信息来帮助旅行者及他们的健康管理者,来帮助他们决定关于疫苗、用药及其他的必要的预防疾病的措施。它涵盖了出国旅行的所有方面,包括最近暴发流行疾病的清单,以及按字母顺序排列的疾病信息(从非洲蜱叮咬热到黄热病)。

4. 返回的旅行者很可能患有不属于"热带"的疾病,如性病,可包括 HIV 感染、脑膜炎球菌感染、肺炎、肾盂肾炎和旅行者腹泻以外的肠道感染。

5. 下文讨论的一些热带疾病可能是地方性的,但大多数是在国外感染的。

一、疟疾

(一)诊断

1. 恶性疟是最危重的一种疟疾。病例从非洲、亚洲和巴布亚新几内亚输入澳大利亚,还有其他热带来源包括西太平洋、亚马逊河流域和大洋洲。

(1)疟疾是一种潜在的致命感染,幸存者可能会遭受大脑、肾、肝、心脏、胃肠道和肺部的损伤。

(2)脑疟疾是一种突发性脑病,伴

有头痛,可迅速发展为精神错乱、癫痫发作和昏迷。

(3)其他疟疾表现包括流感样症状、腹泻和呕吐、黄疸、急性肾衰竭、急性呼吸窘迫、体位性低血压或休克、进行性贫血和血小板减少症。

(4)患者可能在最初几天内看起来没有病,但未免疫接种的患者或脾切除的患者可能会在几个小时内迅速恶化并死亡。

2. 患者通常在从疫区回来后 4 周内出现发热、僵直、恶心、呕吐、腹泻和头痛,常伴有肝脾大。

3. 急性治疗即使很成功,但之后疟原虫仍然可以从红细胞外期的肝内释放出来,使得感染可能会持续数月。

(1)迟发型急性发作可发生在从国外回来后几个月甚至一年多。

(2)因持续休眠,肝脏休眠子的释放引起的复发不会发生在恶性疟的患者。

4. 送血查全血细胞计数(FBC)、凝血功能、电解质和肝功能检测(ELFT)、抽取两组血液进行血培养检查。

(1)对每一名从国外归来并有发热或上述症状或体征的患者,至少要求两套厚、薄血膜疟原虫染色镜检。

(2)当混合感染或者显微镜检查阴性时,如条件允许,可进行 PCR 检测。

5. 完善中段尿检查。

(二)治疗

1. 恶性疟非常危急,需要立即口服或静脉注射青蒿素衍生物治疗。

(1)如果你怀疑恶性疟,打电话给急诊科的上级医师。

(2)如果出现意识水平改变、黄疸、少尿、严重贫血、低血糖、呕吐、酸中毒、呼吸窘迫,或红细胞寄生率超过 2%,则立即给予青蒿琥酯 2.4mg/kg 静脉注射,并在 12h 和 24h 重复给药,然后每日给药 1 次。并把这些重症患者收入重症监护室。如果青蒿琥酯不能立即使用,建议奎宁按照剂量 20mg/kg 至最大量 1.4g 给药,注意输注时间需要超过 4h,还需要进行血压、血糖(低血糖风险)和心电监测。

(3)病情不那么严重但仍不能排除恶性疟的患者收入院治疗,必要时须在获得血液检查报告之前立即开始治疗。患者如能口服药物,可以给予青蒿素甲醚-本芴醇联合治疗。

2. 将其他类型疟疾(间日疟、卵形疟、三日疟和诺氏疟)的患者转诊给医疗队;有些患者可能适合门诊治疗。

3. 两组厚血涂片和薄血涂片均为阴性,但病史有可疑的患者,如果症状持续存在,应在 48h 或更早的时间再来复查疟疾血涂片。

> **提示:**在没有询问最近的国外旅行史和无法排除疟疾的可能性时,不要轻易将发热患者诊断为流感。

二、伤寒

(一)诊断

1. 潜伏期最长为 3 周,有印度、拉丁美洲、菲律宾和东南亚的旅居史。最初 1 周内隐匿的症状常见有发热、不适、头痛、厌食、干咳和便秘。

2. 随后病情发展为腹胀和疼痛,伴有腹泻、脾大、相对心动过缓、支气管炎、意识不清甚至昏迷。躯干特有的细小粉色玫瑰疹并不常见。

3. 进行全血细胞计数(FBC)检查,可能显示白细胞减少伴相对淋巴细胞增多。所有疑似病例注意完善电解质和肝功能检查,并送两套血培养。

4. 如果腹泻症状明显,要求进行中段尿和大便培养。

(1)第 1 周血液培养阳性率高达 90%。

(2)第 2 周大便培养阳性率为 75%,尿培养阳性率为 25%。

(二)治疗

1. 开始用生理盐水或乳酸林格液静脉补液。

2. 将所有疑似病例转诊至医疗队,每日静脉注射阿奇霉素 1g 或口服阿奇霉素,疗程 5 天;如果不是在印度次大陆或东南亚获得的感染,可给予环丙沙星 400mg/12h,静脉注射或环丙沙星,每日 2 次,每次 500mg,口服疗程 7～10 天。

三、登革热

(一)诊断

1. 登革热是具有 4 种血清型的黄病毒经蚊媒传播引起的传染病,通常潜伏期为 1 周左右,常发生在中美洲、南美洲和东南亚。

2. 有骤起发热、畏寒、眼眶痛或头痛、肌肉痛、背痛、淋巴结肿大和皮疹。

(1)最初的皮疹是在最初的 1～2 天内发生短暂的、全身性的、白化的黄

斑皮疹。

(2)继发性斑丘疹可能局部保留持续为 1～5 天。

(3)晚期出血性皮疹可能伴有血小板减少症。

3. 登革出血热(DHF)和登革休克综合征(DSS)发生在不同血清型的重复感染中。

4. 完善全血细胞计数(FBC)、凝血功能、电解质和肝功能检查(ELFT),并送检两组血培养和登革热 IgM 血清学和(或)PCR 检测。

(二)治疗

1. 让患者接受医疗队的对症支持治疗,包括静脉输液和解热镇痛药的使用。

2. 将登革出血热或登革休克综合征患者收治 ICU。

四、斑疹伤寒和斑疹热

(一)诊断

1. 斑疹伤寒包括几种由立克次体引起的疾病,如流行性斑疹伤寒和鼠型(地方性)斑疹伤寒。

2. 恙虫病是斑疹热的一种,是由恙虫病东方体引起的急性细菌感染,由恙虫螨("恙螨")传播。恙虫病疫源地分布在东南亚、日本北部和澳大利亚北部。其他蜱传斑疹热包括昆士兰蜱传斑疹伤寒、落基山斑疹热和地中海斑疹热。

3. 感染的特点是高热、头痛、淋巴结肿大和细小的血管炎性斑丘疹。在恙虫最初叮咬的部位可见典型的黑色坏死焦痂。

4. 通常在疾病的晚期可能出现的潜在并发症,包括肺炎、脑炎和心肌炎。

5. 完善全血细胞计数(FBC)、凝血功能、电解质和肝功能检测(ELFT)、血培养和血清学检查。感染的早期常表现为白细胞减少和肝功能异常。

6. 恙虫病早期可通过乙二胺四乙酸(EDTA)血液 PCR 检测或后期及恢复期的血清学检测确诊。

(二)治疗

1. 口服多西环素每日 2 次,每次 100mg,疗程 7～10 天。

2. 将患者转诊给传染病专家,排除其他与旅行有关的感染,并进行随访。

五、蠕虫感染

(一)诊断

1. 由淡水吸虫引起的血吸虫病很少急性发作,在流行区如非洲、南美洲、中东和亚洲的急性病例中如果以发热、荨麻疹、肝脾大和伴有嗜酸性粒细胞增多症(Katayama 热)的腹泻为特征,应该引起注意。慢性感染可在数年后出现无痛性终末期血尿或尿路梗阻、门脉或肺动脉高压和癫痫发作。

2. 蛔虫感染(蛔虫病)可在排出的粪便中发现成虫,不过偶尔也会发生过敏性肺炎、腹痛、腹泻或荨麻疹。

3. 绦虫感染通常表现为乏力、消瘦和贫血,或伴有疾病特异性并发症,如囊虫病的癫痫发作,以及包虫病(棘球蚴病)的多种症状。

(二)治疗

与传染病专家讨论你的观点,并听取建议进一步完善相关的实验室检查。

六、流感大流行

大流行是一种新型感染在易感人群中的全球性暴发,在人与人之间迅速传播,并有可能影响数百万人。

国际旅行是大流行传播速度加快的主要原因,因此国际旅行者常常是在新地点发现的首批变异流感的病例。

世界卫生组织网站及疾病控制和预防中心(CDC)有最新的流感资料(http://www.who.int/influx/en/)。

(一)诊断

1. 流感一般表现为急性起病,症状在最初的 24～48h 内达到高峰。

(1)最常见的症状包括突然发热、畏寒、头痛、干咳、咽痛和肌肉酸痛。

(2)腹泻也可能是流感主诉症状。

2. 在进入急诊室之前(最好是在分诊时),注意询问有无发热或呼吸系统症状的患者,特别是州际旅行和国际旅行,或是与任何患有急性呼吸系统疾病的人接触的情况。在 http://www.cdc.gov/travel/查找当前高危国家的状态或者在考虑到全球感染风险的情况下参考当地政策信息。

(二)治疗

1. 将疑似流感病例隔离,最好是负压房间,并给患者戴上外科口罩。

2. 所有参加培训的员工必须佩戴合适的高过滤口罩(N95)、长袖工作服、手套和充分的眼部保护。

3. 通知急诊上级医师、当地传染病医师和院感控制主管。

(1)打电话给临床微生物学家,进

行全血细胞计数（FBC）、电解质和肝功能（ELFT）、血培养和 30ml 血清学检查包括非典型肺炎。

（2）送鼻/咽拭子进行 PCR，并申请胸部 X 光检查，注意提醒放射技师存在感染风险。

（3）鼻咽吸出物（NPA）对工作人员存在较高的感染风险，因此并不推荐。

4. 专家会诊和当地政策将决定进一步的处理方案。

延 展 阅 读

[1] Australian Government Department of Health(2019). The Australian Immunisation Handbook,11th edn. https://immunisationhandbook. health. gov. au/about-the-handbook/updates(hepatitisB, HIV,rabies).

[2] Australian Prescriber (2012). http://www. australianprescriber. com/magazine/35/1/article/1248. pdf(fever in the returned traveller).

[3] CDC Travelers' Health. http://wwwnc. cdc. gov/travel/(travellers' health).

[4] Department of Health UK. Immunisation Against Infectious Disease 2017. 'The Green Book'. www. gov. uk/government/collections/immunisation-against-infectious-disease-the-green-book ♯ the-green-book(immunisation).

[5] Public Health England. https://www. gov. uk/government/organisations/public-health-england (infectious diseases).

[6] Therapeutic Guidelines. eTG complete Dec 2019. https://tgldcdp. tg. org. au/etg-complete

[7] World Health Organization. http://www. who. int/rabies/(rabies).

第 5 章　外科急症

第一节　多发伤

一、概述

对每一个严重创伤患者的管理都需要一种合适的方法,如高级创伤生命支持(ATLS™,美国外科医师学会)和严重创伤早期管理(EMST™,澳大利亚皇家外科学会)课程中所教授的方法。

这些课程包括快速的初步评估、复苏、详细的二次评估及最终开始确定性治疗。

1. 初步评估。确定危及患者生命状况的快速评估,并确定当前需紧急处理的优先事项。

2. 复苏阶段。优化患者的呼吸和循环状态。用无创监测全面记录复苏的反应。一旦复苏开始,就要对创伤进行一系列的 X 线检查、血液检查,以及其他的流程,如床边快速超声、留置鼻胃管和导尿。

3. 二次评估。在初步评估完成后,复苏阶段顺利进行时,开始进行二次评估。

(1)从头到脚进行详细的检查。

(2)按照指示进行特定的 X 线检查、重复超声检查、计算机断层扫描(CT)和血管造影检查。

4. 确定性治疗。处理所有已确诊的损伤,包括手术、骨折固定、住院,如有必要为患者转院做准备。

5. 出现生理学变化或由以下高危因素致伤的患者,应考虑可能发生了严重损伤。

(1)生命体征异常:收缩压＜90mmHg,格拉斯哥昏迷评分(GCS)≤12分,呼吸频率＜10 次/分或＞30 次/分。

(2)摩托车驾驶员或行人被撞。

(3)坠落＞5m(15 英尺)。

(4)挤压。

(5)高速撞击,弹出车辆或另一辆车乘员死亡。

6. 接诊所有多发伤患者,应立即呼叫高年资急诊医师,组织一个综合应急团队,包括麻醉科医师、重症监护医师、外科和骨科的医师。

7. 用于治疗起始顺序的助记符号是 ABCDE(表 5-1)。

表 5-1　多发伤患者在初次调查和复苏阶段的初始护理顺序的助记符号

A	颈椎固定,保持气道通畅
B	呼吸和通气
C	控制出血与循环
D	功能障碍:快速神经学评估
E	暴露/环境控制:完全去除患者衣物,但防止体温过低

二、即刻处理

(一)气道

1. 评估气道以确定通畅性并识别潜在阻塞

(1)清理气道中松动或断裂的假牙,吸出所有碎屑。

(2)如果患者意识丧失,插入口咽通气管。

(3)使用带储氧袋的紧密贴合面罩给予纯氧吸入。

(4)氧饱和度目标控制在94%以上。

2. 气管插管

(1)如果患者意识丧失或呕吐反射减弱或消失,应采取明确措施来保护和维持气道。

(2)在进行气道评估和气管插管时,用手保持轴向固定,尽量减少头外伤无意识患者或疑似颈部损伤患者的颈部活动。

(3)快速诱导(RSI)气管插管。

①首选的气道技术,前提是操作人员熟练掌握该技术。

②使用电容描记法测量呼气末二氧化碳(ETCO$_2$含量),来确认气管插管的正确位置(见第18章第二节"快速诱导气管插管")

③目标是 PaCO$_2$37.5~41mmHg(5.0~5.5kPa)。

> **提示:**除非受过训练,否则不要尝试 RSI。在等待帮助时使用球囊面罩技术代替。

3. 外科气道　如果由于喉部损伤或严重的颌面部损伤而无法行气管插管,则直接行环甲膜切开术(见第18章第三节"环甲膜切开/穿刺术")。

(二)保持颈椎的完整性

1. 为头部损伤和疑似颈部损伤的意识丧失患者,佩戴半刚性项圈。

2. 尽量减少头部移动。当患者需要转身时,身体应"滚圆木"状翻转,始终保持头部处于中间位置。

(三)呼吸和通气

发现并治疗以下危急情况。

1. 张力性气胸

(1)如果出现心动过速、低血压、不均匀的胸部扩张、呼吸音消失或减少,以及颈部静脉扩张,则怀疑患者可能有张力性气胸。

(2)将一个大口径套管针插入患侧锁骨中线第2个肋间隙。初次减压后,正式进行肋间闭式引流(见第18章第五节"胸腔置管")。

2. 胸部损伤伴开放性气胸

(1)用封闭性敷料(如胶粘薄膜敷料覆盖石蜡纱布)盖住伤口,仅沿三边固定,把第四边打开,让空气逸出。

(2)进一步行正式的肋间闭式引流(见第18章第五节"胸腔置管")。

3. 连枷胸

(1)导致部分胸壁的反常运动和通气功能受损。

(2)如果需要正压通气,合并血胸或气胸患者须先行肋间导管胸腔引流,以防止发生张力性气胸。

(四)循环与控制出血

1. 使用一个大的无菌敷料来压迫任何外部出血点。院前使用止血带止血,阻止因四肢开放性损伤引起危及生命的大出血,一直到可以通过紧急手术控制出血为止。

2. 监测脉搏、血压、脉搏血氧饱和度和心电图(ECG)。

3. 建立静脉输液通路

(1)将两个大口径(14 或 16 口径)套管针,插入肘前静脉。

(2)纵隔或颈部损伤,应开放横膈以下的静脉,如股静脉。

(3)虽然中心静脉置管在输液和监测复苏反应性方面优势明显,但是只有高年资急诊科医师才能在超声波的引导下进行这项工作,尽量减少并发症的发生,如穿刺到动脉和气胸(见第 18 章第八节"中心静脉穿刺置管")。

4. 输液

(1)输入 250～500ml 的温生理盐水,或 Hartmann 液(乳酸钠林格液),并评估反应性。

(2)在健康成年人中,循环血容量减少 30%(1500ml),可能仅表现为脉压差减小的心动过速。

(3)收缩压的持续下降,可能意味着至少已经丢失 30% 的血容量。

(4)如果生理盐水或 Hartmann 液不能逆转低血压,应尽早将输液换成输血,同时考虑早期手术干预。

(5)完全交叉配型需要 45min,特异性交叉配型需要 10min,但 O 型 Rh 阴性的血液可以立即获得。

(6)多次输血应使用血液加热器和大孔血液过滤器。在输入 8～10 个单位或更多的红细胞后,给予新鲜冷冻血浆 8～10 个单位和血小板,在"大量输血"时这两种应按 1∶1 比例输注。

5. 伤后 3h 内给出血患者静脉注射 1g 氨甲环酸(维持 10min),然后持续静脉泵入 1g 氨甲环酸(维持 8h)。

6. 送血检查血红蛋白、凝血功能、尿素和电解质、肝功能检查(LFT)、乳酸和血糖,并根据可能存在的损伤至少匹配 4 个单位的红细胞。为了方便随后对疑似酒精或药物中毒的患者进行筛查,应保存患者血清。

7. 心脏压塞

(1)如果持续性低血压伴颈部静脉扩张,吸气时颈静脉怒张明显(Kussmaul 征),尤其是胸部穿透性创伤后,考虑心脏压塞可能。

(2)立即申请床旁超声检查,寻找心包积液(积血)。

(3)如果血流动力学持续受损,电话联系外科和(或)心胸外科医生进行紧急开胸手术(见第 5 章第五节八、"胸部穿透伤")。

(五)功能障碍:快速神经学评估

1. 使用 GCS 评估意识水平(见第 1 章第六节"重型颅脑损伤")。

2. 检查眼球运动、瞳孔大小、形状和反应性。

3. 如果患者失去知觉,评估是否有肌张力异常、虚弱和严重的感官丧失,或对疼痛反应不对称。检查肢体反射,包括足底反应。

4. 检查面部和头皮是否有损伤。

(六)暴露:完全脱去患者的衣服

1. 作为"创伤救治步骤"的一部分,申请胸片(CXR)和骨盆 X 线片。在不中断患者治疗的情况下,在复苏室进行这些操作。

（1）颈椎侧位 X 线片，现在基本上已经被颈椎和头部 CT 扫描所取代。

（2）当所有重大的生命威胁都处理好之后，作为完整评估流程的一部分，需要完成包括正位（AP）和张口位在内的 X 线片检查。

2. 检查前腹部，包括会阴部，寻找钝性或穿透性创伤的迹象，如安全带挫伤或皮肤上的轮胎痕迹。用生理盐水湿敷包覆盖所有暴露的腹部脏器。

3. 评估是否有尿道损伤、四肢长度差异、无腿部骨折的旋转畸形和（或）伴有轻触痛，来判断是否出现了骨盆严重损伤。对于骨盆环骨折患者来说，要确保骨盆联合部位于大转子水平。

4. 查找尿道损伤的相关表现。如果尿道口有出血、阴囊血肿或高骑式前列腺，应怀疑尿道断裂。

（1）如果有任何一种情况，不要尝试导尿。

（2）如没有以上情况，请插入导尿管并测量尿量，成年人至少 0.5ml/（kg·h），儿童至少 1ml/（kg·h）。

5. 对患者进行记录，检查背部是否有钝性或穿透性损伤。触诊脊柱有无畸形和棘间间隙增宽。

6. 进行直肠检查，以评估肛门括约肌张力、前列腺位置、直肠壁的完整性，并检查是否有内出血表现。

（七）颅底或面中部骨折

如果有颅底或面中部骨折，建议插入大口径的鼻胃管或口胃管（见第 12 章第一节七、"LeFort 面中部骨折"）。

（八）夹板固定

用夹板固定大的肢体骨折，用无菌敷料覆盖复合伤，并检查外周脉搏。

（九）镇痛

静脉注射吗啡 2.5～5mg，以达到镇痛效果。

以上步骤将在复苏阶段挽救生命，并在进行最终治疗时决定优先顺序。

尽可能从救护人员、目击者或亲属，以及患者处获得完整的病史。AM-PLE 是一个有用的记住病史的助记符号（表 5-2）。

表 5-2　多发伤病史的助记符号

A	过敏
M	药物
P	既往史，包括饮酒和吸烟史；怀孕史
L	最后一餐
E	与受伤有关的事件/环境，包括时间、撞击速度、初始生命体征和任何情况变化

确保对所有生命体征、临床发现和调查结果进行持续记录，并定期对患者进行复查。

第二节　多发伤的进一步诊断和处理：确定性治疗

出现以下情况时考虑多发伤的确定性治疗。

（1）头部和面部受伤。

（2）颈部受伤。

（3）胸部损伤。

（4）腹部和骨盆损伤。

（5）其他骨科损伤。

第三节 头部和面部损伤

诊断和治疗

(一)头皮

1. 检查有无撕裂伤、血肿、穿透性伤口和异物。

2. 触诊有无畸形和骨折的证据。

3. 如怀疑有严重头部损伤,则评估意识水平,并按照第1章第六节"重型颅脑损伤"的描述处理。

(二)面部

1. 再次检查气道的完整性,可能会发现隐匿的颈部损伤。

2. 寻找瘀伤、肿胀或畸形,提示眼眶、鼻腔、颧骨或下颌骨骨折(见第12章第一节五、"颧骨或颧上颌复合体骨折")。

3. 耳前面部损伤时,检查是否有腮腺和面神经损伤。

4. 清理和评估所有面部伤口。当患者的病情稳定,所有严重的伤口都已处理好后,需要进行细致的清创和正式缝合。

(三)眼睛

1. 检查眼睛是否有穿透或钝器伤表现。寻找特殊情况,如虹膜脱垂、前房积血、晶状体脱位和外伤性瞳孔散大(见第10章第一节十、"眼部钝挫伤")。

2. 评估瞳孔大小和反应,并寻找传入瞳孔缺损(Marcus Gunn 瞳孔,见第10章第四节"非炎性视力突然丧失"),作为玻璃体或视网膜出血和(或)大面积视网膜脱离的证据。

3. 检查视力和眼球运动。

(四)鼻子

1. 检查是否有血液或脑脊液(CSF)渗漏,提示颅底骨折(见第1章第六节"重型颅脑损伤")。

2. 触诊畸形和鼻骨骨折(见第11章第三节一、"鼻骨骨折")。

3. 特别要注意鼻中隔血肿,如果血肿较大,就需要切开引流以减少随后软骨坏死的风险(见第11章第三节一、"鼻骨骨折")。

(五)口

1. 检查是否有断牙或缺牙。他们可能已被吸入气道(见第12章第一节二、"牙齿损伤")。

2. 检查牙齿是否有错位咬合,提示上颌或下颌骨骨折(见第12章第一节"下颌骨骨折")。

3. 评估是否有鼻咽出血,可能会发生大出血并伴有颅底骨折。检查是否有舌裂口,此种情况很少需要修复(见第12章第一节一、"撕裂伤")。

(六)耳朵

1. 检查耳朵皮肤和软骨损伤,之后需要引流和缝合。

2. 如考虑鼓膜穿孔,即使看到明显出血,也不要用窥镜检查,以免引起感染。出血可能与颞骨骨折或外耳道损伤有关(见第11章第一节五、"颞骨骨折")。

第四节　颈部损伤

一、颈椎损伤

对于外伤后出现颈部局限性疼痛或触诊疼痛的所有患者都应考虑颈椎损伤可能。对于所有意识丧失伴头部损伤、多发伤、酒精或药物影响下的患者，以及锁骨上方局部分散性损伤的患者，也应怀疑有颈部损伤可能。

(一)诊断

1. 如果患者意识清醒，询问是否有颈部疼痛，中线触诊是否有压痛，是否伴有肢体无力或感觉缺失。

2. 检查生命体征。颈或高位胸椎脊髓损伤会引起呼吸困难、呼吸急促和腹式呼吸。交感神经张力丧失也会导致心动过缓、低血压，如果环境温度低，由于血管扩张还会引起低体温(神经源性休克)。

3. 触诊颈部有无压痛、肿胀或畸形。评估肢体张力、无力、反射丧失和感觉缺失，包括会阴感觉和肛门张力的丧失。

4. 描述查体发现的所有肌肉运动无力和反射异常。

(1)上肢肌肉。神经根 C5～T1 支配上肢肌肉(表 5-3)。

(2)使用医学研究委员会量表对肌无力进行分级，这样每位医师在检查患者时都使用统一的术语(表 5-4)。

表 5-3　上肢肌节及其支配动作

神经根	动作	神经根	动作
C5	肩外展	(C6),C7	腕关节屈曲
C6,C7	肩内收	C6,(C7)	腕伸展
C5,C6	肘关节屈曲	C8	手指弯曲
C7	肘伸展	C7	手指伸展
C6	旋前和旋后	T1	手内肌收缩

表 5-4　医学研究委员会(MRC)肌肉无力分级量表

记录等级	体征
0 级	完全瘫痪
1 级	仅有阵发收缩
2 级	只有在消除重力的情况下才能移动
3 级	对抗重力的运动
4 级	对抗重力和阻力的运动
5 级	正常力量

（3）上肢反射：评估肱二头肌、肱三头肌和旋后肌上肢反射，这表明某些神经根的运动功能或其他功能正常（运动神经根反射区见表5-5）。在确定反射消失的诊断之前，使用强化手法（Jendrassik 操作法）进行验证，如在测试反射时，让患者紧咬牙齿或将双膝并拢。

表 5-5　上肢神经根反射区

反射区域	神经根
肱二头肌	C5、（C6）
旋后肌	（C5）、C6
肱三头肌	（C6）、C7、C8

5. 皮肤节段性感觉缺失

（1）通过针刺测试疼痛纤维来评估感觉（脊髓丘脑束），并检查精细触觉或关节位置感（脊椎后柱）。

（2）C5-T1 皮节分布于上肢皮肤（表5-6）。

（3）C4 和 T2 皮节平齐胸前第 1 和第 2 肋骨的水平。

表 5-6　支配上肢皮区

神经根	支配区域分布
C5	外上臂
C6	前臂外侧
C7	中指
C8	前臂内侧
T1	内上臂

6. 腿部的肌节、反射和皮节在第7章第四节二、"背部间接机械性创伤"中有描述。

7. 颈椎影像学检查

（1）颈椎侧位 X 线片

①确保获得足够的视野，可能需要"游泳者侧位"，所有 7 个颈椎和 C7/T1 连接处都能看到。

②检查颈椎的纵向线是否对齐。颈椎前移＞3mm 意味着韧带断裂和颈椎不稳（图5-1）。

③观察椎骨是否有骨折的表现，如楔形变和泪滴样骨折。检查椎体前方软组织阴影（图5-1）。

A. C1 和 C4/C5 之间的咽后间隙应＜5mm。

B. 成年人 C4/C5 和 T1 之间的气管后间隙，应小于一个椎体的宽度。

（2）齿状突张口位：检查 C2 齿状突关节面和齿状突及 C1 外侧有无骨折表现。

（3）颈椎前后正位 X 线片：观察椎体旋转、关节间隙缺失、横突骨折。

（4）颈椎 CT 扫描：如果颈椎平片 X 线检查后，临床上仍怀疑有骨损伤可能或为进一步确定是否有颈椎骨折和椎体半脱位，应进一步行 CT 检查。

CT 特别适用于有以下情况的创伤患者。

①X 线平片有异常。

②可疑的、不充分的或不完整的平片。

③神经功能缺损。

④怀疑血管、气道、食管或其他软组织损伤。

⑤头部损伤需要 CT 头部扫描，特别是需要插管时。

（5）MRI 比 CT 和 X 线平片更敏感地识别出软组织损伤，如韧带损伤、

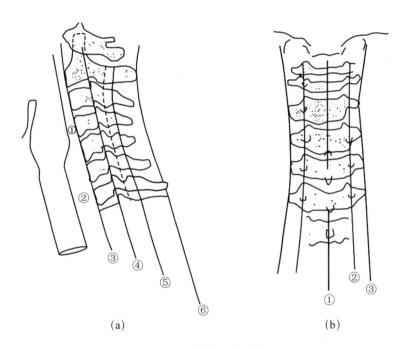

(a)　　　　　　　　　　　　　(b)

图 5-1　成人颈椎 X 线

(a)侧位片:①咽后间隙(<5mm);②气管后间隙(小于一个椎体的宽度);③前纵韧带;④后纵韧带;⑤棘中线;⑥脊柱后线。第 3、4、5 和 6 线应该是平行的,遵循正常的颈椎前凸曲线。脊髓在第 4 线和第 5 线之间。

(b)正位片:①棘间线;②横孔线;③横突线。第 1、2 和 3 线在正常颈部应该是笔直的。

椎间盘突出或出血导致脊髓或颈神经根受压。MRI 很少在急性情况下使用,但可以随后申请,特别是存在局灶性神经体征时。

(二)治疗

1. 一定要使用半刚性的颈托,如果怀疑颈部受伤,尽量减少头部运动,并在前额两侧使用沙袋,以防止头部旋转。

2. 对于意识不清或呼吸窘迫的患者,应进行经口气管插管的紧急气道管理。只有熟练气道操作的医师才能这样做,通常通过 RSI 气管插管技术(见第 18 章第二节"快速诱导气管插管")和用手轴向固定,以保护颈部免受任何移动。

3. 如果患者是低血压,恢复循环容量。

(1)在诊断神经源性休克之前,首先要寻找失血的来源。

(2)神经源性休克指颈髓损伤时,由于交感神经张力丧失、血管舒张和心动过缓而导致低血压的情况。

(3)放置导尿管以监测尿量。

4. X 线片正常也可能发生严重的韧带损伤与颈椎不稳。

（1）严重脊髓损伤的儿童中更容易出现这种情况，其中 20%～30% 的儿童 X 线片和（或）CT 扫描正常（SCIWORA：无影像学异常的脊髓损伤）。

（2）颈部过伸可能会导致老年颈椎病患者手臂无力，通常没有任何相关骨折或脱位，称为中央脊髓综合征。

（3）在这种情况下申请磁共振（MRI）检查。

5. 将所有怀疑颈椎损伤的患者移交给骨科或外科治疗，并开始进行压力区护理。

6. 对于完全或不完全脊髓损伤的患者来说，大剂量甲基强的松龙对改善神经功能预后的价值是不可信的、有争议的，并且可能造成伤害。现在大多数医疗中心已经放弃这种方法。

（1）听从当地脊柱损伤科的建议，在受伤后 8h 内开始治疗。

（2）输注甲基强的松龙 30mg/kg，持续 15min。45min 后，以每小时 5.4mg/kg，持续静脉滴注 23h。

二、气道损伤

（一）诊断

1. 气道损伤可能是穿透性或钝性、孤立性的损伤，或者与多发性损伤有关。

2. 患者可能出现声音嘶哑、疼痛、喘鸣、咳嗽和（或）咯血。

3. 检查是否有局部肿胀、皮下气肿、呼吸窘迫、气胸或血胸。

4. 只有当患者病情稳定时，再行颈椎正侧位 X 线片及 CXR 检查。

（二）治疗

1. 紧急呼叫高年资急诊医师前来提供帮助，随时密切观察患者的病情变化。

2. 进行气管插管或环甲膜切开术，抑或将气管插管直接插入气管裂开的伤口，以保持气道通畅。

3. 立即将患者转入院手术治疗。一旦完成气管插管，气道得到保护，然后再申请 CT 扫描检查。

三、颈部血管损伤

诊断和治疗

1. 血管损伤引起明显的外出血或内出血并迅速形成血肿，可能危及气道。

2. 在急诊科，不要探查任何穿透性伤口，应将所有穿透物留在原位不要移动。

3. 将患者转至手术室进行紧急正式的外科手术伤口探查之后，需要血管造影和全内镜检查。

四、颈部神经损伤

诊断和治疗

1. 下列神经受损会引起特定的症状和体征。

（1）迷走神经喉返支：声音嘶哑和声带麻痹。

（2）副神经：斜方肌和胸锁乳突肌功能丧失。

（3）膈神经：膈肌运动丧失，X 线显示膈肌抬高。

（4）舌下神经：舌向患侧偏移。

（5）颈交感神经：霍纳综合征伴部分上睑下垂，瞳孔收缩，同侧面部出汗减少。

2. 如发现上述症状和体征，请将

患者转诊至外科治疗。

五、食管损伤

诊断和治疗

1. 颈部食管损伤引起吞咽困难、流涎和局部疼痛,并发展为皮下气肿。

2. 立即把这种罕见的情况转到外科入院治疗。必要时,在气管插管保证气道安全的前提下申请 CT 扫描。

六、颈部扭伤

(一)诊断

1. 颈部扭伤通常与机动车碰撞中突然减速引起的颈部过度伸展有关。这种损伤的机制一般称为"甩鞭"样动作。实际上,颈部扭伤与其他方向的冲击同时发生,包括过度屈曲。

2. 在受伤时,通常症状轻微不会被注意到,患者通常在 12～24h 后出现颈部疼痛和僵硬,同时伴有头痛症状。

3. 疼痛可辐射至肩部和手臂,引起感觉异常,但神经系统检查未显示任何客观的阳性体征,但颈部活动因疼痛而受限。

4. 颈椎 X 线片可显示肌肉痉挛,导致正常颈椎前屈消失。

(二)治疗

1. 用非甾体类抗炎镇痛药(NSAID)治疗患者,如布洛芬 200～400mg 口服每日 3 次或萘普生 250mg 口服每日 3 次,并鼓励早期活动。

2. 如果疼痛无法缓解,请将患者转给理疗科治疗,进行热疗和运动锻炼。

3. 症状可能要持续数月,并可能因再受点轻伤而使病情加重。

第五节　胸部损伤

一、气胸

(一)诊断

1. 张力性气胸

(1)张力性气胸会导致极度呼吸窘迫、呼吸急促和低血压。气管偏向患侧,颈部静脉扩张,患侧胸部无扩张,叩诊呈鼓音,呼吸音减弱或消失。

(2)立即进行减压。使用大口径静脉套管针插入锁骨中线第 2 肋间,然后放置肋间引流管(见第 18 章第五节八、"胸腔置管")。

2. 单纯性气胸

(1)单纯性气胸是由钝性或穿透性胸部创伤引起,亦可以由穿透性腹部创伤穿破膈肌引起。

(2)该情况很容易被忽略,须检查是否存在皮下气肿、胸部扩张减弱和呼吸音消失。

(3)如无脊椎损伤可能,可进行立位胸部 X 线检查确认少量的肺尖部气胸。

①仰卧位胸部 X 线显示正常,可能漏诊胸部前方的少量气胸。

②床旁超声可以快速显示气胸。

③或者进行胸部 CT 扫描可以显示气胸。

(二)治疗

1. 大多数外伤性气胸患者需要插入胸导管以避免后期出现张力增高,特别是在需要正压通气或空运的情况下。在腋中线的第5或第6肋间隙插入肋间引流管(见第18章第五节"胸腔置管")。

2. 无症状的少量气胸可密切观察。

3. 把所有气胸患者交给外科医师治疗。

二、血胸

(一)诊断

1. 血胸的原因与胸壁损伤、穿透性或钝性肺损伤和大血管损伤有关。

2. 这种情况会引起低血压、呼吸困难伴胸部扩张度减弱、呼吸音消失,在受累的肺底部叩诊呈浊音。

3. 如果没有脊髓损伤,可以进行立位或半卧位CXR以确定液平面。

4. 如果胸部X线检查是仰卧位,血胸一侧可表现为弥漫的毛玻璃模糊影,这很容易漏诊。

5. 尽管通常是通过胸部CT扫描来诊断血胸,但也可以用另一种方法,比如做侧卧位X线片。

(二)治疗

1. 给予高流量氧疗并开始静脉输液,包括输血。

2. 在腋中线的第5、6肋间插入一个大口径的32或36-French肋间引流管,使用钝性剥离法向下穿透胸膜(见第18章第五节"胸腔置管")。

3. 如果出血严重,如>1500ml或持续出血,可能需要开胸手术(见第5章第五节八、"胸部穿透伤")。

三、肋骨和胸骨骨折

(一)诊断

1. 这些伤害与直接创伤有关,包括安全带损伤。它们引起局部疼痛和压痛,在呼吸和胸壁起伏时更严重。

2. 以下部位的骨折可导致相关损伤

(1)锁骨、第1和第2肋骨:锁骨下血管、主动脉、气管、主支气管、脊髓或臂丛的损伤。

(2)胸骨:心肌、大血管和上胸椎的损伤。

(3)右下肋骨:肝和右肾受损。

(4)左下肋骨:脾和左肾损伤。

3. 两处多根肋骨骨折造成连枷胸,导致反常的胸壁运动及缺氧,伴有潜在的肺挫伤。

4. 做心电图以排除心肌挫伤(见下文)。

5. 做CXR检查来寻找气胸、血胸和纵隔增宽的相关并发症,而不仅仅辨别有无骨折。对疑似胸骨骨折可进行胸骨侧位X线检查。

(二)治疗

1. 用面罩给予患者高流量氧疗,血氧饱和度目标为94%。

2. 根据需要开始液体复苏,必要时插入肋间引流管,并给予足够的镇痛,如吗啡2.5～5mg静脉注射。

3. 将以下患者收入院进行外科治疗:

(1)气胸、血胸。

（2）胸骨骨折伴剧烈疼痛或心电图异常。

（3）其他胸部或腹部器官的损伤。

（4）原有肺部疾病，呼吸储备能力差。

（5）肋骨骨折伴明显疼痛。这些患者可能需要进行胸段硬膜外麻醉。

4. 对于任何气胸，无论大小，在呼吸功能恶化可能需要正压通气时，都必须先插入肋间引流管。

5. 其他无复杂性肋骨骨折或仅是单纯胸骨骨折，经心电图和 X 线片检查正常的患者可安排出院。

6. 提供镇痛药，如对乙酰氨基酚 500mg 和磷酸可待因 8mg，口服 2 片，每日 4 次。

（1）建议定期做深呼吸，防止肺不张。

（2）通过传真或信件联系家庭医生。

四、心肌挫伤

（一）诊断

1. 心肌挫伤是由于钝性减速损伤引起，并伴有肋骨骨折、胸骨骨折和胸壁挫伤。由于没有公认的金标准，很难诊断。

2. 该挫伤可能是无症状的，但也可能有胸痛、心律失常，极少部分患者可引起短暂性右心室功能障碍伴颈部静脉扩张、心动过速和低血压。

3. 给予静脉输液，送血进行血常规、尿素和电解质、心脏生物标志物、血型鉴定。肌钙蛋白是心肌细胞损伤的可靠指标，但对其潜在风险不能量化。

此外，如果此值升高可诊断早期心肌梗死。

4. 进行心电图检查

（1）心肌挫伤可引起室性传导异常和心律失常。

（2）心电图异常包括窦性心动过速、心房颤动、束支传导阻滞和室性期前收缩，以及非特异性 ST 段、T 波异常或 ST 段抬高。

5. 完善 CXR 检查。

6. 低血压时进行超声心动图检查，超声心动图可显示心室壁运动异常，但对排除心脏压塞或急性瓣膜破裂最有帮助。

（二）治疗

1. 给患者高流量的氧疗，如果有低血压应谨慎进行液体输注。

2. 吗啡 2.5～5mg 静脉注射镇痛，同时联合应用止吐药如胃复安 10mg 静脉注射。

3. 所有心律失常和血流动力学不稳定的患者收入重症监护室（ICU）治疗。

4. 如果有明显的钝性心肌损伤并伴有肌钙蛋白升高，将心电图异常、年龄＞50 岁或既往心脏病但病情稳定的患者转到冠心病监护病房（CCU）进行心脏监测。

5. 50 岁以下，心电图正常，无口服镇痛药及心脏病史的患者可准予出院。

五、主动脉破裂

（一）诊断

1. 高速运动突然减速后容易发生此类情况，主动脉在左锁骨下动脉远端撕裂。人们越来越多地认识到,包括侧面碰撞在内的低速伤害中也会出现这种情况。

2. 所有>60公里每小时(45英里每小时)的减速损伤或从>5m(15英尺)高处坠落后都要考虑主动脉破裂可能。

3. 只有10%～15%的胸主动脉破裂患者,能存活到达医院。

4. 主动脉破裂的临床征象不明显或无表现,因此诊断主要基于损伤机制、胸痛或肩胛间疼痛史、双侧手臂的血压不对称,或股动脉和肱动脉搏动不同以及早期的CXR来判断。

5. 插入2个大口径静脉套管针,交叉配血4～6单位。

6. 做CXR检查,寻找主动脉破裂的影像学表现。

(1)纵隔增宽(1m仰卧位正位X线片上显示纵隔增宽≥8cm)。

①10%的患者会证实有主动脉破裂。

②其他原因导致的纵隔增宽,包括胸骨骨折引起的纵隔血肿、颈椎下段或胸椎骨折、食管损伤、局部静脉渗血和伪影。

(2)主动脉轮廓模糊及主动脉弓消失。

(3)左侧胸腔积液及左侧血胸。

(4)左主支气管受压。

(5)气管向右侧移位。

(6)鼻胃管向右侧移位。

7. 通过胸部X线及相关临床症状寻找是否有颈椎、胸椎或胸骨骨折,但是当X线胸片提示与其他临床发现无

关时,有必要进行CT检查。

8. 完善大血管CTA检查以明确主动脉附近是否有出血,如主动脉壁异常则提示可能有血管撕裂。

(二)治疗

1. 严格进行液体管理

(1)主动脉破裂的患者,早期低血压对适当的补液是有反应的。

(2)注意避免输液过多或因疼痛控制不佳引起的高血压等。

2. 如果患者有高危损伤机制且影像学表现阳性,则应尽快将患者转至外科或血管外科进一步评估。当出现破裂时,需要紧急开胸和修复,如果当地有相关技术能力,可进行血管内支架植入术。

六、膈肌破裂

(一)诊断

1. 膈肌破裂可能发生于钝性或穿透性胸腹外伤,包括骨盆挤压骨折,多发生在左侧,可使胃或肠腔移至胸腔。

2. 75%的膈肌破裂患者伴有腹腔内损伤。

3. 可造成呼吸困难,偶尔会在胸部听到肠鸣音。

4. 行X线检查,寻找膈肌破裂时所见的下列征象:

(1)血胸、气胸、单侧横膈膜抬高、左下胸见肠管卷曲或鼻胃管在盘绕。

(2)由于将近25%的患者X线表现正常,因此常常会漏诊。

5. 申请胸部和腹部的CT检查以确定损伤。

(二)治疗

1. 用鼻胃管进行胃腔减压。

2. 如伴发血胸或气胸,需通过向下钝性解剖并穿过胸膜壁层,在肋间留置引流管(见第 18 章第五节"胸腔置管")。禁止使用套管针导引器插入引流管。

3. 复苏后请将患者转至外科治疗。

七、食管破裂

(一)诊断

1. 这种罕见的损伤通常与穿透性创伤或上腹部钝性损伤有关。其他原因包括使用器械、吞咽利器及呕吐致自发性破裂(Boerhaave 综合征)。

2. 患者主诉胸骨后疼痛、吞咽困难、偶有呕血。检查是否出现颈部皮下气肿。

3. 用大口径静脉套管针建立静脉通路。

4. 做胸部 X 线片检查,判断是否有纵隔增宽或纵隔气肿、左侧气胸、胸腔积液或血胸。在没有肋骨骨折的情况下,这些检查发现提示有食管破裂的可能性。

5. 行 CT 检查以便于更好地确定是否有纵隔气肿或食管周围积液。

(二)治疗

1. 给予吸氧、补液,静脉注射吗啡2.5～5mg 以缓解疼痛,并加入止吐药。

2. 如果考虑有发生食管破裂可能,启动广谱抗生素治疗,如庆大霉素5mg/kg、氨苄青霉素 1g,以及甲硝唑500mg 静脉给药。

3. 如果有胸腔积液,谨慎地插入肋间引流管。

4. 将患者转至外科接受食管造影(泛影葡胺)和(或)食管镜检查,必要时给予手术修复。

八、胸部穿透伤

(一)诊断

1. 胸部穿透伤可由伤口位置预测

(1)在乳头线的前内侧或者肩胛骨的尖端后侧,是损伤心脏或者大血管的高风险部位。

(2)脐以上易损伤肺、心脏或大血管。

(3)第 4 肋间隙以下容易损伤腹部。

2. 患者通常表现为疼痛和呼吸困难。不过,有些患者表明并无明显痛苦。

3. 由于血胸失血、心脏压塞或张力性气胸,患者可能会出现低血压。

4. 建立静脉通路并输血。

5. 完善 X 线检查寻找上述并发症。

6. 如果怀疑有心脏压塞,特别是当颈静脉增宽时,申请紧急床旁超声检查。

(二)治疗

1. 评估和保护气道,给予高流量吸氧,必要时进行胸腔穿刺术。开始进行液体复苏。

2. 80%的穿透性胸部损伤,采用肋间引流保守治疗(见第 18 章第五节"胸腔置管")。无论是在急诊科还是在手术室,涉及心脏和大血管的损伤均需要开胸手术。

3. 急诊复苏室开胸。外伤引起的心搏骤停患者,需要在复苏室立即进行开胸手术。

(1)以下患者生存率较高

①现场可触摸到脉搏并且有自主呼吸。

②心搏骤停时间<10min。

③刺伤或低速子弹继发的穿透伤。

(2)以下患者的创伤性心搏骤停是致命的

①钝性胸部创伤或高速子弹伤。

②现场没有脉搏或呼吸。

③生命体征消失>15min。

4. 手术室开胸。有下列损伤的患者,立即转移到手术室进行紧急开胸。

(1)穿透性心脏损伤。

(2)大量血胸,初始引流>1500ml或胸腔进行性出血>200ml/h,持续2~4h。

(3)持续性漏气提示气管支气管损伤。

(4)外伤后心脏压塞。

第六节　腹部及骨盆创伤

一、钝性腹部创伤

(一)诊断

1. 若有以下情况需要高度怀疑

(1)发生道路交通事故或从高处坠落的时候,尤其是伴有胸部、骨盆或长骨损伤的证据(损伤在腹部的两侧)。

(2)创伤患者在缺乏明显的外部出血或胸部损伤的情况下,仍有不明原因低血压。

2. 询问是否有肩部疼痛或伴有低位肋骨、骨盆或胸腰椎损伤的局部疼痛。

3. 寻找衣物的印记或轮胎轧过的痕迹,作为潜在腹部损伤的证据。腰部安全带导致的瘀伤,可能与十二指肠、胰腺或小肠损伤和(或)腰椎骨折脱位有关。

4. 检查胸部、腹部、骨盆和会阴(包括生殖器),如果有局部损伤的表现,可以考虑进行阴道检查。

5. 沿轴线翻身,对患者进行胸腰椎检查,检查臀部区域并进行直肠检查。

6. 插入两个大口径静脉套管针,并送血行血常规、尿素及电解质、肝功能、血糖、血淀粉酶及脂肪酶检查,同时交叉配血4个单位。

7. 要求早期行X线检查,包括胸部、骨盆和胸腰椎X线。

(1)立位胸部X线:可能会提示胸部损伤或膈下有游离气体。尤其要注意是否有肋骨骨折,这可能与肝、脾和肾损伤有关。

(2)骨盆X线检查:骨盆骨折可能与腹腔内或腹膜后损伤有关。

8. 床旁超声检查,有无腹腔内游离液体(见下文)。

(二)治疗

1. 给予高流量吸氧,对初始晶体液复苏的反应性进行评估,如生理盐水或Hartmann液(乳酸钠林格液),针对持续性休克开始输血治疗。

2. 留置鼻胃管,进行胃肠减压。

3. 留置尿管监测尿量并观察是否有血尿。如果怀疑尿道损伤出血来自于尿道口出血、阴囊血肿或直肠检查发现高骑式前列腺,则禁止留置尿管。

4. 如果需要立即进行剖腹探查,打电话给外科医师,并注意是否有手术室。剖腹探查适应证如下。

(1)持续性休克。

(2)取出内脏或在原位的穿透物。

(3)影像学证据显示有游离气体或横膈破裂。

5. 一般情况下,若没有立即剖腹探查的适应证,则需要进一步检查。

(1)超声检查

①创伤超声重点评估(FAST),对于无法行 CT 检查且病情不稳定的患者来说,是一种理想的检查方法。

②超声检查快速且无创,可在床旁重复进行,对腹腔内游离液体(即腹腔出血)高度敏感,还可以提示心脏压塞。

③然而,这项检查更依赖于个人操作,可能对空腔脏器、横膈和腹膜后损伤的诊断容易漏诊。

(2)CT 扫描

①患者病情必须足够稳定,才能被转运出复苏室。

②CT 可在未进行手术的情况下,提供腹腔脏器损伤的解剖学信息。

③尽管 CT 可能会遗漏空腔脏器及横膈膜损伤,但仍能显示腹膜后、骨盆及低位胸部的损伤。

(3)诊断性腹腔灌洗(DPL)

①此项检查已经被 FAST 和 CT 所取代。

②此项检查虽然对腹腔出血的诊断敏感度很高,但不能提示出血来源和出血量,且容易漏诊十二指肠、胰腺、肾和骨盆的腹膜后损伤或膈肌破裂。

6. 由于急诊剖腹探查手术是由外科医师决定,因此需要外科医师参与所有检查过程。

二、脾破裂

(一)诊断

1. 虽然许多患者的脾破裂不涉及肋骨骨折,但在 20% 的病例中,钝挫伤后的左下肋骨损伤与脾损伤有关。

2. 由于传染性单核白细胞增多、疟疾或白血病而导致的脾大,偶尔可能因轻微损伤发生破裂。

3. 脾破裂可能出现以下表现

(1)急性脾破裂:引起心动过速、低血压、腹部压痛及左肩牵涉痛。

(2)延迟性脾破裂:出现在创伤发作后 2 周或更长时间内,最初的局部不适和肩部放射痛消失,出现腹腔内出血的表现。

4. 开放大静脉通路,送血查全血细胞计数(FBC),并对急性脾破裂的患者进行血交叉配型,备血 2～4U。

5. 做 X 线检查以寻找是否有左下肋骨折和胸腔积液可能,特别是延迟性脾破裂。

6. 如果患者病情不稳定,进行床旁腹部 B 超检查去寻找是否有游离液体,若患者病情稳定,可以进行增强 CT 检查。

(二)治疗

1. 开始缓慢输注生理盐水,使收

缩压不超过 90～100mmHg(即最小容量或低血压复苏)。

2. 立即将患者移交给外科治疗。

三、腹部穿透伤

(一)诊断

1. 腹部穿透伤可能在刺伤、工业事故、道路交通事故、爆炸和枪伤中发生。

2. 枪伤可分为三种类型

(1)高速伤

①从高速步枪射出的子弹初始速度>1000m/s。

②表现为子弹进口伤口小和出口伤口大的特点,子弹在体内的瞬时空腔作用造成的严重内部组织损伤。

(2)低速伤

①手枪的初速可达 250m/s。

②子弹通过贯穿、撕裂造成体内局部损坏,其通常会穿过多个结构,路径偏转到身体另一个区域。

(3)散弹伤

①通常致命范围<3m(10 英尺),近距离(<7m)可造成表面大面积和内部损伤。

②如果散弹枪从>7m 处发射,会出现散射现象,并且射穿腹部脏器。

3. 伤口可能很明显,并有肠外露,也可能很难发现,尤其是隐藏在臀部褶处或会阴处。

4. 最重要的体征是低血压和休克。

5. 腹部查体是不可靠的,因为高达 50% 的急性腹腔出血患者在查体时没有腹部压痛。阳性检查结果包括局部肌紧张和肠鸣音减少。

6. 发生在脐以上的任何伤口可能会合并胸部损伤。

7. 开放大静脉通路,送血查全血细胞计数(FBC)、尿素和电解质(U&Es)、淀粉酶及脂肪酶,并且紧急进行交叉配血。

8. 做 X 线检查寻找是否合并胸部损伤,腹部 X 线检查评估是否有金属异物。

9. 在考虑非手术治疗的情况下,行增强 CT 扫描。

(二)治疗

1. 用生理盐水浸泡过的湿敷包覆盖裸露的肠管。

2. 吸氧,输注生理盐水,使收缩压达到 80～100mmHg。静脉注射 2.5～5mg 吗啡,进行滴定镇痛。

3. 开始使用广谱抗生素,如庆大霉素 5mg/kg 静脉注射、氨苄西林 1g 静脉注射、甲硝唑 500mg 静脉注射。预防性给予破伤风抗毒素治疗。

4. 将所有枪伤和绝大多数刺伤患者急诊收入外科住院,进行剖腹探查手术。

四、骨盆损伤

骨盆骨折的主要并发症是大出血,伴有高达 3L 或以上的隐匿性出血,即使予以液体复苏,出血也可能继续。

(一)诊断

1. 骨盆损伤通常由高能量钝性外伤引起,如道路交通事故、挤压伤和高处坠落。

2. 可合并膀胱、尿道、直肠和阴道

损伤,注意需排除横膈破裂。

3. 可有局部疼痛、压痛和淤青的表现。与盆腔出血相关的持续性低血压提示预后不良。

4. 直肠指检适合鉴别直肠或尿道损伤。

5. 开放两条大血管通路,并且送血化验全血细胞计数(FBC)、尿素和电解质(U&Es)、淀粉酶及脂肪酶、凝血功能、血糖及乳酸,交叉配血并备血4～6U。

6. 对于多部位损伤的患者行骨盆X线检查,特别是伴有原因不明低血压的患者。

7. 出血风险最大的骨盆骨折包括

(1) 4 个耻骨支组成的"蝴蝶"骨折。

(2)开书样骨折伴有耻骨联合分离超过 2.5cm。

(3)垂直剪切型骨折伴有半侧骨盆骨折,例如 Malgaigne 骨折。

8. 如果患者没有血流动力学不稳定,可行增强 CT 扫描。

(二)治疗

1. 给予高流量吸氧,开始静脉液体复苏,尽早改为血液及血制品输注。

2. 如果怀疑尿道破裂,请勿尝试用导尿管插入膀胱,而应等待经验丰富的急诊科医师或外科医师的协助。

3. 用床单紧紧裹住骨盆前部做成一个骨盆吊带或者最好使用市售的不影响 X 线或 CT 检查的骨盆固定带,在股骨大转子水平上进行外固定。

4. 通过早期床旁超声(FAST)排除腹腔出血,或当患者病情比较平稳时

进行增强 CT 扫描确定损伤的程度。

5. 立即呼叫外科、骨科和介入放射科会诊。控制骨盆损伤引发的继发性出血可能需要外固定、动脉栓塞和(或)需要进行盆腔切开填塞,然后收入 ICU。

五、闭合性肾损伤

(一)诊断

1. 这可能与脊柱、低位肋骨、输尿管、主动脉、下腔静脉和腹腔内其他脏器的损伤有关。

2. 闭合性肾损伤引起血尿、腰部疼痛和压痛,极少数情况下可感觉到侧腹部血肿。

3. 低血压是由于腹膜后出血或有时伴随的麻痹性肠梗阻造成的。

4. 插入大口径静脉套管针,并且送血化验全血细胞计数(FBC)、尿素及电解质(U&Es)、交叉配血并备血2～4U。

5. 行胸腰椎 X 线检查以排除骨性外伤。

6. 接着进行肾和输尿管的影像学检查。适应证如下。

(1)明显减速损伤,有肾蒂损伤的风险。

(2)局部体征,如疼痛或瘀斑。

(3)肉眼血尿。

(4)肉眼血尿的同时伴有休克(收缩压<90mmHg)。

(5)贯通伤。

7. 如存在上述任何一种情况,须行 CT 增强扫描对闭合性肾损伤进行评估。

(二)治疗

1. 患者需要静脉输液复苏,进行床旁超声(FAST)或 CT 检查排除相关腹部损伤。

2. 将患者转至外科住院观察。85%以上的闭合性肾损伤采用保守治疗、卧床休息和镇痛。

六、开放性肾损伤

(一)诊断

1. 这很少见,通常涉及腹腔脏器、输尿管或脊柱损伤。可能源于多发伤,也可能与躯干前穿透性损伤有关。

2. 通常会出现血尿、局部疼痛和压痛,但即使没有血尿,也可能存在严重的肾或输尿管损伤。

3. 输尿管绞痛可由血凝块的通过而引起。

4. 留置静脉通路,并且送血查血常规、尿素及电解质(U&Es)、交叉配血并备血 2～4U。

5. 进行 CT 增强扫描(或者可以的话,可做静脉肾盂造影)进行特殊成像。

(1)CT 检查证明了肾损伤的性质,也证实了另一个肾的结构和功能是否正常。

(2)CT 扫描可提供腹膜内或腹膜后损伤的重要补充信息。

(二)治疗

1. 静脉液体复苏,开始静脉注射抗生素,如庆大霉素 5mg/kg 和氨苄青霉素 1g,并预防性给予破伤风治疗。

2. 将患者转至外科住院治疗。

七、膀胱和尿道损伤

(一)诊断

1. 这些损伤通常与下腹部直接钝性创伤,以及骨盆严重骨折有关。

2. 膀胱破裂,可能发生在腹膜内或腹膜外。

(1)腹膜内伴有休克和腹膜炎。

(2)腹膜外

①可引起尿外渗和局部瘀青。

②超过 95%的患者有肉眼血尿。

3. 尿道破裂,可能发生在尿道膜部或球部。

(1)尿道膜部

①伴有排尿困难和尿道出血,与腹膜外膀胱破裂相似。

②直肠检查提示高骑式前列腺,通常伴有潜在的血肿。

(2)尿道球部

①由骑跨受伤引起(跨骑在物体上)。

②会导致会阴局部挫伤、疼痛和尿道出血。

(二)治疗

1. 请示上级急诊科医师并尝试轻柔地导尿,一旦遇到任何阻力都应立即停止。

2. 针对患者的疼痛和失血给予治疗,同时给予抗生素治疗,如静脉给予庆大霉素 5mg/kg、氨苄西林 1g。

3. 在进行腹部增强 CT 扫描前,请外科医师行逆行尿道或膀胱造影。

第七节 多发伤中其他骨科损伤

骨盆损伤,尤其是伴有出血的骨盆损伤,以及胸椎、腰骶椎骨损伤和主要肢体损伤,都是需要骨科医生早期参与的常见情况。

一、胸椎和腰骶椎损伤

(一)诊断

1. 这种类型的创伤是由坠落伤、直接打击或交通事故后的钝性伤造成。上胸椎过度屈曲楔形骨折可伴有胸骨骨折。

2. 多发伤患者均应检查背部。对怀疑脊柱损伤的患者,应谨慎维持脊柱稳定,小心应用"轴线翻身"方法。

3. 寻找淤青、畸形和穿透伤的证据。

4. 触诊脊柱周围局部有压痛和肿胀,棘突之间有异常间隙则提示骨折可能,或损伤区域覆盖至肾区则提示合并肾损伤。(见第 5 章第六节五、"闭合性肾损伤")

5. 仔细进行神经系统检查,评估感觉缺失、感觉层面、肛周感觉的丧失、腿部运动和反射的丧失(见第 7 章第四节二、"背部间接机械性创伤"腿部皮节、肌节和反射根)。脊髓的末端在第1腰椎的水平,因此任何第1腰椎的损伤只涉及马尾神经,导致下运动神经元功能减退。

6. 查血常规、尿素和电解质、血糖及血型鉴定。

7. 对以下所有高危患者进行胸腰椎 X 线检查,或进行胸腹 CT 扫描脊柱重建。

(1)从 3m(10 英尺)处坠落。

(2)机动车以每小时 80 公里(50英里)以上的速度撞车事故。

(3)从机动车辆或摩托车上弹出。

(4)GCS 评分≤8。

(5)神经功能缺损。

(6)背痛或压痛(可能没有)。

8. X 线检查可显示椎体骨折,如 Chance 骨折或楔形骨折、横突骨折或脱位(尤其是在 T12/L1 和 L4/L5 之间)。

9. 要求对平片上所有可疑区域,或潜在的不确定性骨折进行 CT 扫描。

(二)治疗

1. 优先治疗相关的胸腹部损伤。由于胸腰椎骨折通常是不稳定的,应采取脊髓预防措施,轴线翻身,尽量减少不必要的活动。

2. 如果局部或腹膜后出血,或者胸高位脊髓损伤交感神经张力丧失导致低血压,则应开始静脉输液治疗。

3. 将患者转到骨科或脊柱科治疗。

二、肢体损伤

对多发伤患者肢体损伤的治疗要晚于头部、胸部、腹部或盆腔损伤,即使肢体损伤可能看起来更严重。

肢体损伤在第 6 章"骨科急症"中有详细介绍。

(一)诊断

1. 检查是否有明显的畸形、肿胀、

压痛、异常运动或捻发音(如果患者意识不清)。

2. 检查远端脉搏,特别是在肱骨髁上骨折或膝关节脱位时。

3. 闭合性骨折虽然出血广泛但外部证据很少,而开放性骨折出血更多。表5-7为多发伤骨盆和肢体损伤时隐匿性失血量。

表 5-7 多发伤中骨损伤的预期隐匿性失血量

闭合性骨折部位	预期出血量
骨盆环	失血可高达 6 个单位甚至更多
股骨干	2～4 单位
胫骨干	1～3 单位

4. 注意任何神经功能缺损的相关症状,如髋关节后脱位引起的坐骨神经损伤、肱骨干骨折引起的桡神经损伤。

(二)治疗

1. 将骨折畸形恢复到正常的解剖位置。这将降低神经血管损害的风险,维持皮肤的完整性,减少发生长期并发症。

(1)髋关节后脱位矫正,防止坐骨神经损伤。

(2)膝关节脱臼矫正,维持远端血液循环。

(3)踝关节脱位矫正,防止外踝上的皮肤受压缺血坏死(见第 6 章第九节

五、"踝关节脱位")。

2. 给予吗啡 2.5～5mg 静脉注射镇痛,且给予胃复安 10mg 静脉注射止吐。

3. 用生理盐水浸泡的无菌敷料覆盖复合骨折。给予氟氯西林 2g 静脉注射或头孢唑林 2g 静脉注射,并且预防性给予破伤风治疗。

4. 使用石膏板固定骨折,或牵引夹板用于股骨干或胫骨骨折。夹板可以减少疼痛,使治疗更容易;夹板还能减少失血和神经血管损伤的风险。

5. 如果远端存在缺血,应立即请血管外科和骨科会诊,等其他严重损伤情况已经稳定后再转诊。

6. 四肢或手指的创伤性断肢

(1)通过直接加压和抬高残肢控制出血。

(2)对于干净的、未压成碎片的平整伤口可考虑再植的可能。

①用生理盐水浸润过的无菌敷料来保存断掉的部分。

②用无菌的干塑料袋将包裹好的断肢密封,浸泡在一个装有碎冰和水的容器里。

③对于复合性骨折,静脉给予抗生素和破伤风。

④用 X 线检查四肢和断肢。

⑤在损伤后 6h 内将患者转诊到骨科或整形外科,考虑进行微血管手术。

第八节　颅脑损伤

颅脑损伤的诊断和治疗主要考虑两部分:①严重的颅脑损伤(见第 1 章

第六节"重型颅脑损伤");②意识清楚的颅脑损伤。目的是区分哪些是需要

入院的患者和哪些是可以允许回家的患者。

(一)诊断

1. 询问病史

(1)撞击的性质和速度。

(2)随后出现的意识丧失、嗜睡、呕吐或癫痫发作。

(3)创伤后逆行性遗忘(PTA)的时间是从受伤之时到恢复连贯事件记忆的时间,而 PTA＞10min 是有意义的,这一点经常被低估。

(4)是否与酒精或中毒相关。

(5)有关的临床病史和药物治疗,包括华法林或新型口服抗凝剂(NOAC)。

2. 检查

(1)记录体温、脉搏、血压和呼吸。

(2)评估高级神经系统功能,包括意识水平,可用 GCS 评分(见第 1 章第六节"重型颅脑损伤")。

(3)检查瞳孔大小和反射,眼球运动,脑神经和对侧肢体的神经功能。

(4)检查头皮是否有擦伤、划伤或可触及的骨折和血肿。

(5)排除相关颈部或其他损伤。

3. 影像学检查

(1)如果有颈部损伤的相关表现,行颈椎三维片检查。

①颈椎侧位片,有前后位和齿状突张口位。

②确保 C1-C7/T1 清晰可见,必要时进行肩部牵引(见第 5 章第四节"颈部损伤")。

③头颅 CT:要求将头颅 CT 作为检查的首选方法,以检测急性和临床上重要的颅脑损伤。

(3)意识清楚,GCS 为 15 分的头部损伤患者,若随后出现任何意识障碍或 PTA,其颅脑 CT 适应证包括:

①合并药物或酒精中毒。

②头痛或反复呕吐＞2 次。

③年龄＞65 岁。

④口服华法林,新型口服抗凝剂(NOAC)或有其他出血趋势,例如慢性肝病。

⑤危险的发病过程,如高速受伤、由锋利或沉重的物体砸伤。

⑥头皮深部撕裂、大血肿或触诊怀疑颅骨损伤。

⑦癫痫发作或局灶性神经学体征。

⑧怀疑开放性骨折。

⑨颅底骨折的表现,如脑脊液、鼻或耳内出血。

(4)颅脑 X 线:如儿童非意外伤害的检查,它的作用是有限的,只有当无法行 CT 检查时可以使用颅脑 X 线检查,但须住院观察。

(二)治疗

1. 彻底清洁头皮划伤处,修剪边缘并清除异物。然后使用单丝合成的不可吸收材料(如尼龙或聚丙烯)分层缝合。

2. 根据患者的免疫状况给予破伤风预防性治疗。

3. 住院

(1)有以下特征的轻微头部损伤患者,在外科医师指导下进行神经学观察。

①无论影像学结果如何,患者有意识模糊或意识水平下降。

②神经系统症状或体征:持续性头痛或呕吐。

③CT检查异常。

④颅骨骨折。

⑤评估有困难的:如酒精中毒、药物中毒或癫痫。

⑥其他临床情况:如口服华法林、新型口服抗凝药(NOAC)或凝血异常。

⑦需要住院治疗的重大相关损伤。

(2)确保以上所有患者都有头部CT,其中一些需要与神经外科医师讨论。

4. 出院

(1)如果家里有人陪伴及家庭环境合适,可以让以下头部轻伤的患者出院:

①意识清楚、定向力正常。

②颅脑CT正常(当CT无法使用时,看颅骨X线正常)。

③不伴有其他损伤。

④无癫痫发作或局部神经系统症状。

⑤无持续性头疼或呕吐。

(2)给每个患者一张标准的头部损伤医嘱卡。这些卡片建议患者如有并发症应返回,例如出院后24h出现神志不清、嗜睡、癫痫、视力障碍、呕吐或持续性头痛。

(3)但仍有一些患者头部受了轻伤,有待进一步处理。将下列患者送至急诊科短期病房观察。

①无人陪。

②家庭环境差。

③病史提供不可靠,尤其是无法确认酒精或药物的影响。

④其他损伤性疼痛,如面部或鼻子等。

5. 注意事项

(1)寻找老年人发病前跌倒的原因,如体位性低血压、阿-斯综合征发作或其他原因晕厥发作。除了头部损伤外,这些疾病本身需要诊断和治疗。

(2)儿童头部受伤可能是由非意外伤害造成的(见第8章第十一节)。

(3)颈椎损伤与头部损伤相关,应根据临床情况进行适当的检查和调查。

第九节　烧　伤

烧伤分为以下几类:①严重烧伤。②轻微烧伤和烫伤。③手部轻微烧伤。④面部轻微烧伤。

一、严重烧伤

(一)诊断

1. 确定火灾的性质、如何开始、是否有爆炸、事件发生的时间和到达医院有没有延迟。

2. 询问患者是否被关在封闭的地方,如果是,被关多久。查明是否存在易引起一氧化碳和氰化物中毒的烟雾,以及烟雾接触时间。

3. 检查是否有呼吸道烧伤的表现

(1)寻找脸部和颈部周围的烧伤、烧焦的鼻毛、鼻子和嘴巴里的烟灰颗粒。

(2)寻找呼吸急促、声音嘶哑、喘鸣

或喘息的表现。

（3）对头痛和意识模糊的评估，可提示一氧化碳中毒。

4. 考虑塑料和织物燃烧引起氰化物中毒的可能性，特别是在以下患者中：

（1）呼吸急促、呼吸衰竭、心律失常、低血压、惊厥和昏迷。

（2）严重的、持续存在的、阴离子间隙升高的代谢性酸中毒，尽管进行了液体复苏，但静脉内乳酸水平仍 > 10mmol/L（见第 14 章第二节十三、"氰化物中毒"）。

5. 检查是否有相关的伤害，特别是爆炸、冲击波或高压电击造成的烧伤。

6. 确定烧伤的程度

（1）在成人中使用 Wallace 九分法，忽略单纯的红斑区域（图 5-2）。

（2）在评估儿童烧伤的程度时，以儿童手掌的大小作比较，相当于体表面积（BSA）的 1％。儿童头部面积占全身体表面积的比例比成年人大（12％～14％），腿部面积相对偏小（14％）。

（3）使用体表面积图，比如使用 Lundand Browder 图表，计算全身烧伤面积。

7. 确定烧伤的深度

（1）全层：皮肤为白色或棕色、干燥、皮革样触感，因无毛细血管再充盈而失去知觉，需要皮肤移植。

（2）部分

①深层真皮：皮肤呈粉红色或白色，触感增厚，不泛白，感觉减弱。大约 3 周内可愈合，但有些地方可能需要移

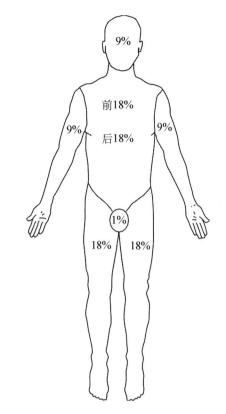

图 5-2　成年人 Wallace 九分法，用于估计烧伤面积百分比

植，以避免留下瘢痕。

②浅层真皮：皮肤发红、潮湿、起水疱、发白和疼痛，10～14 天后会自行愈合。

（3）表皮层：出现红斑、皮肤变白和疼痛，接着出现如晒伤样脱皮，5～7 天内迅速愈合。

8. 置入 2 个大口径的静脉留置针，送血查血常规、尿素和电解质、肌酸激酶（CK）、血糖、乳酸、血型鉴定。如怀疑有酒精或药物滥用，需送毒检。

（1）如绝对必要，可通过烧伤皮肤位置开放静脉通路，如未发现静脉，可

采用静脉切开技术。

(2)避免中心静脉置管,因为这一过程有很高的脓毒症风险。

9. 检查动脉血气分析(ABGs)或静脉血气分析(VBGs)。碳氧血红蛋白水平升高将提示一氧化碳中毒(见第14章第二节十二,"一氧化碳中毒")。

10. 监测心电图和脉搏血氧。

11. 行胸部X线片检查(CXR)。

(二)治疗

1. 确认气道开放是否充分,并使用储氧面罩给予100%的纯氧吸入。

2. 喘息患者给予沙丁胺醇5mg雾化。

3. 有以下情况者,可以请一名熟练掌握气道管理的医师用RSI技术进行非切开性的紧急气管内插管。

(1)严重烧伤,包括面部、嘴唇和咽部。

(2)喘鸣、嘶哑、呼吸困难或意识水平下降。

(3)一氧化碳或氰化物中毒,因吸入烟雾而昏迷。

4. 所有烧伤面积>10%体表面积(BSA)的儿童或烧伤面积>15%体表面积(BSA)的成年人,或因相关损伤引起低血容量时,应尽快开始静脉输液。

5. 使用帕克兰(Parkland)公式计算液体输入速度

(1)补液:烧伤后第1个24小时补液量=体重(kg)×烧伤面积(%)×4ml,第1个8小时给予50%的液体量,其余50%的液体在接下来16h内给予补充。

(2)如果到达医院延误,更需要快速补液。

(3)给予额外的维持量,每小时补充生理盐水1.0～1.5ml/kg。

(4)帕克兰公式和其他液体复苏公式,如缪尔(Muir)公式和巴克莱(Barclay)公式,这些公式仅供参考,其补液的目标是尿量至少0.5ml/(kg·h)。

6. 液体的输入量比液体种类更重要

(1)在广泛、深度(如电烧伤)烧伤或复苏延迟时,应首先考虑使用白蛋白。

(2)否则,可单独使用晶体液,如Hartmann液(乳酸钠林格液)。

7. 置入导尿管,计算尿量以评估复苏是否足够,成年人尿量目标为0.5ml/(kg·h),儿童(<30kg)尿量目标为1ml/(kg·h)。

8. 烧伤面积>20%的患者易发展为胃潴留,可留置鼻胃管。

9. 静脉注射吗啡0.1mg/kg,同时静脉注射止吐药,如胃复安10mg。需要提醒的是,引起躁动的原因更多见于补液不足或缺氧,而不是疼痛本身。

10. 对所有烧伤患者进行预防性破伤风治疗(见第7章第一节一、"破伤风预防性治疗")。

11. 留下所有黏在皮肤上的衣物,不要弄破烧伤部位的水疱。去除束缚物品,如戒指、手镯和手表。

(1)用不粘皮肤的、浸渍石蜡油的纱布敷料或塑料保鲜膜覆盖烧伤处。如果儿童身上留有湿的衣物,要小心体温过低。

(2)在此阶段避免使用磺胺嘧啶银

乳膏,直至外科或烧伤科医师对患者评估后再决定是否使用。

12. 以下情况有必要考虑切除焦痂

(1)环状、皮革状、全层烧伤,因血流受阻引起肢体或手指远端缺血,并通过限制胸壁运动造成呼吸困难。

(2)请外科或烧伤科在烧伤区域进行切开减压。

13. 所有>1%～2%BSA 的全层烧伤需要收入外科住院;以下情况需将患者转到烧伤专科病房。

(1)儿童烧伤面积>10%,成年人烧伤>15%。

(2)重要的功能部位,如脸、手、足、会阴和生殖器烧伤。

(3)呼吸道烧伤。

(4)化学烧伤和电烧伤,包括雷击伤。

14. 仔细评估所有严重烧伤,并在转运前充分复苏,类似于将严重头部损伤转移到神经外科病房时所采取的预防措施。

(1)注意,在转运过程中有突发呼吸道梗阻的风险。

(2)在转运前,高年资医师必须对所有严重的呼吸道烧伤患者评估是否需要气管插管。

> **提示:**烧伤是一种可怕且意想不到的伤害,亲属(特别是孩子的父母)可能会感到内疚和愤怒。从一开始就及早提供咨询和安慰,帮助受害者接受事实和缓解焦虑,以便为受害者提供更好的支持。

二、轻微烧伤和烫伤

轻微烧伤和烫伤包括全层烧伤<1%体表面积(BSA),或成年人部分烧伤<15%体表面积(BSA)和儿童部分烧伤<10%体表面积(BSA)。此种分类的目的是区别于需要住院治疗的严重烧伤患者(见上文),将这些轻微烧伤和烫伤的患者像门诊病人那样给予治疗,无须住院。

(一)初期治疗

1. 立即用大量流动冷水冲洗伤口,直到疼痛减轻。

2. 评估烧伤的程度和深度(见上文)。浅层真皮烧伤可自行愈合,深层真皮烧伤愈合缓慢并形成瘢痕;全层烧伤除非烧伤面积直径<1～2cm,此时上皮会从边缘覆盖该区域;否则不能完全愈合,需要进行皮肤移植。

3. 用无菌生理盐水或洗必泰清洗创面。

4. 给予足够的镇痛,如对乙酰氨基酚 500mg 联合可待因 8mg,口服 2 片,4 次/日 和(或)布洛芬 200 ～ 400mg,口服,3 次/日。儿童服用对乙酰氨基酚酏剂 15mg/kg。

5. 去除破裂的大水疱,或者如果水疱张力大时,将水疱内液体抽走。否则应留下完整的水疱保护愈合的上皮。

6. 涂上磺胺嘧啶银霜,用非粘性石蜡浸渍纱布敷料覆盖烧伤处。

7. 然后用纱布和由棉毛和纱布结合垫组成的吸收层,覆盖石蜡浸渍纱布敷料,每边各超出 3cm。

8. 最后,用牢固的绉纹绷带将吸

收层固定在适当的位置,每边超出3cm,然后用胶带密封。

9. 手臂和手烧伤时,一定要用高臂吊带将肢体抬起来。

10. 预防破伤风和口服镇痛药,如对乙酰氨基酚 500mg 和磷酸可待因 8mg,2 片,每日 4 次,带回家口服。

11. 记住,孩子会阴部、脚或手的烧伤可能是由非意外伤害造成的。如果在寻求治疗方面有耽搁,而解释又不充分,或者没有任何飞溅的证据,则怀疑这一点。

(二)后续治疗

1. 患者在 24~48h 后复查,清理患处,重新评估烧伤情况,确保无继发感染的表现。重新更换敷料,但不再用磺胺嘧啶银。

2. 此后,每 5 天更换 1 次敷料,若伤口疼痛或有异味或绷带湿透,应立即更换敷料。更换敷料时,如果已经紧粘在皮肤上,应将浸有石蜡的纱布保留在适当位置,以避免破坏下面脆弱的新生上皮细胞。

3. 当伤口愈合并形成上皮化时,让伤口暴露或用干燥、无粘附性的敷料覆盖。

4. 将 10~12 天内未愈合的烧伤患者转到整形外科进行复查并考虑植皮。

5. 提醒烧伤患者愈合后早期皮肤会非常敏感,会出现光敏反应,有干燥的皮肤屑,在深色皮肤种族患者中可能会有色素脱失。

三、手部轻微烧伤

诊断和治疗

这个部位很难上敷料。

1. 用磺胺嘧啶银乳膏涂抹于手部,然后将手放在无菌塑料袋内,手腕处纱布包扎密封。

2. 抬高手部,鼓励患者有规律地活动手指。

3. 给予破伤风预防性治疗并给予镇痛治疗。

4. 由于袋子里会聚集很多浑浊的液体,因此每日需更换磺胺嘧啶银乳膏和袋子。

四、面部轻微烧伤

诊断和治疗

1. 面部轻微烧伤不需要包扎覆盖处理,10 天内可愈合,也可以使用专用的保湿乳液。

2. 使用荧光素染色方法排除角膜损伤。

3. 告知患者第 2 天可能会出现面部肿胀。

第十节   急 腹 症

急腹症的救治目标是抢救危重患者;筛选出那些需要转诊到外科、妇科、泌尿科、血管科或其他相关医疗科室的患者;并确定哪些患者可离院。

一、重症

诊断和治疗

1. 清理气道、吸氧、连接心电监护

仪和脉搏血氧仪。检查体温、脉搏、血压、呼吸频率及血糖水平。

2. 获取疼痛的发病时间、持续时间、发病性质和特征、疼痛既往发作史、相关手术史和疾病史、目前的药物和已知的药物过敏史。

3. 检查胸部和心脏,然后让患者平卧位,检查腹部,包括股动脉搏动。

4. 在出现突发急性腹痛的休克患者中检查是否有腹主动脉瘤(AAA)破裂、胰腺炎、下壁心肌梗死、肠系膜血管栓塞或异位妊娠破裂。

5. 做直肠检查判断是否出血。

6. 插入 1～2 根大口径静脉留置针,送血检查血常规、尿素氮、肌酐和电解质、肝功能、血糖、脂肪酶/淀粉酶和乳酸。如怀疑出血,进行交叉配血。如果发热,送血培养。检查动脉或静脉血气。

7. 开始静脉输注生理盐水。

8. 导尿。检查尿液中的尿糖、尿潜血、尿蛋白、尿胆红素和尿胆原,并进行显微镜检查和尿培养。对育龄女性进行尿 β-人绒毛膜促性腺激素(β-hCG)妊娠试验。

9. 做心电图。

10. 对疑似 AAA 或妊娠或异位妊娠患者,行床旁超声检查。

11. 紧急行 X 线检查

(1)如患者不能坐直,可将胸部正位片或侧位腹部片,检查是否出现穿孔时才有的游离气体。

(2)腹部 X 线(AXR)检查可看到肠梗阻、肠扭转或异常气体影,如穿孔时出现"双壁征"。

(3)若患者病情不太稳定,可进行腹部 CT 扫描。

12. 如有肠梗阻、肠麻痹或腹膜炎,需插入鼻胃管。

13. 弥漫性腹膜炎使用广谱抗生素,如庆大霉素 5mg/kg 静脉滴注、氨苄西林 2g 静脉滴注和甲硝唑 500mg 静脉滴注。

14. 尽早将患者转交给外科治疗。

二、生命体征稳定的急腹症

诊断和治疗

1. 确定疼痛的发作性质

(1)突发剧烈疼痛:考虑心肌梗死、主动脉瘤破裂、内脏穿孔、胆绞痛或肾绞痛。

(2)急性、严重和持续的疼痛:考虑胰腺炎、肠绞窄、肠系膜动脉栓塞和异位妊娠。

(3)进行性、持续性疼痛:考虑胆囊炎、阑尾炎、憩室炎、肝炎和盆腔炎(输卵管炎)。

(4)间歇性疼痛伴进行性加重:考虑机械性梗阻。

2. 询问疼痛的位置和放射部位

(1)腹正中疼痛并放射至背部,提示主动脉瘤或胰腺炎。

(2)腰痛放射至生殖器,提示输尿管绞痛或罕见的主动脉瘤破裂。

(3)如果累及腹膜,疼痛往往不局限于受累器官,如胆囊炎或脾破裂刺激膈肌,则放射至肩胛尖部。

3. 寻找相关临床表现

(1)恶心和呕吐

①外科急腹症往往先出现疼痛,之

后出现恶心和呕吐。

②如果恶心和呕吐先于疼痛,胃肠炎或胃炎等疾病更有可能。

(2)发热和寒战

①阑尾炎或憩室炎常出现低热。

②高热和寒战提示胆囊炎、胆管炎、弥漫性腹膜炎、肾盂肾炎或急性盆腔炎(输卵管炎)。

4. 检查体温、脉搏、血压和呼吸频率。

5. 视诊是否有肠蠕动波和肠扩张,触诊有无局部压痛、肌紧张和肿块,叩诊有无游离气体,听诊有无肠鸣音亢进或消失。检查疝孔,特别是在肠梗阻时。

6. 男性患者做直肠、外生殖器检查,女性患者考虑做阴道检查。

7. 置入静脉留置针,送血检查全血细胞计数(FBC)、尿素和电解质(U&Es)、肝功能、血糖和脂肪酶/淀粉酶。除脂肪酶/淀粉酶外,其他指标的鉴别诊断价值是有限的。

8. 检测尿液中的尿糖、尿潜血、尿蛋白、尿胆红素和尿胆原,对疑似UTI(尿路感染)者,进行尿镜检和培养。对腹痛的女性进行 β-hCG 妊娠试验。

9. 完善心电图检查。

10. 普通和特殊影像学检查。

应对以下具体适应证进行影像学检查:

(1)立位胸部 X 线片(CXR)检查:寻找基础肺疾病、腹腔疾病引起的继发

性胸膜反应和膈下游离气体,作为提示穿孔的证据。

(2)立位和卧位腹部片:观察肠梗阻或肠扭转、脾阴影、肾轮廓和腰肌阴影以及钙化和不透明轮廓。

(3)上腹部超声:确认胆绞痛或胆囊炎。

(4)下腹部超声:确认 AAA 或输尿管绞痛。

(5)盆腔超声:寻找妇科原因(记得先做 β-hCG)。

(6)腹部 CT 扫描

①对怀疑动脉瘤患者,若血流动力学稳定,给予完善增强 CT 检查。

②诊断困难特别是老年患者,如怀疑肠癌或其他复杂原因导致的腹部肿块、憩室炎、阑尾炎,CT 扫描时使用静脉造影剂,并酌情加减口服造影剂。

③输尿管绞痛不需要增强 CT 检查去确认。

11. 所有患者均按需给予静脉镇痛,如吗啡 2.5～5mg 静脉注射,胃复安 10mg 静脉注射,这不会干扰外科诊断,甚至可能有助于外科诊断。

12. 如果怀疑或不能排除急性外科情况,将所有这类患者转交给外科治疗。

三、急性腹痛的原因

引起急性腹痛的疾病可分为肠道、胆道、血管、胰腺、泌尿、腹膜和腹膜后、妇科和内科。完整列表见表5-8。

表 5-8　急性腹痛的原因

肠道疾病	急性阑尾炎
	肠梗阻
	肠套叠
	内脏穿孔
	憩室炎
	炎症性肠病
胆道疾病	急性胆囊炎
	胆绞痛
	逆行性(梗阻性)胆管炎
血管疾病	动脉瘤破裂
	缺血性结肠炎
	肠系膜动脉栓塞
	脾破裂
胰疾病	急性胰腺炎
泌尿疾病	肾和输尿管绞痛
	肾盂肾炎
	急性尿潴留
	急性睾丸附睾炎
	急性睾丸扭转
腹膜/腹膜后疾病	原发性腹膜炎
	腹膜后出血
妇科疾病	
内科疾病	

四、急性阑尾炎

(一)诊断

1. 急性阑尾炎可引起脐周局限性腹痛,咳嗽或移动时疼痛加剧,并可转移至右髂窝。伴随有厌食、恶心、呕吐、腹泻或便秘。

2. 低热、腹部局限性压痛、反跳痛和肌紧张。

3. 通常需要进行尿检,检查是否有尿糖增高、尿白细胞和尿 β-hCG 妊娠试验。即使是阳性,也不能排除阑尾炎的可能。

4. 建立静脉通路。一般查全血细胞计数(FBC),但其结果很少单独影响治疗决策。

5. 要求对女性进行超声检查以排除盆腔疾病,或对不明确的病例,特别是老年患者进行 CT 扫描。

6. 诊断最困难的是年幼、老年或怀孕的患者。

(二)治疗

1. 给予建立静脉通路输注生理盐水和静脉注射镇痛药。

2. 让患者禁食。如怀疑阑尾穿孔伴腹膜炎,可给予庆大霉素 5mg/kg,静脉滴注,每日 1 次,氨苄西林 2g,静脉滴注,每日 4 次和甲硝唑 500mg,静脉滴注,每日 3 次。

3. 将所有患者收入外科住院。在非典型病例中,如神志不清的老年患者、腹泻的婴儿或年龄较大的儿童拒绝进食,无论诊断是否明确或疑似,都不能排除阑尾炎可能。

五、肠梗阻

(一)诊断

1. 病因很多,包括肠粘连、梗阻疝、肿瘤、憩室炎、肠扭转、肠套叠、肠系膜血管栓塞和克罗恩病。

2. 高位梗阻时出现间断性绞窄样腹痛伴腹胀呕吐;低位梗阻时出现便秘

和停止排气。

3. 可见肠蠕动波、肠鸣音亢进和脱水的表现。

4. 如果发生绞窄(最常见的是股疝),疼痛就会变得更加持续和广泛,可伴有心动过速和休克表现。

5. 须检查疝孔并进行直肠检查。

6. 建立静脉通路,送血检验血常规、尿素和电解质、脂肪酶/淀粉酶和血糖。

7. 检查直立和仰卧位腹部 X 线片,并寻找以下特征。

(1)小肠梗阻

①X 线片显示小肠环型扩张,结肠无充气。

②小肠通常是中心分布,有规则的横带(环状皱襞)贯穿到整个肠腔直径。

③超过 5 个气液平面可认为有意义。注意胃肠炎中也会出现气液平面。

(2)结肠梗阻:X 线显示结肠扩张,向周围分布,皱褶不规则,内含粪块。

8. 做腹部 CT 检查以确定梗阻的程度和原因。

(二)治疗

1. 开始输注生理盐水,以纠正呕吐和经肠液流失引起的脱水。

2. 插入鼻胃管,给予镇痛,并将患者转交给外科治疗。

六、内脏穿孔

(一)诊断

1. 胃肠道的任何地方都可能发生穿孔。常见的部位有消化性溃疡、阑尾或结肠憩室。

(1)可能有酒精或非甾体抗炎药摄入、消化不良、恶性肿瘤或下腹痛的病史。

(2)穿孔可以复发。

2. 其表现为剧烈疼痛,有广泛性腹膜炎伴板状腹的体征,之后很快会出现休克表现。

3. 建立静脉通路,送血检查血常规、尿素和电解质、血糖和脂肪酶/淀粉酶。

4. 行直立位 CXR 来寻找膈肌下气体,在＞70％的病例中可以看到此征象。

5. 行腹部增强 CT 扫描。静脉注射和经口摄入造影剂。

(二)治疗

1. 输注生理盐水纠正休克,静脉注射 2.5～5mg 吗啡镇痛,并置入鼻胃管。

2. 使用广谱抗生素,比如庆大霉素 5mg/kg,静脉滴注,每日 1 次;氨苄西林 2g,静脉滴注,每日 4 次;甲硝唑 500mg,静脉滴注,每日 3 次。

3. 立即转诊至外科治疗。

七、憩室炎

(一)诊断

1. 一个或多个结肠憩室的炎症。

2. 引起下腹疼痛放射到左髂窝,排便习惯改变,有时伴有出血和腹泻。

3. 可出现低热、腹部压痛、左侧腹部可触及肿块。

4. 可能会出现穿孔、大出血、形成瘘管及肠梗阻等并发症。

5. 建立静脉通路,送血检查血常规、尿素和电解质、血糖、血型鉴定。

6. 如果怀疑有穿孔,行心电图和 X 线检查。

7. 静脉注射造影剂后给予腹部增强 CT 扫描。

(二)治疗

1. 开始静脉输液纠正脱水或休克。

2. 转至外科进行镇痛及抗生素治疗,如庆大霉素 5mg/kg,静脉滴注,每日 1 次;氨苄西林 2g,静脉滴注,每日 4 次;甲硝唑 500mg,静脉滴注,每日 3 次。怀疑有肠梗阻或盆腔脓肿可手术治疗。

八、胆绞痛

(一)诊断

1. 表现为右侧季肋区阵发性绞痛,可放射至肩胛区。

2. 查体可有右上腹压痛。如果胆总管梗阻,患者可能出现黄疸,巩膜呈黄色,尿胆红素阳性。

3. 建立静脉通路,抽血查血常规、尿素和电解质、肝功能和脂肪酶/淀粉酶。

4. 行上腹部超声检查。

(二)治疗

1. 静脉镇痛药治疗疼痛。如吗啡 0.1mg/kg 静脉注射,联合使用止吐药物如甲氧氯普胺 10mg 静脉注射。

2. 如果疼痛严重或怀疑急性胆囊炎,将患者转至外科手术治疗。

3. 建议患者低脂饮食,家庭医生或外科门诊随访。

九、急性胆囊炎

(一)诊断

1. 表现为急性发作、持续的右上腹疼痛并向肩胛部放射,伴有食欲减退、恶心和呕吐。

2. 查体局部压痛,伴肌紧张和反跳痛。常见呼吸时深吸气相疼痛以及右上腹有触痛(Murphy 征),常伴发热。

3. 偶尔可以触及胆囊并伴随黄疸症状。但多数情况下由于胆囊收缩,胆囊无法触及。

4. 建立静脉通路,抽血查血常规、尿素和电解质、血糖、肝功能、脂肪酶/淀粉酶和血培养。

5. 行上腹部超声检查。

(二)治疗

1. 镇痛治疗,如静脉注射吗啡 0.1mg/kg;同时给予止吐药物,如静脉注射胃复安 10mg,并且给予静脉滴注生理盐水。

2. 庆大霉素 5mg/kg,静脉滴注,每日 1 次;氨苄西林 2g,静脉滴注,每日 4 次。

3. 将患者转至外科治疗,卧床休息、镇痛、抗生素和胆囊切除术治疗。

十、逆行性胆管炎

(一)诊断

1. 表现为发热、寒战、上腹痛和黄疸。严重病例可出现意识障碍和休克。

2. 与胆结石、胆管狭窄和恶性肿瘤引起的胆道梗阻有关。

3. 查体有发热、黄疸和右上腹压

痛。感染性休克时可有心动过速、低血压和意识障碍。

4. 建立静脉通路,抽血查血常规、尿素和电解质(U&Es)、血糖、肝功能检查、脂肪酶/淀粉酶、乳酸和血培养。

5. 紧急行上腹部超声检查,如果情况允许则进行 CT 扫描。

(二)治疗

1. 静脉输注生理盐水。

2. 庆大霉素 5mg/kg,静脉滴注,每日 1 次;氨苄西林 2g,静脉滴注,每日 4 次。

3. 将患者转至外科或 ICU,严重病例需要进行急诊引流,如 ERCP。

十一、腹主动脉瘤破裂

(一)诊断

1. 典型的表现为突发性腹痛,放射至背部或腹股沟,晕厥,虚脱或不明原因的休克。50%的病例会出现心动过速和低血压。

2. 查体可感觉到伴膨胀性搏动感的痛性肿块,或脐部左侧隐约饱满不适。

3. 对于 45 岁以上的男性尤其要考虑这个诊断,即使患者只表现出典型的"三联征"(腹痛或背痛、休克、搏动性或压痛性腹部肿块)的一种特征。另外,即使有明显"输尿管绞痛"症状的老年患者也要首先考虑腹主动脉瘤破裂。

4. 建立双上肢大静脉通路,抽血查血常规、尿素和电解质、血糖、脂肪酶/淀粉酶,交叉配血并备血 4~6U。

5. 留置导尿。

6. 记录心电图,因为缺血性心脏病通常与低血压相关或因低血压而加重。

7. 时间允许,行 CXR(胸部平片)。

8. 如果患者血流动力学不稳定且诊断不确定,请进行床边快速超声扫描,以确认腹主动脉瘤的存在或寻找腹腔游离液体。

9. 濒死患者也可以直接送往手术室。

10. 只有患者血流动力学稳定方可进行 CT 扫描。切记根据患者肾功调整静脉注射对比剂的剂量。

(二)治疗

1. 面罩高流量吸氧,缓慢静脉输液

(1)仅给予最少量的生理盐水或 Hartmann 液(乳酸钠林格液),目标是使收缩压不超过 90~100mmHg(即最小容量或低血压复苏)。

(2)避免大量输液,因为这会导致凝血障碍、体温过低、加重出血和导致更高的死亡率。

2. 紧急联系血管外科立即剖腹手术。联系值班麻醉师,通知手术室,并通知 ICU。

十二、缺血性结肠炎

(一)诊断

1. 常发生在老年患者,表现为反复腹痛,进展加重可出现血性腹泻或因肠道狭窄导致肠梗阻。

2. 建立静脉通路,抽血进行血细胞计数、凝血项目、电解质和肝功能检测(ELFT)、血糖、脂肪酶/淀粉酶、乳酸和血型鉴定。

3. 记录心电图。

4. 要求做一张普通的 AXR（腹部平片），它可能会显示结肠壁的"拇指印"，或近端结肠扩张，肠壁内积气，以及提示预后不佳的门静脉内气体征象。

5. 增强 CT 可能表现为游离液体和结肠壁水肿或肠壁内积气，但是许多特征都是非特异性的。行 CT 血管造影以最佳程度确定病变范围。

（二）治疗

1. 静脉输生理盐水。

2. 镇痛，严格禁饮食（经口零摄入）。

3. 将患者转给外科专业组。

十三、肠系膜血管栓塞

（一）诊断

1. 可源于心房颤动或心肌梗死引起的栓塞，或动、静脉血栓形成，或动脉闭塞，如主动脉夹层所引起的动脉闭塞。

2. 突然出现严重的弥漫性腹痛，通常发生在老年患者，伴随呕吐和血性腹泻。

3. 腹部查体显示腹胀、广泛压痛、肠鸣音消失和新发直肠出血。

4. 建立静脉通路，抽血查血常规、尿素和电解质、肝功能检查、脂肪酶/淀粉酶、血糖，交叉配血并备血 2～4U。乳酸可作为晚期疾病严重程度的标志，但早期可能不会升高。

5. 记录心电图。

6. 如果患者血流动力学足够稳定，行一次腹部 CT 血管造影。

（二）治疗

1. 静脉注射生理盐水或 Hart-mann 液（乳酸钠林格液）治疗休克。

2. 将患者转给外科专业组，他们将确定是否需要紧急手术。但是无论如何预后都很差。

十四、急性胰腺炎

（一）诊断

1. 易患因素包括酗酒，胆结石，流行性腮腺炎、乙肝和巨细胞病毒等病毒感染，创伤，缺血或血管炎，以及内镜逆行胰胆管造影术（ERCP）后。

2. 急性胰腺炎表现为突然的、剧烈的腹痛，放射至背部，坐位前倾可以减轻疼痛，伴有反复呕吐或干呕。

3. 生命体征可有低热、心动过速伴随低血压。

4. 腹部检查可有上腹压痛、肌紧张、肠鸣音减弱或消失。

5. 开放大口径静脉通路，随后抽血查血常规、尿素和电解质、肝功能检查、血糖、血钙、脂肪酶/淀粉酶、血型鉴定、查动脉或静脉血气。

6. 记录心电图，无心肌缺血的情况下，可能显示弥漫性 T 波倒置。

7. 查直立位胸部 X 线检查，排除内脏穿孔或大叶性肺炎所致的疼痛。

8. 查上腹部超声检查以排除相关的胆囊结石疾病。

9. 重症患者进行腹部 CT 扫描，既能提供诊断信息，又能提供预后信息。

（二）治疗

1. 静脉输生理盐水，并留置鼻胃管。静脉注射吗啡 5～10mg，同时给予止吐药，如静脉注射甲氧氯普胺 10mg。

2. 把患者转介给外科专业组。

3. 将发生缺氧、休克、代谢性酸中毒、低钙血症或肾功能损害的患者收住 ICU。

十五、肾和输尿管绞痛

(一)诊断

1. 肾结石和输尿管结石可导致疼痛、血尿、肾盂积水或感染。

2. 症状是由一个或多个肾盏、肾盂或输尿管梗阻引起的。

3. 典型的症状包括突发严重的绞痛,从腰部放射至外阴部,伴躁动、呕吐和出汗。也可有尿频和血尿。

4. 查体肋脊角可有腰部压痛。记住,对于 45 岁以上的男性,尤其是首次出现肾绞痛和(或)无血尿的患者,应考虑腹主动脉瘤破裂的可能性(见第 5 章第十节十一、"腹主动脉瘤破裂")。

5. 建立静脉通路,抽血查血常规、尿素和电解质、肝功能检查、脂肪酶/淀粉酶、钙和尿酸。

6. 血尿发生率在 90%,进行床旁尿检明确肉眼血尿或镜下血尿,同时送一份正式的中段尿(MSU)进行镜检和培养。

7. 对急性侧腰腹痛患者进行 CT 平扫(无增强),同时可排除其他腹膜后病变。CT 可以确定结石的存在,结石的大小,输尿管梗阻的程度,并排除其他重要的鉴别诊断,特别是腹主动脉瘤。

8. 也可选择行肾超声检查,特别是对于年轻患者或复发绞痛的患者。

9. 肾盂静脉造影(IVP)检查,最好仅用于复杂的泌尿外科手术后。

10. 后续追踪结石的过程中,要求做一个腹部 X 线平片(KUB)(肾、输尿管、膀胱),因为大多数肾结石都是不能透过放射线的。

(二)治疗

1. 开始镇痛

(1)如果疼痛剧烈患者不能耐受,可静脉注射吗啡 0.1mg/kg,联合止吐药,如静脉注射甲氧氯普胺 10mg。

(2)也可选择双氯芬酸 75mg 肌内注射或消炎痛(吲哚美辛)100mg 灌肠。

2. 顽固性疼痛、结石直径>6mm 伴有泌尿系梗阻(这些结石不太可能自发排出)或有任何感染证据的患者需收住院。

(1)感染并泌尿系梗阻是泌尿系统的急症,需要立即引流。

(2)紧急呼叫泌尿外科专业组进行经皮肾穿刺造口术。

3. 其余患者出院后转至家庭医生或泌尿外科门诊进行随访,推荐低钠和低蛋白饮食,以降低含钙结石复发的可能性。

十六、肾盂肾炎

(一)诊断

1. 典型的症状发作迅速,特征是频发、排尿困难、精神萎靡、恶心、呕吐,有时还会出现寒战。

2. 体温升高,肾角压痛,隐隐下腹痛。

3. 试纸尿检可见血液、蛋白质和亚硝酸盐。

4. 对任何一位病情严重的患者,均需静脉抽血查血常规、尿素和电解质、血糖和血培养等检验。

5. 送中段尿（MSU）镜检查找细菌、白细胞和红细胞同时尿培养。

（二）治疗

1. 重病患者

（1）这些患者包括呕吐或虚脱、怀孕、年幼或年老、泌尿系统异常（如一个双重系统、马蹄形肾或肾/输尿管结石）、糖尿病或免疫抑制。

（2）静脉输液。庆大霉素 5mg/kg，静脉滴注，每日 1 次；氨苄西林 2g，静脉滴注，每日 4 次。

（3）将这些患者转到内科或泌尿外科专业组住院治疗，并行肾超声检查。

2. 如果症状轻微，根据当地的处方政策开始口服抗生素，如头孢氨苄 500mg，每日 4 次，或阿莫西林克拉维酸 875mg/125mg，每次 1 片，每日 2 次，或甲氧苄啶 300mg，每日 1 次，疗程均为 10 天。

3. 将患者转回家庭医生处，要求家庭医生在完成一个完整的抗生素疗程后复查一次尿液培养，以确保感染已被根除。

4. 对任何确诊有尿路感染的男性行肾超声检查，并转介至泌尿外科门诊进行随访。

十七、急性尿潴留

（一）诊断

1. 诱发因素包括前列腺肥大、尿道狭窄、盆腔肿瘤、抗胆碱能药物、妊娠，以及局部疼痛情况（如生殖器疱疹和老年人大便潴留等）。

2. 偶尔尿潴留是由神经源性原因引起的，如多发性硬化或马尾神经综合征。

3. 增大的膀胱很容易被触摸到，叩诊呈实音，通常是疼痛的，即使是半昏迷的患者也可能因此表现出躁动。

4. 一定要做直肠检查，并且要评估每个患者的会阴感觉和下肢反射。

5. 送血检测血常规、电解质和肝功能测试和血糖。

（二）治疗

1. 严格无菌操作进行导尿术，并送一份尿样进行镜检和培养（见第 18 章第十一节"留置导尿管"）。

2. 视情况将患者转诊至外科专业组或妇科。

十八、急性睾丸附睾炎

（一）诊断

1. 发生在有尿道炎病史的性行为活跃的男性，或无性行为男性继发于尿路感染或包括导尿术在内的泌尿系侵入性器械操作。

2. 疼痛逐渐开始，通常局限于附睾或睾丸，伴低热。

3. 送血查血常规可见中性粒细胞增多。须送尿液镜检，可见白细胞，同时须进行尿培养。如为性行为所导致的急性附睾睾丸炎，送晨起第一次尿进行 PCR 检测衣原体和淋病。

（二）治疗

1. 没有排除睾丸扭转的情况下，切勿给 25 岁以下的患者诊断附睾-睾丸炎（见下文）。

2. 如果排除睾丸扭转，可给予镇

痛药如对乙酰氨基酚 500mg 和磷酸可待因 8mg,2 片,每日 4 次,以及一种抗生素。

3. 抗生素的选择取决于所怀疑的病因

(1)性行为获得性附睾炎:用头孢曲松 500mg 静脉输注,加阿奇霉素 1g 口服 1 次,1 周后再口服 1g 阿奇霉素或多西环素 100mg,口服每日 2 次,共 14 天(安排患者在泌尿生殖内科门诊或家庭医生处随访,并安排其性伴侣一起治疗)。

(2)细菌性膀胱炎合并附睾及睾丸炎:用头孢氨苄 500mg,每日 4 次,或阿莫西林克拉维酸 875mg/125mg,每次 1 片,每日 2 次,或甲氧苄啶 300mg,每日 1 次,疗程均为 7～14 天,并建议泌尿外科门诊就诊。

十九、急性睾丸扭转

(一)诊断

1. 对于任何 25 岁以下的男性,如果睾丸突然疼痛,可放射至下腹部,可伴恶心和呕吐,请怀疑这一诊断。

2. 睾丸位于阴囊的高处,触痛明显。可有少量积液。

3. 尿检通常呈阴性,血白细胞计数正常。

(二)治疗

1. 务必将每一个疑似病例紧急转至泌尿外科专业组,因为睾丸在扭转 6h 后就不能存活。即使已经超过 6h,仍需转至泌尿科手术治疗,因为需要给另一侧睾丸行睾丸固定术以防止后续发生扭转。

2. 只有在诊断有疑问或病史较长的情况下才进行阴囊超声检查,以评估血流供应和明确其他诊断。阴囊超声检查绝不能耽误紧急的泌尿科检查和评估。

二十、腹膜后出血

(一)诊断

1. 可继发于骨盆、肾或背部创伤后,或主动脉瘤破裂,或轻微创伤,甚至自发发生于有出血倾向、服用抗凝剂或血液透析的患者。

2. 创伤后出现低血容量性休克,没有明显的胸腹腔、内、外出血来源。也可发生麻痹性肠梗阻。

3. 开放大口径静脉通路并抽血查血常规、凝血项目、电解质和肝功能测试、血糖、脂肪酶/淀粉酶检验,根据休克程度交叉配血。检查尿液是否有出血。

4. 静脉注射对比剂行腹部增强 CT 扫描,以定位出血部位。

(二)治疗

1. 静脉注射生理盐水,纠正任何凝血异常。

2. 外科收住院治疗。

二十一、妇科原因

以下原因将在第 9 章(妇产科急症)中讨论。

1. 异位妊娠破裂。

2. 盆腔炎(急性输卵管炎)。

3. 卵巢囊肿破裂。

4. 卵巢肿瘤的扭转。

5. 子宫内膜异位症。

二十二、表现为急性腹痛的其他相关疾病

一些少见的非外科疾病也可导致急性腹痛,但没有其他症状或征象表明其真正医学起源。一定要记住糖尿病酮症酸中毒,给每一个腹痛的患者进行尿检。尿糖和尿酮体阳性提示糖尿病酮症酸中毒(见第 5 章第五节)。

(一)诊断

表现为急性腹痛的其他疾病如下。

1. 胸部疾病起源

(1)心肌梗死、心包炎。

(2)肺栓塞(PE)、胸膜炎、肺炎。

(3)主动脉夹层。

2. 腹部疾病起源

(1)肝炎或右心衰竭导致的肝充血。

(2)感染,包括胃肠炎、肾盂肾炎和原发性腹膜炎。

> **提示:**便秘,特别是老年人,应视为症状,而不是诊断,必须积极排除其他重要的潜在疾病,如肠梗阻、憩室炎、泌尿或其他系统脓毒症、结肠癌、高钙血症或神经系统疾病。

(3)动脉粥样硬化或镰状细胞贫血病引起的肠缺血,血管炎和过敏性紫癜。

(4)肠易激综合征。

3. 内分泌代谢疾病起源

(1)糖尿病酮症酸中毒。

(2)高钙血症——"结石、骨痛和腹痛"。

(3)Addison 病。

(4)铅中毒、对乙酰氨基酚或铁中毒。

(5)卟啉症(急性间歇性)。

4. 神经系统疾病起源

(1)带状疱疹。

(2)脊髓变性或恶性肿瘤所致的脊神经根炎。

(3)脊髓痨。

5. 胸腰椎疾病起源:骨质疏松、肿瘤或感染导致的椎体塌陷。

6. 精神疾病　Münchausen 综合征或"寻求住院综合征"。

(1)有些患者主诉急性腹痛或肾绞痛的患者,他们通常不住在当地,也没有自己的家庭医生,他们可能在"另一家医院"的手术中留下了多处腹部瘢痕。对这类患者应怀疑以上诊断。

(2)他们的目的是以假装生病的方式取得麻醉性镇痛或入院治疗。

(3)询问以前的医院号码或入院细节,这样你就可以"去核实他们的病史"。

(4)征询资深急症室医师的意见。

7. 仔细记录所有患者的病史,进行详细检查,并送血检测血常规、尿素和电解质(U&Es)、肝功能、血糖和脂肪酶/淀粉酶。

8. 做尿检、心电图和胸部 X 线检查避免漏掉其他严重的诊断。

(二)治疗

与资深急诊医师讨论这个病例,根据潜在的疑似诊断酌情收住院治疗。

延 伸 阅 读

[1] Eastern Association for the Surgery of Trauma. www. east. org/

[2] National Health and Medical Research Council(Australia). http://www. nhmrc. gov. au/health-advice/guidelines

[3] National Institute for Health and Care Excellence，NHS UK. http://www. nice. org. uk/guidance/published

[4] Scottish Intercollegiate Guidelines Network. http://www. sign. ac. uk/

[5] Spahn D，Bouillon B，Cerny V et al. (2019)The European guideline on management of major bleeding and coagulopathy following trauma：fifth edition. Crit Care 23：doi 10. 1186/s13054-019-2347-3.

第 **6** 章　骨科急症

第一节　肩关节与上臂损伤

一、锁骨骨折

(一)诊断

1. 锁骨骨折通常是由于直接暴力或手部着地,暴力冲击传导至锁骨导致。

2. 中部及中外 1/3 处的骨折在成年人中很常见。青枝骨折常发生在儿童。

3. 患者在肩部活动时感到疼痛,检查发现锁骨有压痛并有局部畸形。

4. 肩部的正位 X 线通常能清楚地提示骨折。

(二)治疗

1. 用三角臂吊带支撑手臂的重量,同时可给予镇痛药,如口服对乙酰氨基酚 500mg 和磷酸可待因 8mg,每次 2 片,每日 4 次。

2. 合并有粉碎性骨折或压迫神经或血管的骨折较少见,此时应转诊至骨科专业组进行手术治疗。

3. 除此之外,可转至骨科专科门诊。

二、肩锁关节脱位

(一)诊断

1. 跌倒时如肩峰受到撞击而手臂处于内旋位置时通常会发生肩锁关节损伤。

2. 肩膀着地摔倒会撕裂肩锁韧带,导致半脱位。如果牢固的喙锁韧带也被撕裂,则会发生脱位,锁骨失去与肩胛骨所有连接。

3. 半脱位会导致局部触诊压痛,而畸形不明显。全脱位会导致锁骨外端突出和肩膀低垂,运动时会有疼痛感。

4. 评估锁骨和肩胛骨是否存在相关骨折情况。

5. 对肩锁关节进行立位 X 线检查,以显示是否移位。当患者双手负重时,通过对比双肩可看到明显的不同。

(二)治疗

1. 治疗轻微的半脱位可采用冰敷、口服镇痛药、悬吊制动、日常功能锻炼,并可转至骨科门诊。

2. 对于完全性脱位,可采用同样的支持性治疗,但须与骨科专业组讨论手术干预的可能性。悬吊制动可能需要 4～6 周。

三、胸锁关节脱位

(一)诊断

1. 这种脱位不常见,是由以下两

种原因引起的：

（1）锁骨前内侧端遭受直接暴力打击致锁骨向后移位所导致的锁骨后脱位。

（2）肩关节前外侧或后外侧的间接力量传导，使锁骨向前或向后脱位。

2. 患者主诉手臂运动会加剧胸痛和肩痛，尤其是仰卧时。

3. 前脱位导致锁骨内侧端局部压痛和不对称。

4. 向后移位时可压迫气管或大血管，表现为呼吸困难、吞咽困难和手臂感觉异常。

5. 主要为临床诊断，检查显示患肩向前突出，胸锁关节内侧触痛。

6. 常规的X线不易发现，还需要拍摄前后位和斜位的X线。

7. 当发生后脱位时，建议进一步完成CT检查。

（二）治疗

1. 半脱位可采用三角臂吊带制动，口服镇痛药，然后转至骨科门诊治疗。

2. 有压迫症状的后脱位，立即交给骨科专业组手术治疗。

3. 前部全脱位应请骨科专科会诊

（1）与肩锁关节脱位一样，复位后不易固定。

（2）复位后，悬吊制动4～6周。

四、肩胛骨骨折

（一）诊断

1. 肩胛骨骨折可分为颈部骨折、体部骨折、肩胛脊骨折、肩峰骨折和喙突骨折。通常是由直接暴力造成的。

2. 肩胛骨骨折的重要性在于"提示"我们该部位曾承受相当大的暴力，需要检查是否有合并肋骨、胸部、脊柱和肩部损伤。

3. 需要完善肩胛骨前后位和侧位X线检查，以充分显示大部分肩胛骨损伤。CT可显示相关的关节盂和（或）喙突骨折。

（二）治疗

1. 优先处理相关损伤。

2. 对于大多数不涉及肩胛盂关节面的孤立的无移位肩胛骨骨折，可采用冰敷、悬吊制动、口服镇痛药和早期的功能锻炼。然后转至骨科门诊就诊。

3. 关节盂和肩胛骨颈部移位性骨折与严重的肩部软组织损伤有关，可能需要手术复位。须移交骨科专业组。

五、肩关节前脱位

（一）诊断

1. 这种脱位是由肩部相对于躯干的被迫外展、抬高和外旋引起的。年轻人中最常见的原因是运动或交通事故，老年人中最常见的原因是跌倒。

2. 当肩关节脱位发生于轻微的损伤、运动甚至在床上自发脱位时，肩关节前脱位容易复发。

3. 患者有严重的肩痛和活动受限。

4. 由于失去了三角肌轮廓和突出的肩峰，手臂略微外展，肩膀呈"方形"。

5. 在进行任何操作之前请注意以下并发症

（1）腋（回旋）神经损伤：通过三角肌上外侧"徽章"区域针刺感觉是否丧

失,来评估(三角肌肩部运动测试易增加患者的痛苦,故意义不大)。

(2)臂丛神经后束:根据腕关节是否伸展检查桡神经。一般而言,臂丛的其他部分很少受损。

(3)腋动脉损伤:触诊桡动脉脉搏,迅速复位通常能恢复循环。

(4)肱骨上部骨折:仔细阅片排除。

6. 即使诊断很明确,也要对肩部进行 X 线检查,以避免漏诊相关的肱骨颈或头部骨折。查看是否有以下情形。

(1)在前后位 X 线片上,肱骨颈或头部向内侧和前方移位,失去了与关节窝的接触。

(2)在有疑问的情况下,侧面的"Y"位片也有助于诊断。前脱位时,肱骨头位于"Y"的前方。

(3)肱骨上端骨折

①大粗隆骨折不影响初始复位。

②肱骨头、颈或肱骨上端骨折应直接转诊至骨科专业组,切记不要尝试复位。

(二)治疗

1. 如果有严重的疼痛(复发脱位不常见),可静脉给予患者吗啡 2.5～5mg 和止吐药(如胃复安 10mg)。老年患者吗啡需要减量。

2. 在监测区域(如复苏室)进行复位,常规使用镇静药地西泮 5～10mg 或咪达唑仑 2.5～5mg,静脉注射。确保有第 2 名医师在场,同时提供全面的监测和复苏设备,并移除假牙、戒指等。

3. 有许多不同的复位方法

(1)改良 Kocher 手法

①手臂内收,肘部弯曲。

②轻轻施加牵引力,并缓慢向外旋转。如果感觉到肌肉的阻力,短暂停止后再继续。

③在外旋的过程中,肩膀可能出现"咔哒"声。如果没有复位,抬起外旋的手臂到 90°,弯曲肩膀,然后在外部旋转时将手臂内收到胸部,最后内旋手臂。

(2)Milch 手法

①一只手固定患者仰卧或俯卧位时肱骨头的位置。

②另一只手将患肢外展至头顶位置。

③然后用外展至头顶的手使患肢外旋,用另一只固定肱骨头的手向外侧推肱骨头,达到复位的目的。

(3)Spaso 手法

①患者仰卧时用手腕托住患肢。

②轻微用力牵引的同时缓慢垂直抬起患肢。

③通过外旋肩部并保持垂直牵引来实现复位。

(4)肩胛骨旋转

①当患者坐着或俯卧时,用拇指按压肩胛骨下端,使其内侧移位。

②用另一只手固定肩胛骨的上部。

4. 复位后将手臂用吊带固定在身体上,或用患者衣服包裹,以防止外旋和复发性脱位。复查肩部 X 线以确认是否复位。

5. 再次检查是否有神经血管损伤。

6. 给患者口服镇痛药,指导患者保持手臂内收和内旋,并转至骨科门诊。

(1)复发性脱位发生率至少50%，如果年龄＜20岁，高达85%。

(2)针对青少年4次或以上的复发性脱位，更推荐进行手术修复。

六、肩关节后脱位

(一)诊断

1. 这种脱位是罕见的，也可以是双侧的。它通常继发于触电或癫痫发作，或直接暴力（如拳击中），很容易漏诊。

2. 保持手臂内收和内旋，肱骨大结节会明显突出。外旋严重受限并伴有明显疼痛。

3. 因为前后位X线通常显示为"正常"，所以需要双肩的X线检查对比。

(1)由于肱骨内旋显示为球形，在前后位X线上寻找"灯泡"征，以及不规则、缩小的肩肱关节间隙。

(2)在肩胛骨外侧"Y"位片上，寻找肩胛盂后的肱骨头。

(二)治疗

1. 给患者吗啡2.5～5mg静脉注射，并用胃复安等止吐药10mg静脉注射。

2. 确保有第2名医生在场，并且有监测和复苏设备，进行复位时常规使用5～10mg地西泮或2.5～5mg咪达唑仑静脉注射镇静。

(1)牵引患侧手臂外展至90°。

(2)轻轻外旋手臂。

3. 将手臂悬吊固定，复查肩部X线检查以确认是否复位。复位未成功时，需要立即转诊至骨科专科治疗。

4. 给患者镇痛药，转至骨科门诊。

七、肱骨上段骨折

(一)诊断

1. 肱骨上段骨折通常发生在老年患者跌倒后手撑地，可能涉及大结节、小结节、解剖颈或最常见的肱骨外科颈骨折。

2. 伴有局部疼痛和失去活动能力，并有严重的手臂下垂部位瘀伤。

3. 并发症

(1)肱骨头脱位

(2)肱骨头骨折错位。

(3)腋(回旋)神经损伤，造成上臂的上、外侧面感觉和三角肌外展功能丧失。

(4)腋静脉损伤，肱骨头或远端手臂的血管供应受损。

4. 用肩部X线平片，确认近端骨折及相关肱骨头脱位或粉碎性骨折。

(二)治疗

1. 当出现下列情况应立即将患者转至骨科专科：

(1)肱骨头成角骨折或完全脱位。

(2)错位骨折。

(3)相关的神经血管损伤。

2. 非上述情况，可使用前臂吊带让重力产生温和的牵引力。给患者服用镇痛药，如口服对乙酰氨基酚500mg和磷酸可待因8mg，每次2片，每日4次。

3. 需注意，老年患者现在可能需要社会服务支持，如送餐上门、家庭护工和社区护士。通过电子邮件和信件通知家庭医生，以便他或她可以上门探望患者。

4. 转诊至骨科门诊。

八、肱骨干骨折

(一)诊断

1. 肱骨干骨折是由直接外伤或摔倒时上肢着地造成的。

2. 上 1/3 骨折的骨折近端受胸大肌牵拉而内收,而在中 1/3 骨折中,骨折近端被三角肌牵拉而外展。

3. 临床诊断很容易,有显著的局部畸形和患肢功能丧失。检查患肢是否有常见的神经血管并发症。

4. 中 1/3 骨折常见并发症

(1)复合伤。

(2)桡神经损伤(走行于桡神经沟),导致腕关节伸展无力,拇指背侧感觉丧失。

5. 完善 X 线检查时须包括肩膀和肘部两个关节部位,记住:"用 X 线检查骨折部位的上下关节"。

(二)治疗

1. 以下类型的患者需立即转至骨科专科救治:

(1)严重成角或粉碎性骨折。

(2)复合骨折。

(3)桡神经麻痹。

2. 可用 U 形板石膏或悬挂石膏支撑手臂以获得舒适感。这类治疗措施不需要镇痛。

(1)用棉絮垫好手臂,并在腋下内侧、肘部周围、上臂外侧上方和肩部铺上 10～15cm 宽的石膏板。

(2)用绷带固定夹板,并用吊带支撑手臂。

3. 给予镇痛药治疗,并嘱患者下次到骨科门诊复查。老年人需要社会服务支持,如果老年人无法自理,可能需要住院治疗。

第二节　肘部和前臂损伤

一、肱骨髁上骨折

(一)诊断

1. 肱骨髁上骨折最常见于儿童跌倒后手部着地,但在成年人肘部受到暴力作用后也可发生此类骨折。

2. 肱骨远端有压痛和肿胀,但尺骨鹰嘴和两个上髁保持着通常的"等边三角形"关系(在肘关节脱位时消失)。

3. 检查有无正中神经损伤,动脉闭塞的任何表现,如疼痛、苍白、瘫痪、感觉异常和无脉。

4. 并发症

(1)可能由肱骨近端骨折的下端后移引起的肱动脉损伤:压迫、内膜损伤或撕裂。

(2)正中神经损伤:与桡侧三个半指头的感觉丧失和拇外展肌无力有关。

(3)局部组织肿胀:高张力和快速进展的肿胀,可能导致前臂远端血管损害。

(4)Volkmann 缺血性挛缩:是一种发生于晚期的严重并发症,由前臂远端动脉损伤引起的组织坏死所致。

5. X 线可以显示移位,但有 1/3 的骨折是无移位的,有些仅仅是青枝骨折。

（1）隐匿的，未移位的骨折可以通过出现血肿而推断出来，在 X 线片上会出现骨折部位前后脂肪垫征（见第 6 章第二节三、"肘关节脱位"）。

（2）如果对 X 线片的阅片有疑问，特别是对于有骨骺生长板的儿童，可对其正常肘关节摄片进行比较。

（二）治疗

1. 如果怀疑动脉闭塞，应立即将患者转诊至骨科专科专业组，以便在常规镇静或最好是全身麻醉下进行紧急操作。

2. 即使没有动脉损伤，也应将移位、粉碎性或严重成角的骨折转诊给骨科专业组。

3. 使用镇痛药物保守地处理未移位骨折和青枝样骨折，吊带固定使前臂屈曲至少 80° 或更高的位置，可以使用肱三头肌辅助夹板固定骨折。择期安排患者进行下一次的复查。

二、肱骨髁和上髁骨折

（一）诊断

1. 外侧髁骨折通常发生于儿童，内上髁骨折可发生于任何年龄段，这是由于直接暴力或附着在外髁上的前臂屈肌强迫收缩所致。

2. 如果内侧上髁卡在关节内，通常在肘关节脱位后，会出现疼痛、肿胀（可能是最轻微的）和肘关节无法伸直。

3. 检查尺神经是否损伤，是否造成尺侧一个半指头感觉丧失，手指内收肌和外展肌无力。

4. X 线片通常不易明确儿童的骨折，因为许多结构仍然是软骨组织。需要寻找有用的线索如有。

（1）后脂肪垫征（图 6-1）。提示关节积液，是严重创伤的间接证据。通常见于桡骨头骨折。

（2）与正常肘关节相似的解剖位置进行比较，寻找不同之处。

（3）如果缺少该年龄段应有的骨骺，则应怀疑可能因受伤而移位。

（4）1 岁时可见小头骨骺，6 岁时可见内侧上髁骨骺，11 岁时可见外侧上髁骨骺。

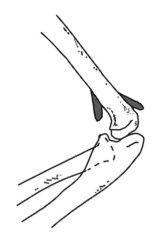

图 6-1　肘侧位 X 线平片示前后脂肪垫征（阴影区提示关节积液）

（二）治疗

存在肱骨髁和上髁骨折都需转诊给骨科专业组。由于此类骨折主要累及软骨，所以骨折的范围总是比 X 线片上显示的更广泛。

三、肘关节脱位

（一）诊断

1. 这是由于跌倒时手着地推动鹰

嘴向后引起的。很少发生前、内、外侧移位。

2. 鹰嘴和两个上髁之间正常的"等边三角"破坏(不同于髁上骨折)。

3. 须注意以下并发症

(1)尺神经受损,会导致尺侧一个半手指的感觉减退和手指内收肌无力,手指处于过伸状态。

(2)正中神经损伤,导致桡侧三个半指头感觉丧失,拇外展肌无力。

(3)肱动脉损伤,造成桡动脉搏动消失,伴有疼痛、苍白、瘫痪、感觉异常,以及前臂或手部感觉寒冷。

4. X 线检查能清楚地显示脱位。成年人尺骨或桡骨头冠状突骨折,儿童肱骨上髁或外髁骨折。

(二)治疗

1. 悬吊支撑肘部,静脉注射吗啡 2.5～5mg,予止吐药如胃复安 10mg 静脉注射。

2. 在急诊科高年资医师指导下常规使用地西泮 5～10mg 静脉注射,或咪达唑仑 2.5～5mg 镇静下进行复位。确保有第 2 名医生在场,并且有完整的监测和复苏设备。

3. 向肘部施加 30°的轴向牵引,用拇指推动鹰嘴。

4. 在肘部呈 90°弯曲,前臂处于功能位置(手垂直)的情况下,使用石膏板固定。

5. 复位后行 X 线检查,并转交骨科专科团队观察是否合并血管及神经的损伤。

6. 将复杂的病例转至骨科专科,包括桡骨头粉碎性骨折、肱骨上髁骨折或冠状突骨折,或无法复位的病例。

四、牵拉肘

(一)诊断

1. 这在 2-6 岁的儿童中很常见,通常见于伸直的手臂施加轴向牵引力,如为防止跌倒时或穿毛衣时拉扯到的孩子的手。但大约 50% 的病例没有创伤史。

2. 桡骨头从环状韧带半脱位,引起局部疼痛和失用,尤其是旋后位。

3. 体格检查可见,焦虑的患儿保护着侧放的患肢,肘部半屈旋前。没有神经血管受损,可正常活动。

4. X 线检查通常不是必需的,但如果肘部有广泛肿胀,或在 2～3 次尝试后复位不成功,则应进行 X 线检查以排除骨折。

(二)治疗

1. 固定肘部,用一只手在桡骨头区域施加压力。在手腕处施加轴向压力,前臂旋后,用另一只手轻轻弯曲肘部。

(1)在大多数情况下,感觉桡骨头向后滑动。

(2)如果复位失败,在确保诊断正确的前提下,放置宽臂吊带,安排其前往骨折门诊随访。多数病例在 48h 内肿胀自行消退。

2. 在复位后的前 15～30min 内,患儿往往仍不愿使用手臂,因此须在急诊室进行观察,一直到功能完全恢复为止。

3. 除非复位失败,否则不需要固定。在父母进行教育后,让孩子出院,防止复发。

五、尺骨鹰嘴骨折

(一)诊断

1. 尺骨鹰嘴骨折是在摔倒时撞击肘部或三头肌被动牵拉,撕脱尺骨鹰嘴,留下明显的的皮下间隙。

2. 检查有无局部压痛、肿胀和伸肘不能。

3. 行 X 线检查以确认诊断,并查看骨折移位、成角或粉碎的程度。肘关节前脱位可伴有尺骨鹰嘴移位骨折。

(二)治疗

1. 如果尺骨鹰嘴移位或相关的肘关节前脱位,给予患者镇痛和悬吊固定,并立即转诊至骨科专业组进行手术复位。

2. 用长臂石膏治疗未移位的骨裂,并使肘关节弯曲,在骨科门诊复诊。

六、桡骨头骨折

(一)诊断

1. 桡骨头骨折是由直接或间接暴力造成的,跌倒时手掌着地,桡骨近端撞击在肱骨小头时,引起骨折。

2. 桡骨头有局部疼痛和压痛,前臂旋后不适,肘关节不能完全伸直。

3. 这种伤通常会漏诊,通常是因为没有考虑到或是在 X 线片上未提示。

4. 需要行肘部 X 线检查

(1)可能很难或不可能看到骨折,但要寻找后脂肪垫征的确凿证据(图 6-1)。

(2)如果不能确诊,可行专门体位

的桡骨头 X 线。

(二)治疗

1. 吊带固定无移位的骨折,然后将患者转诊到骨科门诊。

2. 如果局部出现严重疼痛,可使用石膏保护肘部并获得一定舒适感。

3. 如果桡骨头严重粉碎或明显移位,应将患者直接转诊骨科专业组行手术处理。

七、桡骨和尺骨干骨折

两块骨是一个整体,在桡骨头的近端由环形韧带连接,中间有骨间膜连接,远端由桡尺韧带连接。单一骨折是很少见的,就像肱骨干骨折一样,对上面和下面的关节(肘部和腕部)进行 X 线检查是必要的。

(一)诊断

1. 此类型骨折受伤原因是由直接的外伤或摔倒时伸出手着地造成的,通常是由于扭转外力的因素使两根骨头断裂。

2. 有局限性压痛、肿胀、畸形。复合伤更常见于直接创伤。查看有无神经血管损害、骨筋膜室综合征和肌肉肌腱损伤。

3. X 线片会显示骨折。如果片子提示一根骨骨折成角,而另一根没有骨折,此时须仔细检查是否伴有脱位损伤。

(1)Monteggia 骨折:尺骨近端骨折伴桡骨头脱位。如果在两张 X 线片上,一条桡骨头纵轴线没有穿过肱骨小头中央,则表示有脱位存在。

(2)Galeazzi 骨折:桡骨远端骨折

伴腕部桡尺下关节脱位。在 X 线片上查看有无远端桡尺关节间隙的增宽和尺骨头的背侧移位有助于诊断,此时常伴随有尺骨茎突骨折。

(二)治疗

1. 将所有桡骨和尺骨干骨折患者,转至骨科专业组进行切开复位内固定手术治疗。

2. 将手臂从掌骨到上臂用全臂石膏模型固定,肘部弯曲成直角并将腕部放在中间位置,孤立的、未移位的单前臂骨折并不多见。将患者转至骨科门诊。

第三节　手腕和手部损伤

一、Colles 骨折

(一)诊断

1. Colles 骨折是桡骨远端骨折,通常在手腕 2.5cm 范围内。这在患有骨质疏松症的老年妇女中最为常见,通常是跌倒时手掌着地所致。

2. 典型的"银叉"畸形是由于桡骨远端碎片的背侧成角和背侧移位造成的,也可为受到撞击后径向移位。

3. X 线片显示桡骨远端骨折,高达 60% 的病例伴有尺骨茎突撕脱。

4. Colles 骨折的迟发性并发症包括畸形愈合、创伤后反射性交感神经营养不良(Sudeck 骨萎缩)、急性腕管综合征、握力下降、肩部僵硬或"冻结肩",以及拇伸长肌后期断裂。

(二)治疗

1. 治疗未移位或移位小的骨折,特别是在老年人中,直接使用 Colles 背板固定,无需手术。

2. 移位、成角骨折伴桡骨偏斜需要复位,以促进最佳功能恢复并减少迟发性并发症。

3. 根据专科建议,复位的选择包括常规镇静、Bier 阻滞、腋神经阻滞、血肿阻滞或全身麻醉。

4. Bier 阻滞技术在静脉局部麻醉中的应用(见第 18 章第十三节)。

完成治疗后,患者休息至少 2h,同时定期观察。如果石膏贴合舒服且患者感觉良好,可在成人的陪伴下回家。

5. Colles 骨折的复位固定

(1)准备一块长度从掌骨头到肘关节的 20cm 宽的石膏板,留空一个拇指槽,并空余一个三角形以适应最终尺骨偏斜。

(2)通过对拇指和手指进行强有力的牵引,并使手腕向畸形方向过度伸展,来纠正骨折。助手应为上臂提供反牵引,使肘部保持 90°弯曲。

(3)接下来,伸展肘部,然后用你的大鱼际隆起来减少背侧移位,并将背角向后旋转,另一只手掌根部作为支点。

(4)改变握力,将远端骨折片推向尺骨,以纠正桡骨移位。

(5)最后,双手旋前,尺骨完全偏离,手腕稍微弯曲。在前臂上垫上棉絮,并在前臂的桡侧使用背板(图 6-2c)。保持背板在位并用绷带固定好。

(6)终止麻醉前,进行 X 线检查,以评估复位是否充分。

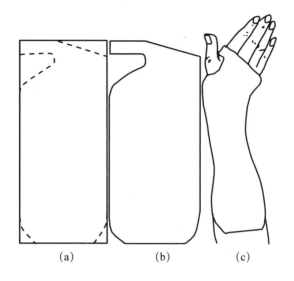

图 6-2　Colles 石膏悬臂板

（a）和（b）背板通过修整，以允许拇指运动，肘部可完全弯曲，并允许手腕的尺侧偏斜（c）背板在位完成。

①对于年轻人来说，应该尽量完全复位。

②最多可接受 10°的残余背角，即老年人的中立功能位，以及桡骨头＜5 mm 的径向缩短。

6. 吊带固定患肢，指导患者保持肩膀和手指的运动，并在骨科门诊进行复查。

7. 确定老年患者是否能在家中进行恢复管理，尤其是如果他们已经需要依赖助行器。这类患者可能需要社会服务帮助，可通过传真和信函通知家庭医生。

二、Smith 骨折

（一）诊断

1. 这种骨折是由手背着地、过度屈曲或后旋损伤引起的。结果导致桡骨远端骨折并向掌侧移位。它通常被称为反向 Colles 骨折。

2. 检查有无局部肿胀和典型的"花园铲"畸形。患者不能伸展手腕，并有旋后和旋前疼痛。评估正中神经损伤是否导致桡侧三指半感觉丧失和拇外展肌无力。

（二）治疗

1. 根据专科建议，在常规镇静、Bier 阻滞、腋窝阻滞或全身麻醉下复位骨折。

2. Smith 骨折的复位和固定

（1）旋后位对前臂施加稳定的牵引力，并让助手对上臂进行反向牵引以复位骨折。

（2）用手掌施加压力以使背部远端骨折复位。

（3）用长臂石膏固定骨折复位。

①将患肢放置在肘关节屈曲 90°,前臂完全旋后,手腕背屈(伸展)的位置。

②做一块石膏板包绕桡骨,切割一个槽为拇指预留位置。

③延伸石膏板至肘部上方,保持直角。

(4)在终止麻醉前 X 线检查以评估复位的充分性。如果复位失败,可能需要内固定。

3. 给患者镇痛药,悬带固定患肢,让其骨科门诊复查。由于骨折通常是不稳定的,很容易滑脱,患者通常需要每周做一次 X 线随访,以确保骨折的持续复位。

三、Barton 骨折和脱位

(一)诊断

1. 桡骨远端关节内骨折伴腕关节向掌侧,或背侧方向半脱位。

2. 掌侧 Barton 骨折的损伤机制与 Smith 骨折相似,桡骨远端关节内骨折呈掌侧成角。

3. 背侧 Barton 骨折是由手腕伸展、前臂旋前手背伸直着地造成的。轴向负荷导致桡骨远端后缘骨折并前移。

(二)治疗

这种损伤不稳定,立即将患者转至骨科专业组,需要切开复位内固定。

四、桡骨茎突骨折

(一)诊断

1. 这是由于摔倒时伸直的手着力造成桡骨茎突关节内斜骨折所致。此类型骨折过去被称为"司机骨折",是由发动机起动,手柄反冲引起的。

2. 桡骨远端外侧有疼痛。

3. 移位通常很轻微,但在 X 线片上可以看到相关的舟月骨分离。

(二)治疗

1. 采用 Colles 石膏悬臂板。

2. 吊带固定患肢,指导患者保持肩膀和手指的运动,并在骨科门诊进行复查。可能需要进行手术固定,并且需要进行理疗,尤其是在发生 Sudeck 骨萎缩的情况下。(译者注:Sudeck 骨萎缩是一种由于外伤导致的反射性交感神经营养不良综合征)。

五、儿童桡骨远端骨折

(一)诊断

1. 桡骨远端骨折是最常见的儿童骨折。

2. 存在明显的局部压痛与畸形。

3. X 线检查明确骨折的性质

(1)塑性变形:最常见于尺骨。

(2)青枝骨折:当一侧骨折断而另一侧骨弯曲时容易发生青枝骨折,通常发生在直接受力的地方。

(3)Buckle 或 Torus 骨折:压力使一侧的骨骼在压力下"弯曲",另一侧屈曲。

(4)完全性骨折:累及整个骨骼和两个皮质表面。

(5)骨骺骨折:按照 Salter-Harris 分型,此类骨折累及骨骺生长板。桡骨骨骺可背侧移位,常见于青少年,类似 Colles 畸形。

(二)治疗

1. 将所有成角骨折和移位的桡骨骨骺,交由骨科专业组在全身麻醉下进行复位。

2. 除此之外，将前臂置于 Colles 型石膏背板中，以使皮质弯曲程度尽可能最小，甚至在 X 线下也很难分辨。将患者转诊至骨科门诊就诊。

六、手舟骨骨折

(一)诊断

1. 腕骨骨折中以舟骨骨折最为多见，通常由摔倒时手掌撑地致伤。所有出现"手腕扭伤"的患者都要考虑到这一点，特别是在运动损伤后。

2. 腕部背屈或向尺侧偏斜时疼痛明显，握拳无力伴疼痛。

3. 通过以下方法寻找局部疼痛和压痛

(1)沿着拇指掌骨纵向挤压。

(2)触诊拇长伸肌和拇长展肌之间的"鼻烟窝"。

(3)触诊舟骨结节。

4. 特别要求完善舟骨及腕关节正侧位 X 线片检查。除非骨折完全，否则在急性期很难发现。在受伤后 10～14 天内复查 X 线片，在这段时间内，骨折部位会发生脱钙，使骨折可见。

5. 或者根据当地的实际情况和可行性，立即行 CT 扫描、骨扫描甚至核磁共振检查。

(二)治疗

1. 如果 X 线片正常，疼痛或压痛轻微，用可卸夹板或医用弹力袜套固定，并戴上高位悬臂吊带。

(1)根据当地的政策，急诊或骨科门诊的每位患者，都应在受伤 10 天内安排复查。

(2)如果疼痛持续不缓解，及时复查 X 线片。

2. 如果 X 线确诊骨折，或有明显的疼痛和压痛，特别在活动拇指或腕关节时加重，用舟骨石膏(拇指人字石膏管型)固定前臂。

3. 舟骨石膏固定(拇指人字石膏管型)，见图 6-3。

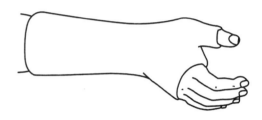

图 6-3　手舟骨石膏固定(拇指人字石膏管型)

石膏近端位于肘关节以下，一直延伸到掌指关节的近端，包绕拇指根部靠近指间关节。

(1)腕部应充分内旋，保持稍桡偏部分背屈位，拇指保持中立功能位。

(2)将石膏从前臂中段打至掌骨头，包绕拇指根部靠近指间关节。

4. 给予患者高位悬臂吊，并转至骨科门诊进一步治疗。

5. 舟骨在近排腕骨中起着至关重要的作用，对维持桡腕的稳定性也非常重要。

(1)骨科检查是减少并发症和潜在功能缺损的基本措施，也可排查易漏诊的损伤，如舟月骨分离，舟月骨间隙＞4mm，桡骨茎突骨折，甚至第 1 掌骨根部的 Bennett 骨折。

(2)舟骨骨折的迟发性并发症包括缺血性坏死、骨不连和骨关节炎，可导致疼痛及腕部功能丧失。

七、腕关节脱位

(一)诊断

1. 腕关节脱位并不常见,是由于跌倒时手过伸造成的。主要有以下两种重要类型。

(1)月骨脱位:腕骨远端和手保持与桡骨正常对位,但月骨被挤出桡腕关节,像个小尖脱向掌侧。

(2)月骨周围腕骨脱位:月骨和桡骨保持正常关系,但远端腕骨和手向月骨背侧脱位,常伴有舟骨错位骨折。

2. 检查月骨脱位是否伴正中神经受压,造成桡侧三个半手指感觉丧失和拇指外展无力。

3. X 线很容易误诊月骨脱位,要特别关注如下几点:

(1)在正位片上可见月骨与桡骨远端、舟骨之间正常的弯曲的关节间隙被破坏,月骨轮廓由四边形变为三角形。

(2)在侧位片上前脱位的月骨呈"C"形。

(二)治疗

立即将所有此类患者转至骨科手术治疗,特别是当正中神经受压时。

八、其他腕骨骨折

(一)诊断

1. 有些骨折很少见,包括头状骨、三角骨、钩骨和豌豆骨骨折。

2. 直接损伤可造成局部压痛,有时伴尺神经深支麻痹,影响手内大部分肌群功能。

3. 阅 X 线片的一个常见问题是要记住 8 块腕骨的名称。试着记住"四边形在拇指的根部",然后使用助记法"钩头小,大手月,三角豌",对应的是钩骨、头状骨、小多角骨、大多角骨、手舟骨、月骨、三角骨及豌豆骨(图 6-4)。

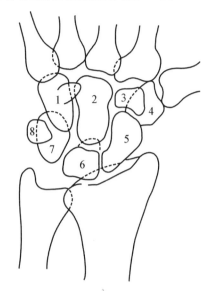

图 6-4 腕骨排列成两排

1. 钩骨;2. 头状骨;3. 小多角骨;4. 大多角骨;5. 手舟骨;6. 月骨;7. 三角骨;8. 豌豆骨。

(二)治疗

将所有这类骨折用拇指人字石膏管型固定,并转至骨折门诊治疗。

九、第 1 掌骨骨折

(一)诊断

1. 损伤通常是由于拇指被动外展,造成局部疼痛和压痛。

2. 通常 X 线检查可以区分稳定和不稳定的损伤。

(1)稳定性损伤包括横向和青枝样骨折。

(2)不稳定性骨折包括斜行骨折和

粉碎性骨折,以及第 1 掌骨基底部关节内部分骨折合并第 1 腕关节半脱位(Bennett 骨折)。

(3)Bennett 骨折

①第 1 掌骨基底部的斜形骨折,与大多角骨相连的关节受累,合并第 1 腕关节半脱位。

②检查鱼际隆起是否肿胀,有时可能合并局部手掌挫伤。

③确保 X 线检查时包括了第 1 掌骨基底部,避免漏诊此类损伤。

(二)治疗

1. 稳定性骨折用舟骨石膏(拇指人字石膏管型)夹板固定,并将患者转至骨折门诊。

2. 将不稳定骨折(包括 Bennett 骨折),转至骨科进行必要的切开复位内固定。

十、第 1 掌骨脱位

(一)诊断

1. 第 1 掌骨脱位经常发生在骑摩托车、滑雪和踢足球的事故中,第 1 掌骨受到暴力过度外展或过伸。

2. 行 X 线检查以排除相关骨折。

(二)治疗

1. 复位时常规镇静,根据科室情况选择 Bier 阻滞或全身麻醉。

(1)牵引第 1 掌骨,按压掌骨头。复位操作后,复查 X 线检查确认。

(2)前臂打拇指人字石膏固定,内衬棉垫,转诊至骨科门诊。

2. 如果复位失败,应立即将患者转骨科手术治疗。第 1 掌骨头可能"嵌顿"在肌腱之间的关节囊中,需要切开复位。

十一、尺侧副韧带断裂

(一)诊断

1. 这种情况("猎场看守人拇指"指的是一种慢性损伤)是由拇指被动外展引起的,通常发生在骑摩托车或滑雪事故中。

2. 在发生拇指外展损伤后,只要看到拇指掌指关节周围伴有疼痛和肿胀,就应该怀疑这种损伤,以免被漏诊。

3. 检查掌指关节尺侧有无压痛。

(1)可通过在近侧指骨上轻轻施加外展应力检查尺侧副韧带的松弛度,如果再次出现疼痛,则证实了掌指关节的异常活动。

(2)夹持力和握力丧失。

4. X 线检查可见近侧的指骨撕裂样骨折,或指掌关节半脱位。

(二)治疗

1. 用拇指人字石膏或夹板固定拇指,请骨科会诊考虑手术修复。

2. 漏诊或未处理断裂可能导致永久性残疾。

十二、其他掌骨骨折

(一)诊断

1. 有些骨折是由直接创伤引起的,而且可能是多发的。经典并且孤立的小指掌骨颈骨折(或称"拳击手骨折")是由于打击硬物造成的。

2. 检查所有患者有无旋转畸形。当手指向手掌弯曲时,指尖应指向舟骨。如果不能如上所述,手指就存在旋转畸形了。

3. 行手部正位、侧位和斜位 X 线检查。

(二)治疗

1. 多发性骨折、旋转性骨折、复合性骨折及因挤压导致明显软组织肿胀的骨折,建议交由骨科手术治疗。

2. 除上述情况外,对于无移位的孤立性骨折,可为患者戴高位悬臂吊带,服用镇痛药,比如对乙酰氨基酚 500mg 和磷酸可待因 8mg,使用有衬垫的绷带或掌板石膏,将手放在"安全固定位置"。

3. 安全固定位置

(1)用掌板保持腕关节伸展位,掌指关节屈曲,指间关节伸展,拇指外展,用绷带固定。

(2)将掌侧板由前臂延伸至手掌直至指尖,内垫棉絮。

(3)指导患者手部保持抬高。

(4)建议患者骨折门诊就诊。

4. 孤立的小指节"拳击手损伤",已尝试过不同的复位和夹板固定方法。

(1)小指与环指的简易"亲密捆绑"、有内衬的弹力绷带、吊带及镇痛治疗有同样疗效,特别是当角度<45°时。

(2)切记,如果指关节撞到牙齿,皮肤破裂,这是一种潜在的严重损伤。可能伤及下面的肌腱,或导致关节囊液渗出,有很高的感染风险。

①以握拳中立位探查伤口。如果发现有穿透关节间隙或肌腱的表现,应立即将患者转诊至骨科进行手术探查和清创。应用抗生素氟氯西林 2g,静脉注射。

②除此之外,取伤口拭子行细菌培养,用生理盐水冲洗伤口,阿莫西林 875mg 克拉维酸 125mg 每次 1 片,每日 2 次,连服 5 天,并预防性给予破伤风治疗。

③24h 内复查伤口。

十三、近节和中节指骨骨折

(一)诊断

1. 损伤机制及处理原则与之前所述的"掌骨骨折"相似。

2. 检查所有旋转畸形的患者。手指掌屈时,指尖是否都指向舟骨。

3. 所有患者行 X 线检查,以排除骨折、脱位、半脱位和不透明异物。

(二)治疗

1. 所有多发型、复合型、成角或旋转骨折,以及有明显软组织损伤或涉及关节表面的骨折,都应转交骨科手术治疗。

2. 除上述情况外,则为患者"亲密捆绑"手指,戴高位悬臂吊带以防水肿,并给予镇痛药,如对乙酰氨基酚 500mg 和磷酸可待因 8mg,转骨科门诊。

十四、末节指骨骨折

(一)诊断

1. 这类骨折通常是由于挤压伤造成的粉碎性骨折。

2. 主要问题是指甲和指髓间隙相关的软组织损伤。

(二)治疗

1. 使用塑料锤状指夹板为患指提供足够的保护,抬高患手并给予镇痛药。

2. 指甲损伤

(1)如果指甲撕脱,使用软石蜡纱布覆盖暴露的甲床,并给予破伤风预防和氟氯西林 500mg 口服,4 次/日,连用 5 日。

(2)如果指甲部分脱落

①给予环状神经阻滞(见第 18 章第十五节"环指神经阻滞")。

②去除残留的指甲,以免继续损伤甲床。

③清创,然后在甲基质处用夹板代替指甲,同时也为甲床提供了保护。

④用 1 或 2 根克氏针重新固定甲床,插入指尖边缘,勿伤及甲床。

(3)包扎患处,给予预防破伤风和抗生素治疗,用高位悬臂吊带抬高患手。

3. 甲下血肿:用烧红的粗针于指甲上烙孔,以引流积血减张。这是一个无痛的并能立即缓解症状的方法。

十五、指间关节脱位

(一)诊断

1. 指间关节脱位多因过伸暴力损伤,必须通过 X 线片排除相关骨折。大多是远侧指间关节向背侧或侧方脱位。

2. 在环形神经阻滞下行牵引复位,复查 X 线片,以确认复位成功(见第 18 章第十五节"环指神经阻滞")。

(二)治疗

1. 紧密捆绑固定,鼓励手指做主动运动。将患者转至骨折门诊。

2. 并发症

(1)近端指间关节脱位后伸肌腱中段断裂。

(2)掌板撕裂。

(3)一侧或两侧副韧带断裂。在 X 线片上可能看到伴随有小的撕脱片状骨折。

(4)纽扣指畸形,如复位失败,须手术切开治疗。

十六、屈指肌腱损伤

(一)诊断

1. 多见于直接撕裂伤或钝性损伤。

2. 屈肌肌腱损伤的评估

(1)伤指不能主动屈曲远侧指间关节者,为指深屈肌腱损伤。

(2)伤指不能主动屈曲近侧指间关节者,为指浅屈肌腱损伤。

(3)如出现疼痛或对抗阻力功能减退,应怀疑部分肌腱撕裂。

(二)治疗

1. 将疑似屈指肌腱损伤的患者直接转至骨科手术治疗。

2. 对贯穿性伤口给予破伤风预防。

十七、指伸肌腱损伤

(一)诊断

1. 损伤可见

(1)直接撕裂。

(2)伸肌腱中央束断裂。

(3)伸肌腱止点断裂。

2. 指伸肌腱损伤评估

(1)伸肌腱止点断裂导致"锤状指"畸形。患者第二指节骨无法伸展远端指间关节。

(2)伸肌腱中央束断裂容易漏诊

①中央束与两侧束均在手指长轴的背侧。中央束断裂后，起初，侧束仍可伸指，但是，随着两侧束逐渐滑向掌侧，它们开始起屈肌作用。

②最后，近侧指间关节屈曲，远侧指间关节过伸，形成典型的"纽孔"畸形。

3. 行 X 线检查排查相关的撕脱骨折。

（二）治疗

1. 肌腱撕裂和伸肌腱中央束断裂患者，立即转至骨科手术治疗。

2. 如果超过 1/3 的远节指骨关节面撕脱，也可将患者转至骨科，考虑切开复位内固定。

3. 锤状指畸形用塑料锤状指延长夹板治疗 6 周，并将患者转至骨科门诊。

十八、指神经损伤

（一）诊断

1. 在使用任何局部麻醉之前，必须测试指神经。

2. 手指任一侧感觉丧失，感觉异常或无汗、皮肤干燥，提示指神经损伤。

（二）治疗

1. 须立即转诊至骨科手术治疗的神经损伤如下：

（1）近端指间关节近侧。

（2）小指尺侧缘。

（3）示指桡侧缘。

（4）拇指功能受限。

2. 近端指间关节远侧的损伤很少需要修复，具体参考当地方案。

十九、指尖损伤治疗

1. 创口直径＜1cm 且不伴末节指骨骨折的指尖损伤，在指神经阻滞下，行清创术（见第 18 章第十五节"环指神经阻滞"）。

2. 用软石蜡纱布包扎 2 天后更换。

3. 预防破伤风。

4. 将严重软组织缺失、远端指骨暴露或皮肤剥脱的患者直接转至骨科手术治疗。远端指间关节远侧的神经损伤不需要修复。

第四节　颈椎损伤

见第 5 章第四节一、"颈椎损伤"。

第五节　胸腰椎损伤

见第 5 章第七节一、"胸椎和腰骶　椎损伤"。

第六节　骨盆损伤

见第 5 章第六节"腹部及骨盆创伤"。

第七节　臀部和股骨上部损伤

一、髋关节脱位

(一)诊断

1. 髋关节脱位发生在受到强大暴力的创伤中,如交通事故、从高处坠落或直接摔伤髋部。

2. 髋关节一般较稳定,所以要仔细检查相关的损伤,因为造成脱位需要相当大的暴力。

3. 最常见的是髋关节后脱位(85%),比如当膝盖撞到汽车仪表板时,可能伴有股骨骨折和髌骨骨折。

4. 中心型脱位少见,可伴髋臼破裂,但髋关节前脱位罕见。

5. 检查后脱位时应注意:髋关节轻微弯曲、内收内旋;而在检查前脱位时,髋关节外展外旋。

6. 检查髋关节后脱位时是否伴有坐骨神经损伤,尤其是合并髋臼后缘骨折时。评估踝关节的背屈(L5)和跖屈(S1)运动功能,检查踝关节内侧(L5)及足外侧缘(S1)的感觉功能。

7. 建立静脉通路,获取血标本,分别送血查血常规、尿素和电解质、血糖、血型鉴定。

8. 所有病例均需行骨盆、髋关节、股骨干的 X 线检查。

9. 并发症常见于后脱位

(1)股骨头缺血性坏死。发生缺血性坏死的风险与髋关节脱位的时间长短有关,超过 6h 后急剧增加。

(2)坐骨神经损伤发生率为 15%,

复位可降低发生率。

(3)膝关节损伤漏诊率高达 15%。

(二)治疗

1. 输入生理盐水。

2. 给予吗啡 5~10mg 静脉注射及止吐药,如胃复安 10mg 静脉注射。

3. 将所有病例转至骨科治疗,在全身麻醉下急诊复位。

二、股骨颈骨折

(一)诊断

1. 这类骨折最常见于老年妇女跌倒后,可分为两型。

(1)囊内骨折

①头下型:可以是移位骨折,也可以是无移位骨折。

②头颈型:较罕见,通常与髋关节脱位有关。

(2)囊外骨折

①转子间骨折。

②转子周围骨折。

③转子下骨折。

2. 典型表现为患者跌倒后无法承重、下肢缩短、外旋。

3. 有时发生股骨颈嵌插骨折的患者可以出现跛行,查体见旋转髋关节时出现局部压痛和疼痛。

4. 建立静脉通路,抽血查血常规、尿素及电解质、血糖和血型鉴定。

5. 完善心电图检查。

6. 行 X 线检查,包括骨盆以及髋部的正侧位片。

（1）还须行胸片检查，为麻醉师术前评估提供依据。

（2）如果未发现股骨颈骨折，仔细查看骨盆 X 线片上是否有耻骨支骨折，因为这也会导致髋关节疼痛和跛行。

（二）治疗

1. 启动静脉液体复苏，因为囊外型股骨颈粉碎性骨折，可能伴有高达 1.5L 的失血量。

2. 静脉使用镇静药并滴定剂量。

3. 股骨颈近端骨折可考虑行股神经阻滞（见第 18 章第十四节），尤其是老年人，必须谨慎使用阿片类药物。

4. 骨科医师会诊前嘱患者禁食。

三、股骨干骨折

（一）诊断

1. 这类骨折常为强大暴力造成，如交通事故、挤压伤或从高处坠落。

2. 可能伴有髋关节脱位、骨盆骨折或髌骨骨折，闭合性损伤可能导致 1～2L 的隐性出血（复合伤时失血更多）。

3. 很少损伤股动静脉或坐骨神经。

4. 建立深静脉输液通路，抽血查血常规、尿素和电解质、血糖，同时进行交叉配血并备血 4U。

5. 行骨盆、髋部、膝部以及股骨干 X 线检查，以免漏诊。

（二）治疗

1. 高流量面罩吸氧。

2. 输注生理盐水或 Hartmann 液（乳酸钠林格液）。

3. 行股神经阻滞以减轻疼痛（见第 18 章第十四节"股神经阻滞"）。

4. 股神经阻滞可联合给予吗啡 5～10mg 静脉注射镇痛，并给予止吐药，如胃复安 10mg 静脉注射。

5. 尽快实施牵引，以减轻疼痛，减少失血，使患者在夹板固定后能够转运进行 X 线检查。

（1）使用较经济的 Donway 或 Hare 牵引夹板，或使用传统的皮肤牵引装置，如托马斯夹板。

（2）找助手协助安装夹板，单人安装夹板较困难。

6. 安装牵引夹板后，重新评估下肢血管神经状况。

7. 将患者转诊至骨科手术治疗。

第八节 股骨下段、膝关节和胫骨上段损伤

一、股骨髁上和股骨髁骨折

诊断与治疗

1. 多见于骨质疏松的老年人的直接创伤或跌倒。

2. 股骨髁骨折常引起关节积血，髁上骨折很少损伤腘动脉。

3. 嘱患者口服镇痛药，并立即转诊至骨科，为有必要的患者实施关节血肿清除及有效固定。

二、髌骨骨折和股四头肌损伤

（一）诊断

1. 损伤可由交通事故或跌倒等直

接暴力造成,或是由股四头肌剧烈收缩所产生的间接暴力所致。

2. 患者典型表现为急性膝部疼痛、肿胀、瘀青和功能丧失。在大多数情况下,膝关节不能伸直,伴有局部疼痛。

3. 切记要同时检查股骨干和髋部。

4. 如果股四头肌撕裂,伴低位髌骨,提示髌骨上区可能有明确损伤。

5. 行 X 线检查证实髌骨骨折

(1)由于存在先天性二分或三分髌骨的情况,这可能与骨折相混淆,但与骨折不同的是,这种表现双侧髌骨均可见,所以当对诊断有所质疑时,可加做另一侧膝部 X 线检查。

(2)膝关节侧位片上可见关节积脂血征所致的液平面,提示存在关节内骨折。

(3)膝部"天线"(skyline view)位 X 线片可发现轻微髌骨骨折。(译者注:天线位指被检者仰卧摄影台上,被检侧膝关节屈曲 90°~150°角之间,探测器放在大腿的上方,中心线对准髌骨的下缘呈水平垂直射入探测器)。

(4)CT 扫描可显示 X 线平片未观察到的微小骨折。

(二)治疗

1. 将髌骨横断骨折、粉碎骨折和伸膝功能障碍的患者直接转至骨科手术治疗。

2. 如果是无移位的稳定性髌骨骨折则用从大腿至脚踝的石膏筒固定,将患者转诊至骨折门诊。

3. 在使用石膏筒固定之前,先抽出关节积血(见第 18 章第十六节"膝关节穿刺")。

三、髌骨脱位

(一)诊断

1. 髌骨脱位多见于青少年女性,可能复发。最常见的是髌骨的前侧或内侧面受到直接打击所致。

2. 患者抱怨膝盖忽然打软腿,同时患膝负重和伸展功能丧失,经常伴有剧痛。

3. 触诊髌骨前部缺损、肿胀、髌骨向外侧移位,膝盖部分弯曲时膝关节内侧压痛。

4. 有时患者可自行复位,随后有膝关节松弛不稳的感觉,膝关节内侧感觉尤为明显。可靠的病史和髌骨"恐惧实验"(把髌骨向外推时出现疼痛)阳性提示原发性损伤。

(二)治疗

1. 通过伸膝时用力挤压髌骨内侧复位,使用一氧化二氮-氧混合气(Entonox™)可减轻疼痛。(译者注:Entonox™ 为安桃乐镇痛气)。

2. 复位后须行髌骨轴位(天线位) X 线检查,排除相关髌骨软骨骨折。

3. 患肢以石膏管型固定后,指导患者至骨折门诊就诊。

4. 如是复发性髌骨脱位,则给予加压绷带包扎,替代石膏管型固定。

四、膝关节软组织损伤

因为剧烈疼痛,膝关节的诊查困难,往往不能立即进行,因此详尽的受伤史和后续症状的观察是十分必要的。患者躺在可移动检查推车上,适当脱去衣服。

(一)诊断

1. 膝部快速肿胀提示关节血肿,通常由前十字韧带撕裂,外侧半月板撕裂或关节内骨折引起。迟发性肿胀,发生在数小时后,更可能是浆液渗出所致。

2. 从受力的方向可判断损伤

(1)侧方应力会导致侧副韧带破裂或关节囊破裂。

(2)扭转应力通常会损伤内侧半月板。

(3)严重的侧方扭转应力撞击膝盖,会导致复合伤。如汽车保险杠撞击膝盖后,会造成内侧副韧带及前交叉韧带断裂,内侧半月板撕裂,称作 O'Donoghue 三联征。这可能导致关节积血,而并无骨折。

3. 通常嘱患者脱掉衣服,坐推车行相关检查。特别是儿童,常伴有牵涉痛,所以检查应包括臀部和脊柱。每次检查膝关节时按如下步骤进行。

(1)观察膝关节肿胀的范围和程度及淤青的位置。

(2)观察膝关节的位置,半月板撕裂可能导致膝关节"交锁"无法充分伸膝。

(3)触诊膝关节探明疼痛的最大范围。

(4)膝关节微屈,行侧方应力试验评估内侧和外侧副韧带。

(5)评估十字韧带

①抽屉试验:弯曲膝盖,尝试将胫骨向后移动(后十字韧带撕裂)或异常向前移动(前十字韧带撕裂)。

②后十字韧带撕裂使胫骨头部在后应力作用下向后滑动,然后在前应力作用下向前移动到正确的解剖位置。

③这种向前移动并不等同于前十字韧带撕裂,而仅仅是异常向前位移。

> **提示:** 在急性损伤时,由于患处疼痛和肿胀的原因,膝关节主动和被动活动都受限,很难做到准确评估,因此,在数天后非常必要进行再次评估。

4. 所有患者都应接受 X 线检查以免骨折漏诊,例如:

(1)胫骨髁骨折。

(2)十字韧带撕裂中的胫骨棘撕脱骨折。

(3)股骨内外侧髁撕脱中的片状骨折。

(4)外侧关节囊韧带附着的胫骨平台外侧髁垂直撕脱骨折(Segond 骨折)。与前交叉韧带撕裂和(或)内翻扭转损伤造成的内侧半月板撕裂有关。

(5)牵引性骨骺炎引起的胫骨结节撕脱伤(Osgood-Schlatter 病),常见于青少年男性。

(二)治疗

1. 在充分镇痛后,如有以下情况,建议转至骨科手术治疗。

(1)张力性渗出,包括所有疑似伴发骨折的关节腔积血。

(2)膝关节"交锁",突然丧失完全伸膝的能力。

(3)疑似十字韧带撕裂。

(4)X 线片显示关节内有气体或异物(可能不存在),提示膝关节贯穿伤。

2. 除此之外,如果只有中度肿胀,关节活动良好,无韧带松弛。

(1)膝关节穿刺抽液,以减轻疼痛,促进尽早活动(见第18章第十六节)。

(2)使用双弹力长筒袜式绷带或定制维克罗膝部夹板固定。

(3)给患者口服布洛芬等抗炎镇痛药200～400mg,或萘普生250mg,每日3次。

(4)嘱患者使用拐杖,直至急性症状消退。

(5)嘱患者5天内复诊。

五、膝关节脱位

诊断和治疗

1. 这属于骨科急重症。

2. 超过30%的患者伴腘血管及腘外侧神经损伤,需急诊复位。

3. 建立静脉通路,使用阿片类镇痛药,检查远端动脉搏动,行X线片检查,并立即转至骨科手术治疗。

六、胫骨髁骨折

(一)诊断

1. 这类骨折是由于从高处坠落,或严重的外侧或内侧应力造成的,此外,这种暴力可能同时导致膝关节韧带断裂。

2. 常见关节积血,由于疼痛,不能对膝关节进一步详细检查。

3. 通过触诊足背动脉搏动来检查血管损伤。

4. 通过主动足背屈运动和外翻试验,检查小腿外侧感觉,评估腘外侧神经麻痹情况。

5. 尽管有时骨折很小且很难看到,仍须完善X线检查,明确是否存在胫骨髁外侧骨折或内侧骨折(很少见)。

(1)仔细检查是否有胫骨棘和(或)髁间隆起撕脱骨折,这可能提示严重的韧带损伤。

(2)髌上囊在侧位片上见"脂肪-血液界面征",提示关节内骨折并伴有关节积脂血症。

6. 行CT扫描以更好地显示骨折范围。

(二)治疗

止痛并转至骨科手术治疗。

第九节　胫骨下部、踝关节和足外伤

一、胫骨干骨折

(一)诊断

1. 通常是复合型伤,并多由直接伤害造成。

2. 儿童的青枝骨折和运动员的应力性骨折也很常见。

3. 行膝关节和踝关节以及胫骨干X线检查。

4. 建立静脉通路并行血常规、尿素和电解质,以及血糖检测,存在复合伤者,应交叉配血并备血2U。

(二)治疗

1. 复合伤

(1)输注生理盐水或Hartmann液(乳酸钠林格液)。

(2)静脉注射吗啡5～10mg,以及止吐药如胃复安10mg。

(3)解剖复位。

(4)用无菌敷料覆盖裸露区域。

（5）静脉注射 2g 氟氯西林或 2g 头孢唑林，预防破伤风感染。

（6）当胸部或腹部有其他外伤需要更加紧急的治疗时，可从大腿到足部使用临时塑料可调夹板或长腿石膏外固定，足踝呈直角放置。

（7）立即将患者转至骨科手术治疗。

2. 对于其他胫骨干骨折患者，镇痛后使用长腿石膏固定，保持膝关节稍微弯曲，足踝成直角，并将患者转诊至骨科手术治疗。

二、腓骨孤立性骨折

诊断与治疗

1. 与小腿外侧受到直接冲击有关，多发生在踢足球时。

2. 患者会表现出局部疼痛、肿胀和行走困难。

3. 进行神经血管评估，尤其是孤立性近端骨折病例，须排除腓总神经损伤导致足下垂。

4. 对胫骨和腓骨（包括踝关节和膝关节），进行全程正侧位 X 线检查。

5. 如果明确踝关节没有受伤，且没有胫骨骨折，则给予：

（1）棉垫弹力绷带固定。

（2）选择低于膝关节的便于行走的石膏，这样可提供更多保护。

6. 将患者转至骨折门诊。

三、踝关节内翻

（一）诊断

1. 这类损伤常见于运动后，或在楼梯上或在不平的地面上摔倒。

2. 临床检查的目的是鉴别韧带撕裂和骨损伤，并评估踝关节的稳定性。

3. 迅速肿胀且无法承重提示骨折或韧带严重撕裂。检查踝关节以下特定部位是否有疼痛表现。

（1）腓骨远端和外踝。

（2）胫骨远端和内踝。

（3）踝关节的内侧（三角肌）韧带和外侧韧带（距腓骨前段最常见，跟腓骨中部和距腓骨后段）。

（4）胫腓前韧带。

（5）第 5 跖骨、舟骨和跟骨基部。

（6）腓骨头近端（用于少见但严重的 Maisonneuve 骨折）。

4. 渥太华（Ottawa）踝关节准则。Ottawa 踝关节准则经过了前瞻性验证，减少了踝关节 X 线检查的次数，而且不会遗漏具有临床意义的重要骨折。根据渥太华标准，如果踝关节区域疼痛且有以下任何一种情况，则要对踝关节进行正侧位 X 线检查。

（1）在受伤后的第 1 个小时内，以及到达急诊室时均无法承重（例如，在没有帮助的情况下走不出四步，哪怕是跛行也做不到）。

（2）内踝远端后缘或尖端 6cm 以上的骨压痛。

（3）外踝远端后缘或尖端 6cm 以上的骨压痛。

5. 渥太华足部准则。出现足中部疼痛或以下任何一种情况时，还须行足部 X 线检查。

（1）受伤后立即无法承重，在急诊室内亦未得到缓解。

（2）第 5 跖骨基底骨压痛。

（3）舟骨有压痛。

（二）治疗

1. 给予镇痛和膝关节下石膏固定后,如有以下受伤情况须立即转至骨科手术治疗(见下文):

(1)踝关节复合伤。

(2)移位的外踝或内踝骨折,伴踝关节扩大或分离。

(3)双踝和三踝踝骨折。

2. 对稳定的踝关节骨折,如外踝骨折或踝关节撕脱骨折,采用膝下石膏保守治疗。膝关节下石膏:

(1)从跖骨头到胫骨结节下方,脚踝成直角(不要形成马蹄足)。

(2)石膏固定后,X线复查踝关节。

(3)指导患者尽量保持腿部抬高,转诊至骨折门诊。

3. 患者能够承受自身体重,且肿胀最小,以及X线片上未见骨折的情况。

(1)双弹力绷带包扎,为患者提供拐杖或步行架,并给予消炎镇痛药,如布洛芬 200～400mg 口服每日 3 次或萘普生 250mg 口服每日 3 次。

(2)建议先抬高高度,不要负重,在家里冷敷(如冰袋),然后逐步加大运动量。

(3)告知患者,在接下来至少 4～6 周或更长时间内不要做剧烈运动,条件允许建议理疗。

(4)5～10 天后复诊,如果还没有参加理疗且有持续性功能受限,则建议进行理疗。

四、其他踝关节外伤

（一）诊断

1. 外翻伤损害内踝和内侧三角肌韧带,屈曲过度或扭伤容易引起更为复杂的损伤。

2. 按如前方式检查踝关节,以明确压痛最大的区域。

(1)触诊腓骨上段疼痛阳性提示高位、斜向骨折(Maisonneuve 骨折)。

(2)Maisonneuve 骨折是一种罕见的、不稳定的踝关节损伤,与韧带连接点的撕裂导致的踝关节变宽和胫腓骨分离有关。

3. 对所有符合渥太华准则的患者进行 X 射线检查,如果患者有近端骨压痛,检查范围应包括胫骨和腓骨上部。

（二）治疗

1. 将所有骨折、踝关节增宽或完全无法承重的患者转诊至骨科手术治疗。

2. 另外请按照"踝关节内翻"治疗第 3 点进行处理。

五、踝关节脱位

诊断与治疗

1. 后脱位最常见,且在临床上十分明显。

2. 立即静脉注射吗啡 5mg 和胃复安 10mg,并行 X 线检查。

3. 确保第 2 位医师在场,在复苏室监护的情况下,常规镇静后复位,防止踝关节周围皮肤的缺血性压力性坏死。

4. 通过稳定的跟骨牵引,使足轻度背屈促进踝关节复位。

5. 复位后,重新检查神经血管状况,并用塑料夹板或软垫石膏板固定小腿,然后进行复位后 X 线检查。

6. 将患者转至骨科手术治疗。

六、距骨骨折脱位

(一)诊断

1. 距骨与三个关节相连:踝关节与胫腓骨、距下关节与跟骨、跗骨间关节与舟骨(连同跟骨和骰骨)。

2. 常由从高处坠落或突然对足部施加暴力引起,如在车祸中汽车踏板强行向上所造成的伤害。

3. 若有疼痛和肿胀,须行 X 线检查以确定损伤。如果高度怀疑损伤而平片显示正常,则进行 CT 检查。

4. 距骨损伤的并发症包括缺血性坏死、骨关节炎导致的持续性疼痛和功能障碍,特别是漏诊后。

(二)治疗

1. 包括距骨穹隆部骨软骨骨折在内的所有骨折患者,应立即转诊去骨科治疗。

2. 唯一的例外是距骨韧带或关节囊嵌入引起的颈部片状撕脱骨折。须给予膝下石膏固定,然后将患者转去骨折门诊治疗。

3. 偶尔距骨会完全向踝关节前方脱位。患者须转诊至骨科并紧急处理,以免周围皮肤坏死,情况类似于踝关节脱位。

七、跟骨骨折

诊断与治疗

1. 通常是由于从高处坠落造成的,20%的病例中为双侧骨折。

2. 高处坠落会导致一系列典型的

损伤,包括:跟骨、足踝、胫骨平台、股骨头或髋部、胸腰椎、寰椎和颅底。

3. 依次仔细检查每个区域,并对压痛区域进行 X 线检查。

4. 跟骨骨折后,足后跟趋于扁平,局部触痛,瘀伤蔓延至足底甚至小腿。

5. 行踝关节正侧位 X 线检查,并额外行跟骨切线(轴向)X 线检查避免漏诊跟骨垂直骨折。

6. 对复杂骨折进行 CT 扫描,特别是距下关节受累。

7. 抬高足部并止痛。

8. 所有骨折患者转诊至骨科手术治疗。

八、跟腱断裂

(一)诊断

1. 这种损伤最常见于中年男性突然肌肉活动后。伴有跖屈疼痛、无力,有些病例可能是由趾长屈肌病变引起。总之,患者不能踮起脚尖走路。

2. 触诊跟腱有一个明显的缺口,但该处很快就会充满血液进而可能消失。

3. 进行"小腿挤压"试验。与健侧相比,足底屈曲能力减弱或缺失。

(1)最好是让患者跪在椅子上,双足自由下垂在椅子边缘。

(2)挤压健侧的小腿最宽处,然后将患肢屈曲反应减少的现象与健侧正常足底屈曲反应进行比较。

(二)治疗

1. 首先第一步应用膝下腿后石膏固定患肢,保持踝关节跖屈位。

2. 给患者服用镇痛药,骨科会诊

决定手术修复或保守治疗。

九、跗骨中段脱位

(一)诊断

1. 前足扭伤所致,导致距肩关节和跟骰中跗关节周围疼痛和肿胀。

2. 行足部 X 线片显示跗骨间关节断裂,常伴有舟骨、骰骨、距骨或跟骨骨折。这些可能只是撕脱性片状骨折。

3. 行 CT 扫描以进一步评估这类复杂的损伤。

(二)治疗

给患者使用镇痛药,抬高足部并转诊至骨科手术治疗。

十、跖骨损伤与跗跖骨脱位

(一)诊断

1. 跖骨损伤与跗跖骨脱位是由直接创伤、挤压或扭曲造成的。

2. 腓骨短肌肌腱止点处,第 5 跖骨基底部横断或斜向撕脱骨折常伴有踝关节内翻伤。

3. 第 2 跖骨颈部在重复动作后可能会发生应力性骨折,称为"行军骨折"。

4. 琼斯骨折是发生在第 5 跖骨基底部的骨折,运动员常常会延伸累及第 4 足趾的跖骨间关节。

5. 跗跖骨骨折脱位(Lisfranc 骨折)是一种少见的骨折脱位,通常累及多个骨骼,导致踇趾和第 2 跖骨之间的间隙扩大,剩下的跖骨发生侧向移位。

(1)该类情况很容易漏诊,通常由于足部肿胀的临床意义没有得到重视,而且 X 线片也很难发现。

(2)仔细观察足前部是否有任何循环障碍的表现。

(3)行 CT 扫描以进一步评估这种复杂的损伤。

(二)治疗

1. 所有复合性、移位性或多发性骨折、第 1 跖骨骨折、跗跖骨骨折脱位、挤压伤或明显水肿的损伤,以及出现任何循环障碍的表现,都应立即转诊至骨科手术治疗。

2. 治疗"行军骨折"和第 5 跖骨基底部撕脱骨折时,如果疼痛严重须与踝关节扭伤一样用支撑绷带固定,很少使用膝下石膏固定。琼斯骨折需要膝下石膏固定,并转到骨科手术治疗,因为此处受伤不易愈合。

十一、足趾骨骨折

诊断与治疗

1. 足趾骨骨折通常是直接创伤造成的。

2. 清洁所有伤口,用环钻清除甲下血肿。

3. 包扎受损的足趾,给予止痛药和支持绷带。

4. 如果疼痛严重,尤其是踇趾受伤时,则在膝下石膏固定,并延伸至足趾。

5. 将所有患者转至骨折门诊。

十二、足趾骨脱位

诊断与治疗

1. 足趾骨脱位是由于直接创伤而引起,通常发生在光脚或没有保护的足部。

2. 进行趾神经环阻滞（请参阅第 18 章第十五节"环指神经阻滞"）。

3. 行 X 线检查以排除相关的骨折。

4. 通过轴向牵引恢复正常的解剖结构。

5."亲密捆绑"包扎,并转至骨折门诊。

延 伸 阅 读

［1］　Emergency Medicine Clinics of North America(2020)Vol38(1)(orthopedic e-mergencies).

［2］　McRae R,Esser M（2008）Practical Fracture Treatment,5th edn. Churchill Livingstone,Edinburgh.

第 7 章　肌肉骨骼和软组织急症

第一节　软组织损伤

所谓的"轻伤"对患者至关重要,如果管理不当,则可能导致严重问题。因此对每位出现软组织损伤的患者都应采取统一且谨慎的方法。

软组织损伤的一般管理如下。

1. 评估

(1)获得以下病史

①受伤的性质及受伤的时间和地点。

②异物存留的可能性、伤口污染的可能性,以及深层结构损伤的可能性。

③任何形式的挤压伤。

④当前接受的医疗救护和用药情况。

⑤抗生素过敏史和破伤风疫苗接种情况。

(2)检查神经和肌腱是否受损,然后再注射局部麻醉药。

(3)如果发现伤口,若怀疑有不透射线的异物(如金属或玻璃),请在探查伤口之前先让患者进行 X 线检查。并告知放射科医师异物的物理性质。

2. 伤口准备

(1)在评估和准备伤口时

①始终让患者平卧在平车上。

②检查伤口前后要彻底洗手。

③戴无菌手套并准备无菌场地。

(2)麻醉前使用生理盐水或消毒剂(如洗必泰),轻轻擦拭用以清除伤口边缘周围的所有灰尘和碎屑。

(3)仅在绝对必要时,可将相邻口的 1～2mm 范围内的毛发去除,但永远不要刮眉毛或睫毛。

3. 局部麻醉药的浸润和毒性

(1)单纯撕裂伤。使用 25 号橙色针头,沿伤口边缘注射 1% 的利多卡因。

(2)指神经环阻滞。使用 2% 不含肾上腺素的利多卡因,对指甲、指尖、远侧手指及足趾周围的伤口,进行环指神经阻滞(请参阅第 18 章第十五节"环指神经阻滞")。

(3)利多卡因的最大安全剂量为 3mg/kg。由于 1% 的溶液中利多卡因含量为 10mg/ml,因此 67kg 患者允许的最大安全剂量是 200mg,可以用以下两种溶液配制:①20ml 的 1% 溶液。②10ml 的 2% 溶液(均含有 200mg 利多卡因)。

(4)利多卡因或其他局部麻醉剂中毒的表现包括:①口周刺痛、口中出现金属味、躁动、头晕和言语不清。②精神混乱、癫痫发作和昏迷。③心动过缓、低血压和循环衰竭。

(5)治疗癫痫发作应静脉注射咪达唑仑、地西泮或劳拉西泮,若遭遇循环衰竭需使用正性肌力药,并在需要时实行心肺复苏(请参阅第 1 章第一节"心肺复苏")。当遭遇顽固性心律失常伴循环衰竭时,推荐 20% 脂肪乳1.5ml/kg 静脉快速推注,然后以0.25ml/(kg·min)的速率持续注射,至生命体征恢复后 10min。

4. 探查、冲洗、清创和止血

(1)仔细寻找伤口内是否有异物,是否有肌腱血管或神经断裂。如若发现以上任一情况,向资深急诊科医师寻求帮助。

(2)使用 20ml 注射器,配备 23 号蓝色针头,吸取生理盐水进行高压射流,冲洗伤口。重复此过程,直到伤口没有碎屑为止。使用防护眼镜以防止眼睛受到体液飞溅污染。

(3)清除坏死或被污染的组织,轻柔而快速擦拭皮肤以清除局部污垢。确保去除所有碎石、沙粒及其他污染物,避免污染物永久性嵌入皮肤。必要时可视情况进行全身麻醉。

(4)通过局部压迫法止血。避免使用止血钳夹住出血区域,因为这可能导致局部软组织进一步损伤。

5. 缝线

(1)从伤口中央开始向两边进行间断缝合,目的是使伤口边缘无张力对齐。

(2)由伤口组织的类型及伤口处的试缝合来选择缝合材料。

①缝合深层伤口时使用可吸收的缝线,如聚二噁烷酮或聚乳酸,要先闭合深层空腔,并把线结埋在伤口的深处。

②尽管传统上丝线最常用于缝合皮肤,但它更可能导致带有瘢痕的微脓肿形成。

③使用不可吸收的合成单丝缝合线,如尼龙或聚丙烯。虽然该种材料很难打结,需要初始双掷结和多个结,但它们可引起更少的排异反应。

(3)使用最小的实际缝合线尺寸。

①肢体撕裂:4/0 合成单丝缝合线,7~10 天拆线。

②头皮:2/0 或 3/0 合成单丝缝线,7 天拆线。

③面部:5/0 或 6/0 合成单丝缝线,4 天拆线。

(4)用非黏性敷料覆盖伤口,最初24h 内保持该区域干燥。

(5)与急诊科(ED)医师或与家庭医生(GP)预约时间拆除缝线。

(6)记录伤口的大小和性质,其涉及的深层结构,以及使用的缝合线数量。

6. 抗生素　在预防感染方面,相比于手术清创,抗生素是次要的,因此不要盲目滥用抗生素。抗生素建议在以下情况时可以应用。

(1)蜂窝织炎

①通常是由伤口感染 β-溶血性链球菌或金黄色葡萄球菌引起,治疗前首先送伤口拭子化验。

②若怀疑有葡萄球菌感染,首先给予 1 周的苯氧甲基青霉素(青霉素 V)口服 500mg,每日 4 次,或氟氯西林500mg 口服,每日 4 次。

（2）污染或感染伤口，需静脉注射氟氯西林 2g，庆大霉素 5mg/kg 和甲硝唑 500mg。

（3）咬伤

①用大量生理盐水清洁、清创和冲洗。除面部以外，请勿缝合。

②阿莫西林 875mg 和克拉维酸 125mg 每日口服 1 片，每日 2 次，持续 5 天，轻微的刮伤除外。如果对青霉素过敏，则口服多西环素 100mg 每日 1 次和甲硝唑 400mg 每日 3 次。如果患者为儿童或孕妇或正在母乳喂养，应使用罗红霉素。

③预防破伤风。

④如果患者是在国外被狗咬伤，或在澳大利亚被蝙蝠咬伤，应考虑预防狂犬病并咨询事发地传染病学专家。请参阅第 4 章第八节"狂犬病或其他狂犬病毒属感染风险"。

（4）复合骨折

①静脉注射氟氯西林 2g 或头孢唑林 2g。

②一定要进行破伤风预防性治疗。

7. 破伤风预防　见下文。

一、破伤风预防性治疗

（一）诊断

1. 第二次世界大战后常规接种破伤风疫苗逐渐被引入澳大利亚和英国，所以现在最多的非免疫人群可能是老年人。

2. 实际上，任何微不足道伤口都可能被污染。

3. 细心的伤口清洗是预防破伤风的重要组成部分，而不是仅仅依靠接种破伤风疫苗或使用抗生素。

4. 根据患者的免疫状况和伤口类型对患者进行治疗（表 7-1）。

表 7-1　伤口处理中预防破伤风指南

破伤风疫苗接种史	距离上次接种时间	伤口类型	DTPa、DTP 组合、dT、DTPa，视情况而定	破伤风免疫球蛋白*（TIG）
≥3 支	<5 年	所有类型伤口	否	否
≥3 支	5~10 年	清洁细小型伤口	否	否
≥3 支	5~10 年	所有其他类型伤口	是	否
≥3 支	>10 年	所有类型伤口	是	否
<3 支或不确定†		清洁细小型伤口	是	否
<3 支或不确定†		所有其他类型伤口	是	是

提示：DTPa. 年龄<8 岁的儿童配方白喉、破伤风和无细胞百日咳疫苗。dT/DTPa. 青少年/成人配方（更少的白喉类毒素和百日咳抗原）。*. TIG 的推荐剂量为 250 单位，受伤后应尽快使用 21 号针头通过肌内注射。如果已经过 24h 以上，则应给予 500 单位。†. 没有记录在案的使用破伤风类毒素疫苗的初级疫苗接种过程（三剂）的个人应接受所有缺失的剂量。

资料来源：经许可转载自《澳大利亚免疫手册》，2013 年，第 10 版。

（1）容易感染破伤风的伤口：具有破伤风严重感染风险的伤口包括如下。

①组织广泛受损的伤口或烧伤。

②深层穿透伤的伤口。

③表面伤口明显被土壤、灰尘或马粪污染（特别是如果局部消毒延迟超过4h）。

④含有异物特别是木屑碎片的伤口。

⑤复合型骨折。

⑥咬伤。

⑦合并化脓性感染的伤口。

⑧牙齿脱落后再植入。

（2）清洁小伤口：任何干净、边缘整齐或浅表的伤口，以及不符合上述破伤风易感伤口标准的伤口。

5. 破伤风疫苗和免疫球蛋白

（1）澳大利亚吸附破伤风类毒素与白喉（ADT）合用，适用年龄≥8岁。在此年龄之前，建议与白喉、百日咳以及其他预防小儿麻痹症、乙型肝炎和乙型流感嗜血杆菌的疫苗联合使用。

①在上臂或大腿前外侧肌内深部注射0.5ml。

②破伤风疫苗的禁忌证包括，先前对破伤风类毒素或其任何成分过敏（极为罕见）。

（2）在英国，10岁以下的主动破伤风类毒素免疫建议与白喉、百日咳、B型流感嗜血杆菌（HiB）和小儿麻痹症灭活疫苗联合接种，10岁后建议与白喉和灭活脊髓灰质炎疫苗联合接种。

（3）如有必要，立即给予破伤风免疫球蛋白（TIG）以提供额外的被动保护（表7-1）：肌内注射250单位，如果伤口超过24h，注射500单位。接种部位在远离破伤风类毒素联合疫苗接种的地方。

（二）治疗

1. 破伤风免疫时间表（表7-1）

（1）清洁小伤口

①患者已完全免疫及已按日期加强免疫，则不需要注射。

②如果患者破伤风疫苗接种不完全，安排接种破伤风类毒素联合疫苗加强剂，并与GP（家庭医生）一起安排完整的破伤风免疫程序。

③给非免疫患者注射初始剂量的破伤风类毒素联合疫苗，然后注射全套的破伤风疫苗。

（2）容易感染破伤风的伤口

①对无免疫力、未完成完整破伤风免疫程序，或不确定情况的患者使用破伤风免疫球蛋白。

②也要给无免疫力的患者注射破伤风类毒素联合初始剂量的疫苗，并进行破伤风疫苗的完整接种程序。

2. 破伤风本身很少见，但纵观全世界，它是亚洲部分地区及非洲和南美洲人群死亡的重要原因之一。

（1）从受伤到表现出最初症状的潜伏时间为3～21天（通常大约10天）。

（2）最常见的症状是下颌僵硬（牙关紧闭）、吞咽困难、颈部僵硬，以及腹部和背部疼痛。查体发现肌张力过高。

（3）局部或全身疼痛性痉挛在24～72h内出现，在微小刺激下变得更加严重且持续。

（4）死亡可由喉痉挛、呼吸衰竭或自主神经功能障碍引起。

（5）由于没有快速的诊断试验来证明诊断，因此应立即将疑似病例送入重症监护室（ICU）。

二、挤压伤和骨筋膜室综合征

（一）诊断

1. 挤压伤可能由压路机或搅拌机导致，也可以是直接打击或车轮轧过肢体等造成。

2. 即使有严重的软组织损伤，挤压伤也不是发生在损伤早期。

3. 务必检查肌腱、神经或血管是否受损。指压皮肤颜色不变成苍白意味着毛细血管断裂，这可能导致广泛的软组织坏死。

4. 骨筋膜室综合征

（1）由于封闭的解剖空间或隔间内局部压力升高，导致组织毛细血管灌注压力降低，最常见的是发生于小腿和前臂掌侧间隔室。

（2）原因包括挤压伤、绷紧的石膏造成的外部压迫、骨折（尤其是胫骨）、收缩性烧伤、局部出血（包括出血障碍或抗凝治疗）、剧烈运动和长时间制动，如急性中毒后昏迷。

（3）如果有明显的疼痛，特别是在肌肉被动牵拉时，伴有感觉异常、运动和感觉神经功能丧失，应考虑骨筋膜室综合征的可能性。

（4）封闭的筋膜腔内的整个区域都压力增高。

（5）然而，动脉搏动甚至皮肤灌注都可能保持正常的假象。

5. 送血查血常规、电解质和肝功能测试、肌酸激酶（CK），并用试纸检查尿肌红蛋白（潜血呈阳性，但显微镜下红细胞呈阴性）。

6. 检测心电图（ECG），尤其是在怀疑高钾血症的情况下。

7. 做 X 线检查以排除潜在的骨折。

（二）治疗

1. 开放静脉通路并给予生理盐水 $20\sim40ml/kg$ 静脉滴注，以改善任何可能存在的低灌注，并给予吗啡 $0.1mg/kg$ 静脉注射和胃复安 10mg 静脉注射。

2. 消除任何外部挤压因素，如切割过紧的绷带或石膏。

3. 将患肢置于心脏水平。高度过高会降低动脉血流，并可能加重缺血。

4. 将涉及肢体、手部或足部的所有严重挤压伤，包括怀疑患有骨筋膜室综合征的患者，转诊至骨科。治疗包括室间隔压力监测、血管扩张剂、甘露醇和碳酸氢钠的使用，或手术筋膜切开术。

5. 对单个手指或足趾损伤，进行清洁和清创，暂不缝合。将肢体抬高到心脏水平，并给患者止痛药。3 天内复查，考虑延迟一期缝合。

三、坏死性筋膜炎

（一）诊断

1. 这是一种罕见的沿筋膜平面快速扩散的潜在致命的软组织感染。

（1）它可能影响既往健康的人，或那些患有糖尿病、应用免疫抑制剂或慢性酒精中毒的人。

（2）它可能发生在表面的轻微穿透

伤或挤压伤,或一些外科手术之后。20％的人没有前驱症状。

2. 持续的剧烈、不成比例的皮肤疼痛伴/或麻痹是典型表现,伴有发热和不适,随后迅速发生全身系统性恶化、休克和谵妄。

3. 早期皮肤出现蜂窝织炎和红斑,随后进展为蔓延性瘀斑、大疱、水肿和"木质"硬度,有时伴有捻发音。

4. 送血进行血常规检查、电解质和肝功能测试(ELFT)、肌酸激酶(CK)、乳酸测试,并抽取两组标本进行血培养检查。

(二)治疗

1. 开放静脉通路并给予生理盐水20ml/kg 静脉滴注以改善任何低灌注,吗啡 0.1mg/kg 静脉注射,胃复安10mg 静脉注射。

2. 开始经验性静脉注射抗生素,如美罗培南 1g 每日 3 次,万古霉素1.5g 每日 2 次,克林霉素 600mg 每日3 次。

3. 对临床可疑病例,立即呼叫资深急诊科医生寻求帮助,并紧急转诊至外科。外科进行必要的探查和广泛的清创,以确定患处的状况并加以治疗。

4. 联系值班麻醉师,通知手术室并通知 ICU。

四、穿刺伤

(一)诊断

1. 这种类型的损伤是由于踩在钉子或针等利器上,被缝纫机针刺穿,或是由工业事故引起的,包括射钉枪或用于喷洒润滑油、油漆、水或油的高压枪。

2. 第 4 章第五节涵盖了针刺和锐器伤事故。

(二)治疗

1. 即使最初没有发现明显的损伤,也应立即将所有高压枪伤转送至骨科。患者需要广泛的外科清创术。

2. 之后,用消毒剂清洗伤口,接种破伤风疫苗,并考虑是否需要应用抗生素。

3. 足部被生锈的钉子刺伤,用碘伏浸泡,给予阿莫西林 875mg 和克拉维酸 125mg,口服 1 片,每日 2 次,连用5 天。

4. 如果出现感染或严重水肿表现,嘱患者立即返回医院就诊。

五、手部感染

诊断与治疗

1. 甲沟炎

(1)指甲附近有脓形成,伴有搏动性疼痛。

(2)在环形神经阻滞麻醉下,平行于指甲边缘做一个纵向切口,长度超过甲襞,以释放脓液(见第 18 章第十五节)。用棉签彻底清洁空腔。

(3)将浸有石蜡的纱布塞进空腔内,用普通粘胶纤维管状绷带缠绕手指无张力包扎。使用高臂吊带悬吊24h,2 天后更换敷料。

2. 指间隙感染(译者注:指间隙是指和拇指远端指骨掌侧的脂肪腔隙)

(1)该感染是指手指远端脂肪垫的脓液形成,也被称为瘭疽(译者注:指掌深处的指尖脓肿)。

(2)在脓肿的中间做一个纵向切

口。注意不要越过远端指间关节的屈曲褶皱痕，并将脓腔彻底清洁。

（3）包扎和检查同甲沟炎。

（4）当肿胀接近指间关节远端时，屈肌腱鞘有更广泛的感染风险。在 X 线片排除骨髓炎后，将患者直接转诊至骨科。

3. 屈肌腱化脓性腱鞘炎

（1）最初的伤口可能已经被患者遗忘，但在屈肌肌腱的沿线会产生强烈的不适、肿胀和压痛，所有被动手指运动都会出现典型的剧烈疼痛。

（2）将患者直接转至骨科进行手术清创和静脉注射抗生素。

4. 掌深部和网间隙感染

（1）以上病症会引起手部疼痛，肿胀和局部功能丧失，伴有局部压痛和"鳍状"手的改变，可见明显的手背肿胀。

（2）将患者直接转至骨科治疗。

六、胫骨前裂伤

（一）诊断

胫骨前裂伤在老年患者中最常见，往往是由于轻微的创伤导致皮瓣撕裂。

（二）治疗

1. 清洁伤口，清除血块，清除坏死的组织和并拉平卷起的伤口边缘以确定实际的皮肤损失。

2. 如果有明显的皮肤缺失或明显的皮肤回缩，导致皮肤边缘无法对齐，应立即将患者转诊给外科，考虑早期植皮治疗。

3. 如无明显皮肤缺失或回缩，将皮瓣放回伤口上，并用黏合皮肤的胶条（Steristrip™）将其固定到位，在伤口上覆盖一层石蜡浸渍纱布和一块棉垫。

4. 然后用弹力绷带固定，并指导患者尽可能保持腿部抬高。

5. 询问破伤风的免疫状况。

6. 5 天后复查，除去敷料，但保留 Steristrip™ 在原位。

（1）如果皮肤出现坏死征象，请将该患者转诊给外科进行皮肤移植。

（2）若无皮肤坏死，每周检查患者的伤口是否正常愈合，或出院由家庭医生和社区护士进行管理。

第二节 急性关节病

急诊科所见急性关节痛可分为三种主要类型：①急性单关节炎；②急性多关节炎；③关节周围肿胀。

一、急性单关节炎

鉴别诊断

1. 重点区分

（1）化脓性关节炎。

（2）痛风或假性痛风。

（3）创伤和血栓形成。

2. 偶尔需要区分

（1）类风湿关节炎。

（2）骨性关节炎。

最后两个更常见于多发关节炎。

二、化脓性关节炎

（一）诊断

1. 这可能发生在任何穿透性创

伤,甚至是轻微的创伤,如玫瑰刺或关节穿刺术后。

2. 然而,大多数病例是由血行播散引起的。以下是该病的发生机制。

(1)类风湿关节炎。

(2)骨关节炎,尤其发生于老年患者。

(3)静脉注射毒品。

(4)糖尿病。

(5)免疫抑制。

(6)播散性淋球菌或脑膜炎球菌感染。

(7)镰状细胞病,通常来自沙门菌。

3. 检查体温、脉搏和血压。临床表现有局部关节疼痛、发热、红斑,主动和被动活动范围受到严重限制,但与痛风相比,发作较少。

4. 送两组血培养,抽血查血常规、血沉(ESR)和 C 反应蛋白(CRP)。

5. 需要 X 线检查,最初结果一般正常,但随后可能显示骨质破坏,关节间隙消失。

6. 超声检查对显示髋关节等关节腔积液最有帮助,必要时还可以对胸锁关节进行 CT 扫描。

(二)治疗

1. 给予止痛药,如口服对乙酰氨基酚 500mg 和磷酸可待因 8mg,2 片。

2. 立即将患者转送骨科,在无菌条件下进行关节液抽吸、静脉注射抗生素、休息和反复手术引流。关节液抽吸常为浑浊的黄色液体,其多核白细胞 >50 000/ml。液体培养阳性率>50%。

三、痛风性关节炎

(一)诊断

1. 痛风更常见于男性,常合并糖

尿病、高血压、高胆固醇血症和骨髓增生性疾病(尤其是治疗后)、肾功能衰竭(因果关系)、噻嗪类利尿药治疗或饮食过量、酒精和创伤。

2. 最常见于足踇指跖趾关节或踝关节、腕关节和膝关节,有时会突然发作,使患者从睡梦中惊醒。

3. 慢性病例可能与耳及关节周围痛风石、多关节病和反复急性发作有关。

4. 患者可能轻度发热,伴有红色,发亮的"愤怒"关节。

5. 如果怀疑有化脓性关节炎可能,送血进行血常规、电解质和肝功能(ELFT)、血沉(ESR),以及 C 反应蛋白(CRP)检查。实验室血液检查结果可能显示轻度白细胞增多,尿酸水平升高(>0.4mmol/L),但高达 40% 的急性发作患者血尿酸可能呈正常数值。

6. 最终诊断是通过关节液抽吸和偏光显微镜显示强负双折射晶体。关节液抽吸产生浑浊的黄色液体,其白细胞为 2000~50 000/ml。偏光显微镜可用于明确诊断。

(二)治疗

1. 在已知的复发病例中,或者如果临床上高度疑似痛风,给患者服用非甾体抗炎药,例如布洛芬 600mg 口服 1 次,然后口服 200~400mg 每日 3 次,或萘普生 500g,然后口服 250mg 每日 3 次。

2. 对于不能服用非甾体抗炎药的肾或胃肠道疾病患者,每日口服强的松 50mg,连续 3 天,然后 10~14 天内逐渐减量。

3. 如果患者不能耐受类固醇（心力衰竭或糖尿病患者），或不耐受非甾体抗炎药（肾或胃肠道疾病），可以先口服秋水仙碱 1mg，然后在 1h 后再口服 0.5mg，不重复秋水仙碱剂量至少 3 天。

4. 将患者转回 GP（家庭医生）或医疗门诊。

5. 如果化脓性关节炎不能排除，应立即将患者送往骨科进行关节液抽吸（见第 7 章第二节二、"化脓性关节炎"）。

四、假性痛风

1. 与痛风相比，假性痛风并不常见，通常影响膝关节、手腕或肩部，并与糖尿病、骨关节炎、甲状旁腺功能亢进、血色素沉着症及许多其他罕见的疾病有关。

2. X 线可显示软骨钙质沉着症（软组织中有钙沉积条纹），关节抽吸液在偏光显微镜下显示弱阳性双折射焦磷酸钙晶体。

3. 治疗方法与急性痛风一样，转诊回家庭医生或门诊患者进行随访。

五、创伤性关节病

(一)诊断

1. 严重的关节疼痛通常与明显的创伤有关，偶尔由轻微损伤甚至被遗忘的损伤引起。

2. 血友病 A（凝血因子Ⅷ缺乏）、血友病 B〔伴有凝血因子Ⅸ缺乏的圣诞病（译者注：又被称为"乙型血友病"，之所以叫作圣诞病是因为其命名来自一

个 5 岁的名叫"圣诞"的小男孩）〕或严重的血管性血友病（同时伴有 vWF 因子和Ⅷ因子的缺陷）可发生关节血肿。

3. 尽管可能并不总是显示出明显的骨折，但仍需要进行 X 线检查。如果有证据表明有关节积液合并关节血肿或骨膜抬高（如舟状骨或桡骨头骨折），应怀疑骨折。

4. 如果对诊断有疑问，应安排资深急诊科医师进行关节液抽吸，以寻找血性关节积液，合并关节内骨折时积液表面有脂肪球浮。当化脓性关节炎不能排除时，也要进行关节液抽吸，或直接将患者转入骨科。

(二)治疗

1. 进行镇痛，必要时将患者转诊至骨科。管理方式取决于所涉及的关节（请参见第 6 章）。

2. 对已知血友病 A 患者给予因子Ⅷ，对已知血友病 B 患者给予因子Ⅸ，对血管性血友病患者给予 vWF 因子及Ⅷ因子。迅速就此情况与血液科专业组进行协商讨论。

六、急性多关节炎

(一)诊断

1. 原因很多，包括如下几点。

(1)类风湿关节炎。

(2)SLE。

(3)银屑病关节炎。

(4)强直性脊柱炎。

(5)Reiter 综合征。

(6)病毒性疾病，如乙型肝炎、风疹、α病毒如罗斯河病毒、细小病毒 B19 和 HIV。

（7）肉瘤。

（8）溃疡性结肠炎、克罗恩病、淋球菌（早期菌血症阶段）、贝氏病和过敏性紫癜。

（9）痛风和假性痛风。

（10）风湿热或细菌性心内膜炎。

（11）骨关节炎、血色素沉着症、肢端肥大症（均为非炎症性）。

2. 根据可疑原因送血查血常规、血沉（ESR）、C 反应蛋白（CRP）、电解质和肝功能检测（ELFT）、尿酸、类风湿因子和抗环瓜氨酸肽（抗 CCP）、抗核抗体（ANA）和 DNA 抗体、病毒滴度和血培养。

3. 对受影响的关节进行 X 线检查。

（二）治疗

1. 如果患者全身不适，请就医、卧床休息、药物治疗并进行明确诊断。

2. 之后，开始服用非甾体抗炎药，如布洛芬 200～400mg 口服每日 3 次，或萘普生 250mg 口服每日 3 次，并将患者转诊至内科或风湿科门诊。

七、类风湿关节炎

（一）诊断

1. 偶尔表现为单关节炎，但通常会导致对称性多关节炎，尤其是影响掌骨指间关节和近端指间关节，最初伴有晨僵。其他受影响的关节包括肘部、腕部、臀部和膝关节。

2. 全身受累可伴有不适、体重减轻、发热、肌痛、结节、胸膜炎、心包炎、血管炎、脾大、巩膜炎和全血细胞减少。

3. 检查血常规、血沉（ESR）、类风湿因子，以及抗 CCP、ANA 和 DNA 抗体。

4. 最初，X 线只显示软组织肿胀和邻近关节骨质疏松，之后可以看到关节畸形。

（二）治疗

1. 如果患者全身不适，请将患者转诊至住院部。

2. 如果不能排除化脓性关节炎，请将患者转诊至骨科，切记类风湿关节炎易患化脓性关节炎。

3. 此外，开始服用非甾体抗炎药，如布洛芬 200～400mg 口服每日 3 次，或萘普生 250mg 口服每日 3 次，并将患者转诊至门诊或家庭医生。

八、骨关节炎

（一）诊断

1. 通常表现为隐匿性多关节炎，通常影响远端指间关节、髋关节和膝关节，伴有运动时疼痛和僵硬，但无全身特征。

2. 然而，偶尔可见到急性单关节炎恶化，伴明显的关节捻发音。

3. 需要进行 X 线检查，可能显示关节间隙丧失、骨赘形成和骨囊肿。

（二）治疗

1. 如果不能排除化脓性关节炎，请将患者转至骨科。

2. 此外，给患者使用 NSAID 镇痛药并返回 GP（家庭医生）那里治疗。

第三节 非关节风湿病

关节疼痛、肿胀和压痛,这种与关节炎十分相似的表现可能是由于关节周围结构的炎症。大多数患者可以用非甾体抗炎镇痛药治疗,如布洛芬200~400mg口服每日3次,或萘普生250mg口服每日3次,然后转诊到门诊或是他们的家庭医生部门。

由专科医师进行关节抽吸术和类固醇注射,因为操作过程复杂,可能发生化脓性关节炎和关节破坏等并发症。

包括:斜颈(扭颈)、肩周炎、肩袖撕裂(冈上肌破裂)、冈上肌腱炎、肩峰下滑囊炎、网球和高尔夫肘、鹰嘴滑囊炎、De Quervain狭窄性腱鞘炎、腕管综合征、髌前滑囊炎。

一、斜颈(扭颈)

诊断与治疗

1. 斜颈是颈部肌肉组织水平向一侧不正常的不自主收缩,导致颈部处于扭曲或弯曲的位置。

2. 向患者仔细询问最近的创伤,特别是对于老年患者更要注意。

3. 指导体检以确定潜在病因,并记录颈部活动度。

4. 仔细寻找局部感染灶,如扁桃体炎、扁桃体周围脓肿和颌下腺脓肿,或任何提示颈椎间盘脱垂的感觉或运动表现。

5. 切记要排除药物引起的肌张力障碍,如甲氧氯普胺、吩噻嗪类或丁丙基苯酚(如氟哌啶醇)引起的动眼神经危象(译者注:此病是对某些药物或医疗状况的张力障碍反应的名称,其特征是长时间不自主的眼睛向上偏移)。如果有出现肌张力障碍的可能性,静脉注射1~2mg苯扎托平,随后每日口服2mg,持续3天。

6. 如果怀疑有骨性损伤或颈椎病,则需要进行颈椎X线平片。

7. 在没有上述任何其他病因的情况下,将颈部移动到中间位置,并用软颈托固定。如果肌肉痉挛严重,可口服安定2~5mg。

8. 给予镇痛药,如对乙酰氨基酚500mg和磷酸可待因8mg口服2片,每日4次和(或)非甾体类抗炎镇痛药,如200~400mg布洛芬口服,每日3次或萘普生250mg口服,每日3次。

9. 将患者送回家庭医生处进行治疗。

二、肩周炎

诊断与治疗

1. 该病可自发发生,在局部创伤后,或是在骨折、脑血管意外、心肌梗死甚至带状疱疹后的手臂废用引起。在老年人中更常见。

2. 粘连性滑囊炎可导致疼痛,失去所有的活动能力。

3. 在上述情况下,鼓励早期积极的肩关节运动,以预防滑囊炎。

4. 此外,开一种消炎镇痛药,并将患者送回家庭医生处进行护理。

5. 理疗可能会有帮助,虽然疼痛会减轻,但运动能力的丧失往往会持续数月甚至数年。

三、肩袖撕裂:冈上肌破裂

(一)诊断

1. 手臂的突然牵引可能会撕裂组成肩袖的肌肉。发病可能是隐匿的,但外伤性事件可能会导致撕裂,导致突然的剧烈疼痛和肩关节功能减退。

2. 评估盂肱关节的全部主动和被动运动范围。肩关节主动活动度减少,无法外展,肩关节外旋无力。

3. 压痛局限于大结节和肩峰下囊,尤其是冈上肌破裂。其他形成肩袖的肌肉也可能撕裂,但在急性期临床上很难区分。

4. 肩部 X 线检查,可能显示肱骨头部和肩峰之间的间隙减小。

5. 超声检查对于确定全层肩袖撕裂和肱二头肌肌腱脱位的程度非常有用。但其对不完全性肩袖撕裂不太敏感。

6. MRI 对肩袖病变的大小、位置和特征具有高度的敏感性和特异性。

(二)治疗

1. 将年轻患者的急性撕裂交由骨科考虑手术修复,以确保可以最佳恢复运动和功能。

2. 给老年患者服用镇痛药、固定吊带,并向理疗科咨询理疗康复计划。

四、冈上肌腱炎

诊断与治疗

1. 该病是导致肩外展 60°~120°

时发生疼痛的"疼痛弧"的原因之一。

2. X 线检查可能显示冈上肌腱钙化。

3. 可完善超声检查,明确冈上肌腱有无增厚和受损。

4. 给予消炎镇痛药,并考虑转诊到骨科或风湿病门诊进行抽吸和局部类固醇注射。

五、肩峰下滑囊炎

诊断与治疗

1. 这可能是由于钙化物质破裂进入肩峰下囊,引起"疼痛弧",或持续剧烈疼痛。

2. 治疗方法同冈上肌腱炎。

六、网球和高尔夫肘

诊断与治疗

1. 网球肘导致肱骨外上髁疼痛,原因是重复性运动(如使用螺丝刀或打网球)时前臂肌肉的伸肌起始部分撕裂。

2. 建议患者避免引起疼痛的活动,并手臂制动。给予消炎镇痛药。

3. 如果疼痛持续,请局部注射类固醇。

4. 高尔夫球手的肘关节也有类似的情况,影响内上髁和屈肌的起始端。

七、鹰嘴滑囊炎

诊断与治疗

1. 这种滑囊的疼痛肿胀是由于外伤、痛风或感染引起的,通常伴有金黄色葡萄球菌感染。

2. 在无菌条件下抽吸,如果后两

种情况可能发生,则进行培养和偏光显微镜检查。如果确认感染,请在麻醉下进行正规引流。

3. 此外,给予非甾体抗炎镇痛药,并转诊给家庭医生。

八、DeQuervain 狭窄性腱鞘炎

诊断与治疗

1. 该病导致桡骨茎突压痛,拇长展肌和拇短伸肌肌腱纤维鞘增厚,可见结节,拇指活动时疼痛。

2. 治疗方法是将拇指夹板固定并使用消炎镇痛剂。

3. 这种情况下,如果局部注射类固醇失败,可能需要手术松解第一背侧隔室。

九、腕管综合征

诊断与治疗

1. 该病是腕部正中神经的压迫性神经病变,最常见于中年女性。

2. 次要原因包括类风湿关节炎、创伤后(如 Colles 骨折)、过度使用、怀孕,以及罕见的黏液水肿、肢端肥大症和淀粉样变性。但大多数病例是特发性或与轻微创伤有关。

3. 患者主诉手部正中神经分布区域疼痛和感觉异常,主要是拇指、示指、

环指的中、外侧。通常情况下,在晚上或者在重复性的工作压力下,如电脑工作下症状会加重。

4. 检查受累手指掌侧的感觉减退程度和拇指外展无力情况。在更多的慢性病例中合并鱼际肌萎缩。

5. 进行腕掌屈试验,腕关节过屈60s,诱发正中神经分布区感觉异常(译者注:此试验专用于检测腕管综合征)。或者通过轻拍正中神经上方的腕掌侧,诱发正中神经感觉障碍(Tinel 征)。

6. 用消炎止痛药治疗,用掌侧夹板将手腕固定在中立位置,在晚间时段尤其注意严格遵守此法治疗。

7. 将顽固病例转诊至骨科诊所,以考虑腕管减压术。

十、髌前滑囊炎

诊断与治疗

1. 髌前滑囊炎或"女仆膝盖病",是由于摩擦或感染引起的。

2. 给予抗炎镇痛药,避免进一步的创伤,如有必要,可由家庭医生或门诊部(骨科或风湿病科)进行抽吸和类固醇注射。

3. 如果怀疑细菌感染,伴有发热、不适和疼痛加剧,则将患者转诊至骨科。

第四节 背 痛

背痛是一种常见病,可以考虑4个方面的原因:直接背部外伤、间接机械性背部创伤、严重或非典型的非创伤性背痛、轻度至中度非创伤性背痛。

一、直接性背部创伤

根据多发伤一节中的原则处理直接创伤后的背痛(参阅第5章第七节

"多发伤中其他骨科损伤")。

二、背部间接机械性创伤

(一)诊断

1. 弯腰、抬起重物、拉伤、咳嗽或打喷嚏都可能导致急性且严重的腰痛。

2. 患者有强烈的肌肉痉挛,甚至完全无法活动。正常的腰椎前凸消失,出现脊柱侧凸。

3. 如果直腿抬高(SLR)受限,提示坐骨神经刺激。

(1)由于腿部疼痛而无法抬起超过30°是不正常的。

(2)请记住,能够坐在床上双腿伸直,相当于两侧的侧展都是90°。

4. 检查椎间盘突出的急性神经根压迫症状。

(1)检查以下肌节的运动障碍

①L1,L2:髋关节屈曲(髂腰肌)。

②S1:髋关节伸展(臀大肌)。

③L5:屈膝(股后肌群)。

④L3,L4:膝盖伸展(股四头肌)。

⑤L5:踝背屈(踇长伸肌)。

⑥S1:踝跖屈(腓肠肌)。

(2)检查反射是否减弱或消失

①L3,L4:膝跳反射。

②L5,S1:足踝反射。

(3)评估以下皮肤组织的感觉缺失

①L3:大腿内侧和膝关节。

②L4:小腿内侧。

③L5:小腿外侧。

④S1:足外侧边缘和足底。

5. 中央椎间盘脱垂伴马尾受压始终评估是否有中央椎间盘脱垂导致马尾受压。查找以下诊断特征:

(1)排尿或排便困难。

(2)皮节的 S2,S3,S4 和 S5 马鞍区麻痹。

(3)双腿无力,反射缺失或减弱。

(4)肛门括约肌张力松弛。

(二)治疗

1. 如果有中央椎间盘脱垂,导致马尾神经受压的症状,应立即将其交给骨科专业组。这是需要骨科急诊的情况。紧急行核磁共振成像(MRI)检查以最好地显示马尾(或任何脊髓)压迫情况。

2. 有以下情况应转诊给骨科专业组:有神经根压迫症状和(或)完全不能活动的患者,或在急诊室进行运动试验失败的患者,尤其是独居或老年患者。

3. 中度疼痛且无神经根体征的患者可以出院,并遵循以下治疗方案。

(1)给患者服用非甾体抗炎镇痛药,如布洛芬 200～400mg 口服每日 3 次,或萘普生 250mg 口服每日 3 次。

(2)鼓励在疼痛的限度内尽早恢复正常活动,卧床休息应保持在绝对最低限度。

(3)要求理疗师或家庭医生复查并跟进背部护理教育,包括正确的姿势、安全的抬举技术和腹部(腹横肌)和背部锻炼。

三、严重或非典型非创伤性背痛

(一)诊断

1. 特别注意要排除严重的潜在病理原因。

2. 询问是否有任何提示癌症、感染或骨折的"危险信号"。

（1）癌症：原因不明的体重减轻，有癌症病史，年龄＞50岁，夜间疼痛，4周后未能改善。

（2）椎骨感染：发热/出汗、休息疼痛、静脉吸毒、免疫功能低下状态，包括糖尿病和使用类固醇、器械、近期感染（如 UTI）。

（3）骨折：近期严重创伤，或年龄超过50岁的近期轻度创伤，服用类固醇或已知骨质疏松症。

3. 不同年龄患者的可能病因

（1）＜30岁：①强直性脊柱炎；②类风湿关节炎；③骨髓炎；④椎间盘炎；⑤硬膜外脓肿。

（2）＞30岁：①骨转移；②骨髓瘤；③淋巴瘤；④肾或胰腺疾病；⑤主动脉瘤。

（3）＞60岁：①如上文（询问是否有任何提示癌症、感染或骨折的"危险信号"）；②骨质疏松；③Paget病；④骨关节炎；⑤椎管狭窄。

4. 要专门询问以前的背部疾病、关节疾病、轻微创伤，以及相关的腹部、骨盆或泌尿道症状。

5. 检查生命体征，并注意体温或心动过速。进行全面检查，包括呼吸系统、乳房、腹部、直肠和神经系统。

6. 当怀疑有恶性肿瘤或感染时，送血查血常规、电解质和肝功能测试（ELFT）、C反应蛋白（CRP）和血培养。

7. 如果怀疑有骨折，请对胸腰椎进行X线检查。当怀疑有恶性肿瘤或感染时，进行CT或MRI检查。

8. 进行尿液分析。

（二）治疗

根据最可能的疑似病因，将患者转诊至相应的专科治疗。

四、轻至中度非创伤性背痛

诊断与治疗

1. 本组患者中无危急情况、无异常体征、尿检正常者可出院。

2. 为患者开具一种非甾体抗炎镇痛药，如布洛芬200～400mg口服每日3次，或萘普生250mg口服每日3次。

3. 给患者家庭医生写一封信，让他们跟进患者治疗进度、安排理疗、腹部和背部锻炼方案，以及行为矫正，包括适当的减肥和安全抬举运动。

延 伸 阅 读

[1] Australian Government Department of Health(2019)The Australian Immunisation Handbook. 11th edn. https://immunisationhandbook. health. gov. au/about-the-handbook/updates(tetanus).

[2] Department of Health UK. Immunisation AgainstInfectious Disease 2017'The Green Book'. www. gov. uk/government/collections/immunisation-againstinfectious-disease-the-green-book # the-green-book (tetanus).

第 8 章　儿科急症

第一节　一般评估

1. 能够识别出患病或危重状态的儿童,并了解儿童和成人之间的主要区别至关重要。

2. 只有当医师能够掌握"正常"的儿科生理和儿童发育参数(表 8-1 和表 8-2),才能知道什么是"不正常",并识别患病的儿童。

表 8-1　幼儿期成长里程发育表

年龄	发育标志
新生儿/婴儿	对称的四肢反重力运动;哭泣;会看脸,对光线有反应;对噪声做出反应
6 个月	在支撑下端坐;对声音有定位、警觉及感兴趣
1 岁	四肢着地爬行;扶着家具走路;懂得简单的命令;牙牙学语;会对社交做出反应
2 岁	跑步,爬楼梯;连续的单词,简单的短语;白天可以控制大小便
3—4 岁	短时间的单脚站立;说完整的(三个单词)句子;说出全名;夜间可以控制大小便
5 岁	单脚跑跳站立;语言表达流利;独立穿衣服

表 8-2　儿科正常生理参数

年龄	体重(kg)		身高(cm)		心率(次/分)	收缩压(mmHg)	循环血量(ml)	呼吸频率(次/分)
	男性	女性	男性	女性				
0—1 岁	3.5~10.3	3.4~9.6	50~75	50~74	110~160	70~90	300~800	30~40
1—2 岁	—	—	—	—	100~150	85~90	—	25~35
2—5 岁	12.5~19	12~18.5	85~107	84~106	95~140	90~95	990~1390	25~30
5—12 岁	19~38	8.5~40	101~147	106~149	80~120	100~105	1390~1700	20~25
12 岁以上	49~60	51~56	160~172	160~162	60~100	110~120	3500~4000	15~20

（续 表）

年龄	体重(kg)		身高(cm)		心率（次/分）	收缩压（mmHg）	循环血量(ml)	呼吸频率（次/分）
	男性	女性	男性	女性				
	对于 1－10 岁:体重＝2×（年龄＋4)				SBP＝80＋（2×年龄） DBP＝2/3×SBPm-mHg		80～85ml/kg	潮气量＝5～7ml/kg

DBP. 舒张压;SBP. 收缩压。

3. 大多数紧急情况对儿童来说都是严重的,不仅给儿童带来痛苦,同时增加父母的焦虑。

（1)尽可能清楚地向儿童和父母解释病情。

（2)使用分心技巧,如用玩具、图画书、DVD 和其他电子设备来安抚痛苦的儿童。

（3)允许父母一直和儿童在一起。

4. 从第一眼看到儿童就开始评估,这时孩子父母会陈述病史或者儿童本人叙述。即使是无法交流的婴儿和儿童,也会通过面部表情、姿势和步态等非语言方式,提供有关他们疾病或疼痛的重要线索。

5. 对每个儿童的全面检查应以临床病史为指导,但标准操作应包括:

（1)将体重和头围测量值绘制在百分位图上。

（2)测量口腔或鼓室的温度和全部生命体征。

（3)检查耳膜、口腔、咽喉（如怀疑会厌炎则不检查)、胸部、腹部和皮肤。

6. 儿童可能出现非特异性的症状和体征。任何有以下症状的儿童都应怀疑有潜在的严重疾病。

（1)呼吸窘迫、喘鸣、呼噜声或喘息呼吸、鼻塞或胸闷。

（2)脸色苍白,外周循环减少,毛细血管再充盈不良或发绀。

（3)意识、困倦和嗜睡水平改变,尤其是"软绵绵"的婴儿。

（4)液体摄入或尿量减少,皮肤张力下降,黏膜干燥。

7. 早期识别和立即处理即将发生的呼吸、循环,或神经衰竭将降低死亡率和继发性疾病发病率。

第二节　心肺复苏

(一)诊断

1. 心搏骤停的体征包括

（1)对疼痛无反应(昏迷)。

（2)呼吸暂停或叹息样呼吸。

（3)脉搏消失。

（4)苍白或深度发绀。

2. 儿童心搏骤停通常是继发于呼吸或循环衰竭,而不是像成年人一样由心肌缺血引起的心室颤动。

3. 如果缺氧、低血容量和酸中毒未经治疗，心动过缓将不可避免地发展为心搏停止，预后很差。

4. 因此，早期识别和治疗紧急发生的呼吸或循环衰竭，对于避免心搏骤停的发生至关重要。

5. 注意呼吸衰竭的体征

(1)呼吸力度增加

①呼吸频率超出正常年龄范围(太快或太慢)。

②气管牵拉，肋间、肋下或胸骨上凹陷，喘鸣和喘息。

③喘息样呼吸困难，点头样呼吸(尤其是婴儿有严重呼吸窘迫的体征)。

> **提示**：当儿童接近精疲力竭时，呼吸运动减少或微弱的呼吸运动预示着临近终末呼吸衰竭。

(2)呼吸力度减弱

①通过脉搏血氧仪测定的氧饱和度降低。

②呼吸浅，胸部扩张减少，呼吸音减低，不对称或异常的呼吸声，并注意寂静肺的出现。

(3)缺氧的影响

①起初是心动过速，如果缺氧时间延长，则继发晚期心动过缓。

②起初皮肤苍白伴血管收缩，发绀是一种晚期征兆。

③意识水平的改变导致昏迷。

6. 注意循环衰竭(休克)的体征

(1)心率加快(心动过缓是失代偿期的征兆)。

(2)收缩压降低。

(3)外周血液灌注减少，毛细血管充盈不足(延长＞2s)，皮肤湿冷、苍白或花斑。

(4)脉搏微弱或无脉搏。

(5)尿量减少和代谢性酸中毒。

(二)治疗

基于国际心肺复苏联盟(ILCOR)CPR 和 ECC 国际共识及治疗建议(CoSTR)。类似的原则和做法也适用于成人复苏(见第 1 章第一节)。

1. 与儿科复苏相关的概述 儿童高级生命支持(ALS)方法见图 8-1。

2. 通气和氧合

(1)给予高流量氧疗，通过仰头抬颏法打开气道，观察、听和判断是否存在正常呼吸，时间不超过 10s。

(2)如果呼吸不正常或不存在，清理呼吸道。

①确保头部有足够的倾斜度和抬高下巴，但不要过度伸展颈部。

②将＜1 岁的婴儿头部处于中立位置，因为过度伸展可能会堵塞气道。

(3)提供辅助通气

①使用球囊面罩通气，把气管插管留给熟练的医师操作。

A. 使用紧贴口鼻的面罩，理想的面罩是柔软的圆形塑料。

B. 附加手动通气装置，婴儿标准储氧袋容积 240ml，要求氧气流量至少4L/min，适用于 2 岁以下儿童。

C. 儿童标准储氧袋容积 500ml，适用于 10 岁以下儿童。

②无意识的儿童无呕吐反射或者舌后坠堵塞气道，可在直视下插入口咽通气道。

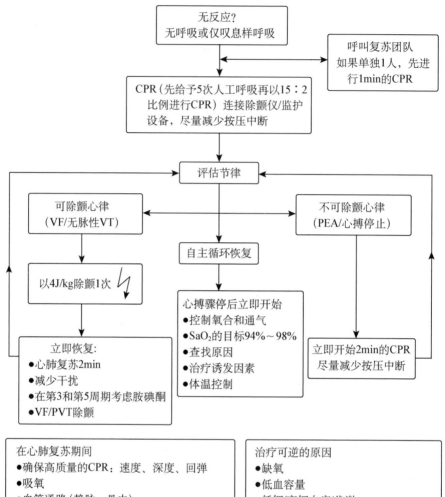

图 8-1　儿科高级生命支持方法

CPR. 心肺复苏术；PEA. 无脉性电活动；PVT. 无脉性室性心动过速；VF. 心室颤动。［Reproduced with kind permission from European Resuscitation Council（2015）European Resuscitation Council Guidelines for Resuscitation 2015. Section 1. Executive summary. Resuscitation 95：1-80.）Executive summary. Resuscitation 95：1-80.］

A. 测量从切牙中心到下颌角的气道长度。

B. 避免对软腭造成损伤。

③进行 5 次初始人工呼吸,确保儿童每次呼吸时胸廓有起伏,每 15 次按压后进行两次人工呼吸。

(4)如果有吸入的异物阻塞呼吸道

①按住婴儿或小儿头部向下,俯卧,用手掌根在肩胛骨之间对背部进行多达 5 次的拍击。

②在婴儿身上进行最多 5 次胸部按压,与在胸骨剑突上一指的宽度进行胸外按压的姿势相同,但是更强烈,速度更慢。

③如果背部拍击不能缓解梗阻的情况下,只有对年龄较大的孩子才能进行海姆立克急救法。

(5)准备好气管插管,并为熟练的插管医师准备好直片喉镜和弯片喉镜(表 8-3)。

①气管插管内径(mm)=(年龄/4)+4。

②口腔气管插管长度(cm)=(年龄/2)+12。

③鼻气管插管长度(cm)=(年龄/2)+15。

表 8-3　儿科气管插管尺寸

气管插管(ET)尺寸(公式)		年龄(岁)									
		新生儿	4/12	1	3	7	10	12	14	16	成年人
内径(mm)=(年龄/4)+4	内径 (mm)	3.0	3.5	4.0	5.0	6.0	6.5	7.0	7.5	8.0	9.0
经口气管插管长度(cm)=(年龄/2)+12						(+套囊)					
经鼻气管插管长度(cm)=(年龄/2)+15	口腔长度(cm)	9	10	12	13	16	17	18	21	22	23
新生儿:3～3.5mm											

3. 胸外按压

(1)通过触诊颈动脉搏动(儿童)或股动脉搏动(儿童和婴儿)检查循环状态,时间不超过 10s。

(2)如果没有生命迹象,或者脉率<60 次/分,开始胸外按压。

①环绕婴儿胸腔下部,拇指平伸,指尖指向头颅,手指支撑背部。

②如果只有一个施救者,用两个手指按压胸骨的下半部分,也就是胸部的中心。

③在儿童身上使用单手按压,按压深度约为胸廓的 1/3 或大约 5cm。

④按压速度至少为 100 次/分,但不超过 120 次/分。

4. 将正压通气和胸外按压按 15:2 的比例有效地结合

(1)如果是单独的救援人员,使用 30:2 的比例,特别是如果没有受过训练或正在进行基本的生命支持期间。

（2）一旦用气管插管保护呼吸道，改变通气频率为 10～12 次/分，按压频率为 100 次/分，按压不间断。一旦循环恢复以达到正常的 $PaCO_2$，应使用 12～20 次/分的通气频率。

5. 血管通路

（1）如果建立血管通路比较困难，但仍需要给予药物和液体输注、获得血液样本，可以在复苏早期建立骨内通路。

（2）静脉通路

①将一个口径为 20 或 22 号的套管针插入操作者有把握的操作部位，如前肘窝、手背、颈外静脉或颈内静脉。

②如果 60s 内无法建立静脉通路，或者需要更长的时间，可以建立骨内（骨髓）血管通路。

（3）骨内注射（i.o.）

①骨内注射可以快速、安全、有效的给药、输液和输注血液制品，同时还可以抽血进行交叉配血、血糖和化学检验分析。

②用于儿童静脉注射失败或者建立静脉通路需要 60s 以上的时候。

③将骨内注射穿刺针插入胫骨近端的前内侧面位于结节远端 1～2cm 处。旋转进针，直到它进入骨髓腔，并取出针头（见第 18 章第九节）。

④或者使用半自动手持式骨内钻孔装置。

⑤抽取血液和骨髓内容物以确认放置位置正确。

⑥用生理盐水冲洗每一种药物，以确保药物扩散到骨髓腔以外，更快实现循环分布。

（4）通过输液港或儿童专用输液装置以最小速度缓慢向血管内输注。而对于低血容量和全身灌注不足的儿童，应该迅速给予 20ml/kg 的初始液体量。

6. 药物治疗

（1）建议的药物剂量见表 8-4。

（2）在心搏停止或无脉性电活动（PEA）或 3 次电击后室颤（VF）/无脉性室性心动过速（pVT）后，立即静脉注射肾上腺素 $10\mu g/kg$，然后每 3～5 分钟重复 1 次。

7. 除颤（图 8-1）

（1）"除颤时间"是决定可电击复律 VF 或 pVT 患者存活的主要因素。它们在儿童中并不常见，但随着年龄的增长而增加。

（2）针对 VF 和 pVT 应立即除颤

①将一只除颤仪手柄或电击片放在右锁骨下，另一只放在左侧腋窝处。

②选择 4J/kg 的能量双相波电除颤。

③每次电击后立即进行心肺复苏。

④每 2 分钟评估一下心律。

⑤如果 VF 或 pVT 持续存在，则再次以 4J/kg 进行电击。

8. 可逆的原因　诊断和治疗任何心搏骤停可逆的原因，4H 和 4T，特别是缺氧和低血容量。

（1）4H：缺氧、低血容量、高/低钾血症、低体温。

（2）4T：张力性气胸、中毒、心脏压塞、血栓栓塞。

9. 热量丢失　由于生病的婴儿和小儿散热很快，所以在适当的时候要准

表 8-4　儿科急救药物

药品		给药剂量和给药途径		
		静脉内	骨内	肌内
肾上腺素	1:10 000	首剂量:0.1ml/kg (10μg/kg)	首剂量:0.1ml/kg (10μg/kg)	—
	1:1000	—	—	0.01ml/kg (10μg/kg)
阿托品 0.6mg/ml		i.v. 或者 i.o. 快速推注 1min 以上 0—1 个月:15μg/kg(0.025ml/kg) 1 个月—12 岁: 20μg/kg(0.033ml/kg)(最小量 100μg,最大量 600μg)		—
8.4%碳酸氢钠		1mmol/kg 或 1.0ml/kg i.v. 或 i.o.		—
10%氯化钙		中心静脉或大静脉: 0.2mmol/kg (0.2ml/kg)i.v.,最 大剂量可达 10ml	—	
右旋葡萄糖	10%	快速 i.v.:5ml/kg		
	25%	快速 i.v.:2ml/kg		
2%利多卡因 (100mg/5ml)		i.v. 或 i.o. 1mg/kg(0.05ml/kg),然后静脉滴注,每分钟 15～50μg/kg		
劳拉西泮		i.v. 或直肠或舌下给药 0.1mg/kg(最大剂量 4mg);单次给药(必要时可重复 1 次)		—

　i.o. 骨内注射;i.v. 静脉注射。

备好顶置式加热装置、暖和的毯子保暖或保温箱。

一旦儿童恢复了自主循环,但在心肺复苏一段时间后仍处于昏迷状态,此时他们可能会受益于针对性的体温管理,特别是避免了体温高于摄氏 37.5℃至少持续 24h。

10. 抢救室里的父母　邀请并鼓励家长到抢救室。复苏团队中的一名成员必须留在他们身边,带着关怀和同情心去解释复苏过程。

(1)父母可以见证医护人员正在尽一切可能救治他们的孩子。

(2)如果死亡在所难免,他们有机会与子女告别。

这样可方便父母对孩子的哀悼过程,并降低父母的焦虑及之后患上抑郁症的风险。

11. 何时停止　通常在至少进行 20min 复苏抢救仍没有恢复自主循环

的时候,由高年资急诊科(ED)医师或儿科医师来决定进一步复苏是否有利于患儿。医师可能会负责任地告诉在场观看抢救的父母"继续复苏是无法成功且令人痛苦的事情"。

12. 正式汇报 孩子的复苏过程是一种非常情绪化的经历。留出时间,让任何关心的焦点问题公开表达出来,并让复苏团队在一个可以获取帮助和支持的环境中反思临床详细救治经过和心理变化细节。

第三节 呼吸困难的儿童

呼吸道疾病在儿童时期很常见。最常见的呼吸系统疾病是自限性的轻微感染,但也有一些是潜在的危及生命的紧急情况。导致儿童叹息的重要原因是:哮喘、毛细支气管炎、肺炎、过敏反应。

一、哮喘

(一)诊断

1. 这是一种以可逆性气道阻塞和支气管痉挛为特征的间歇性慢性炎症性疾病。病情恶化最常见的原因是病毒感染或过敏、特应性反应、运动和(或)情绪。

2. 这是儿童入院最常见的原因之一。

3. 哮喘表现为呼吸困难、喘息、咳嗽。获得有关诱发因素、当前治疗和依从性、合并疾病和既往重症监护病房(ICU)入院治疗情况等相关病史。

4. 治疗前评估心率、呼吸频率、血氧饱和度和峰值流量。

5. 检查有无心动过速、呼吸急促伴呼气期延长、鼻翼煽动、肋间凹陷和呼气喘息。如果听诊双侧呼吸音不对称可能是由于黏液堵塞所致,但如果喘息突然发作,可考虑吸入异物可能(见第1章第二节)。

6. 出现以下任何一项,标志着重度哮喘发作,包括:

(1)吸入空气,氧饱和度<92%。

(2)叹息明显,不能说完整句子或不能进食。

(3)2-5岁儿童呼吸频率≥50次/分;年龄>5岁的儿童,呼吸频率>30次/分。

(4)2-5岁儿童心率≥130次/分;年龄>5岁的儿童,心率>120次/分。

7. 出现以下任何一项,标志着危急或危及生命的哮喘发作,包括:

(1)静寂肺,听诊时没有喘息。

(2)呼吸疲劳。

(3)意识发生改变。

8. 只有在发作严重或诊断不明的情况下,送血查血常规、尿素和电解质(U&Es),以及血糖的检测。治疗的不良反应可出现低血钾和高血糖。

9. 只有在诊断有疑问、怀疑有严重感染或突然恶化提示气胸时,才进行胸部X线检查(CXR)。黏液堵塞或肺泡塌陷可能被误诊为肺炎。

(二)治疗

1. 让儿童取坐位,给氧,最好有父

母陪伴,这样才能让患儿安心。使用脉搏血氧仪监测,血氧饱和度监测目标是>92%。

2. 给予支气管扩张剂(如沙丁胺醇)

(1)使用带储雾罐装置的定量雾化吸入器(MDI)。如果孩子的年龄<6岁,可以喷 6 次;如果孩子的年龄>6岁,可以喷 12 次,每喷一次作为"单一剂量"吸入。

(2)对于轻症患者,10min 后可评估治疗后效果。

(3)在中至重度发作者,连续 3 次给药,即 1 个小时内每 20 分钟吸入 1次,然后注意复查。

(4)患者严重程度将决定此后给药的频率。

3. 对于中度至重度哮喘和(或)沙丁胺醇无效的患者,第一个小时每隔20 分钟向 MDI 装置中添加异丙托溴铵(<6 岁为 4 吸,>6 岁为 8 吸)。

4. 口服泼尼松龙 1~2mg/kg,最多 40mg,或者如果儿童口服不耐受,可以给予氢化可的松 4mg/kg 静脉注射。

5. 如果出现脱水,应开始静脉输液,但应限制在总脱水量的 75% 以内。

6. 将所有危重病例转给儿科 ICU

(1)入住 ICU 和可能需要通气支持的指征包括:①临床病情恶化。②呼吸疲劳进一步加重。③持续性低氧血症。④循环衰竭。

(2)与 ICU 工作人员讨论静脉注射沙丁胺醇、氨茶碱和(或)镁的治疗方案。

7. 无呼吸困难、使用沙丁胺醇频率减少且超过 6h 1 次的患者可以出院。

(1)口服泼尼松 1mg/kg,每日 1次,疗程 3~5 天。

(2)确保使用合适的储雾罐雾化吸入技术。

(3)在 24~48h 内安排家庭医生随访,如果没有哮喘治疗计划,则开始制定计划。

二、毛细支气管炎

(一)诊断

1. 这是一种病毒性下呼吸道感染,发生在流行季节,1 岁以下的儿童常见。

2. 最常见的病原体是呼吸道合胞病毒(RSV)。尽管也涉及其他病毒,但对于有典型表现的婴儿来说,常规鼻咽吸出物(NPA)检查是不必要的。不过,NPA 对于入院治疗的患者是有用的。

3. 重度毛细支气管炎的危险因素为早产、<6 周、先天性心脏病和慢性肺病。

4. 通常初始症状可表现为发热和鼻塞,但迅速发展到咳嗽、拒食水、易怒、喘息、胸部过度充气和明显的呼吸急促。

(1)病情通常在第 2~3 日达到高峰,喘息和呼吸急促在第 7 日消失。

(2)咳嗽可能持续数周。

5. 聆听呼气鼾音和捻发音

(1)可出现易怒、嗜睡和拒进食,严重情况下出现呼吸频率增加、气管牵拉、鼻翼煽动和肋间凹陷。

(2)反复出现或长时间的呼吸暂停也表明病情严重。

6. 在严重情况下或当存在不确定性并发症的诊断(如疑似心力衰竭)时,要求进行 X 线检查。毛细支气管炎典型表现为充气过度、支气管周围增厚、斑片状肺不张和塌陷。

(二)治疗

1. 连接脉搏血氧饱和度监测仪,给儿童吸氧,使其血氧饱和度保持在 94% 以上。

2. 患儿脉搏良好、喂养良好、血氧饱和度在 94% 以上的轻症病例,治疗后次日出院并接受家庭医生检查。

3. 收治有嗜睡、进食困难、皮肤发绀、血氧饱和度低于 93% 或有明显呼吸窘迫症状的中、重度患儿。

(1)呼吸衰竭的高危人群包括任何患有复发性呼吸暂停、既往存在肺部疾病、先天性心脏病或免疫缺陷、早产或出生<6 周的婴儿。

(2)继续吸氧,并以维持需水量的 75% 开始口服、鼻饲或静脉补液,以降低发生抗利尿激素分泌不当综合征(SIADH)的风险。

三、肺炎

(一)诊断

1. 多达 70% 的肺炎是由甲型流感或呼吸道合胞病毒等病毒引起的。

2. 细菌性肺炎常伴有高热,胸部 X 线检查提示肺叶实变、胸腔积液。

(1)支气管肺炎在患有慢性病(如脑瘫)的儿童中较为常见,可能是细菌性或病毒性的。

(2)然而,无论是临床诊断还是放射影像学诊断,在区分细菌和病毒的病因诊断方面都是不可靠的。

3. 大叶性肺炎多表现为突然发病、发热、呼吸困难和胸膜疼痛。喘息和过度通气通常与哮喘、毛细支气管炎和哮喘样发作有关。

4. 年幼儿童肺炎的表现通常不典型。当在婴儿和儿童中出现以下情况时,可考虑此诊断。

(1)咳嗽、发热、呼吸困难和胸部凹陷。

(2)腹痛、呕吐和腹泻。

(3)进食不佳、嗜睡。

(4)持续发热。

5. 胸部听诊可能是正常的,特别是在 12 个月以下的儿童,或者可能表现出典型的支气管呼吸音、喘鸣和呼吸音减弱的体征。呼吸急促、鼻翼煽动和肋间凹陷与婴儿的呼吸困难有关。

6. 严重患者送血查全血细胞计数(FBC)、电解质、血糖和血培养。使用脉搏血氧仪监测血氧。

7. 由于临床体征的不可靠性,每位患儿都要进行肺部 X 线检查,以确认肺部病变情况,如肺实变、脓胸或胸腔积液。

(二)治疗

1. 给氧,使氧饱和度保持在 94% 以上。

2. 静脉注射维持液维持水分,特别是在儿童低血压或继发性呼吸困难进食困难的情况下。

3. 根据当地指南和专家建议进行抗生素治疗。治疗方案如下。

（1）出生至 1 周

①青霉素 50mg/kg 静脉注射，12h 1 次，连用 7 天，联合庆大霉素（妊娠 34 周以下新生儿：4.5mg/kg；34 周以上新生儿：4mg/kg）静脉注射，每日 1 次连续治疗 7 天。

②考虑单纯疱疹病毒性肺炎的可能性。

（2）1 周至 3 个月内

①无发热但轻微不适，并有肺炎症状，应覆盖百日咳杆菌或衣原体，使用阿奇霉素 10mg/kg 口服，每日 1 次，连用 5 天。

②发热，青霉素 50mg/kg，静脉注射，6h 1 次，最多 7 天。

③严重时，头孢噻肟 50mg/kg，静脉注射，每 8 小时 1 次。

（3）3 个月至＜5 岁

①轻症，口服阿莫西林 25mg/kg，每 8 小时 1 次，连用 5 天，或如果口服治疗不耐受，给予青霉素 50mg/kg 静脉注射，每 6 小时 1 次，最多 5 天。

②重症，给予头孢噻肟 50mg/kg 静脉注射，每 8 小时 1 次或头孢曲松 50mg/kg 静脉注射，每日 1 次联合氟氯西林 50mg/kg 静脉注射，每 6 小时 1 次。

（4）5－15 岁

①轻症，给予阿莫西林 25mg/kg 至 1mg 口服，每 8 小时 1 次，连服 5～7 天，或如果怀疑肺炎支原体，给予口服克拉霉素 7.5mg/kg 至 500mg，每 12 小时 1 次，连服 5～7 天。

②重症，给予头孢曲松 50mg/kg 至 1g 静脉注射，每日 1 次，联合氟氯西林 50mg/kg，至多 2g 静脉滴注，每 6 小时 1 次，联合阿奇霉素 10mg/kg，最高 500mg 静脉注射，每日 1 次。

4. 确保所有呼吸困难、意识水平改变、嗜睡、进食困难、发绀或静脉血氧饱和度＜92％的儿童收入院，给予抗生素和支持性治疗。

四、过敏反应

（一）诊断

1. 过敏反应是一种对摄入、吸入、外用或注射物质的速发型超敏反应。最常见的过敏原包括坚果、鱼、牛奶、鸡蛋和食品添加剂。较少出现过敏反应的是药物治疗以及黄蜂或蜜蜂蜇伤。

2. 确定是否有哮喘或过敏反应病史、症状进展的速度、既往病史和对药物治疗的效果。

3. 检查有无荨麻疹、结膜红斑或苍白、耳鸣、声音嘶哑、喘息、咳嗽和呕吐。

4. 症状和体征可能会迅速发展并对生命产生威胁，包括喘鸣、剧烈喘息和意识水平发生改变。与成年人相比，儿童过敏反应导致休克不太常见。

（二）治疗

1. 停止或去除导致过敏的物质，如抗生素或造影剂。

2. 评估并建立气道，使用面罩给予高流量氧疗。如发现喉头水肿继发上呼吸道梗阻的表现，应致电资深急诊科医师寻求帮助，为气管插管作好准备。

3. 注射肾上腺素

（1）1/1000 肾上腺素 0.01g/kg

(0.01ml/kg)肌内注射。

（2）如气道梗阻，雾化吸入 1/1000 的肾上腺素 5ml，以减轻喉头水肿。

4. 对于低血压休克患儿，应建立静脉通路，快速静脉滴注生理盐水 20ml/kg。

5. 静注氢化可的松 4mg/kg。对于顽固性支气管痉挛，5 岁以下联合沙

丁胺醇 2.5mg 常规雾化，5 岁以上用 5mg。

6. 将所有患儿立即转到儿科入院，并制订过敏反应处理计划，包括＜20kg 者给予肾上腺素注射剂，此药包含肾上腺素 150μg（或者＞20kg，给予的肾上腺素注射剂则含 300μg 肾上腺素），以及进行关于免疫方面的随访。

第四节 喘 鸣

喘鸣是一种吸气性杂音，起源于喉头周围或上方的气道梗阻。引起喘鸣的三个重要原因包括：喉炎（急性喉气管支气管炎）、吸入异物、会厌炎。

一、喉炎（急性喉气管支气管炎）

（一）诊断

1. 喉炎是一种病毒感染引起的疾病，主要累及喉部和声门下区域，最常见的病毒是副流感病毒。此病通常发生在冬天，影响 1－5 岁的儿童，2－3 岁高发。

2. 该病特点是犬吠样咳嗽，刺耳的吸气性音和沙哑的声音。症状通常在夜间出现并恶化，可能在轻度上呼吸道感染之后出现。

3. 儿童有发热、烦躁、乏力表现，但没有会厌炎的流涎、吞咽困难和中毒症状。进食和一般活动通常是正常的。在大多数轻到中度的病例中，症状在 2～3 天达到高峰，并在 1 周内完全消失。

4. 严重疾病表现

（1）缺氧（晚期体征）。

（2）刺耳的吸气和呼气喘鸣音。

（3）呼吸困难明显。

（4）肋间肌凹陷。

（5）辅助呼吸肌参与。

（6）烦躁情绪加剧。

（7）意识水平改变，嗜睡。

5. 如果不怀疑会厌炎或细菌性气管炎，在诊断仍不明确的情况下才尝试检查咽部。

6. 喉炎是一个临床诊断，大多数的询问和检查很大程度上是没有帮助的，也是没有必要的。

（二）治疗

1. 在家长的协助下维持直立姿势，尽量避免患儿的危险情况进一步加重。

2. 根据当地用药原则，可口服地塞米松 0.15mg/kg 或泼尼松龙 1mg/kg。

3. 病情严重时加用 1/1000 肾上腺素 0.5ml/kg 雾化吸入，最大剂量可以用到 4ml（4mg），并呼叫资深急诊科医师。

4. 休息时出现喘鸣、持续呼吸窘迫、接受肾上腺素治疗及深夜就诊的患

者须收入院观察。

5. 好转的患者可以出院,并由家庭医生在第 2 天进行随访。

二、吸入异物

(一)诊断

1. 吸入异物在 1－3 岁蹒跚学步的孩子中最常见,经常由食物导致,通常影响到右主支气管。

2. 儿童可能出现上呼吸道梗阻、吸气性喘鸣或在突然窒息后出现新的喘息和持续性咳嗽。然而,有时吸入异物的病史并不明确或者通过问诊也无法获得。

3. 如果异物进入下气道,所有症状均可消失。随后出现喘息、复发性或持续性肺炎或阻塞性肺气肿,引起局限性鼻音、咯吱声和呼吸困难。

4. 要求对下呼吸道症状稳定的患儿进行正位和侧位 X 线胸片检查。

(1)虽然花生等异物在 X 线平片中不会显影,但可出现肺代偿性过度通气特征。

(2)对堵塞气道者,会出现肺泡塌陷和肺不张。

(二)治疗

1. 完全性气道阻塞

(1)将婴儿或幼儿头朝下,在双肩胛骨之间对背部进行最多 5 次击打,必要时可再击打 5 次。

(2)在大一点的孩子背部打击后进行腹部冲击,但不能在<1 岁的婴儿中进行。

(3)如果上述措施失败而患者出现昏迷,则尝试用喉镜和长柄钳子在直视

下取出异物。

(4)直接进行急诊环甲膜穿刺(见第 18 章第三节)。

2. 稳定的气道梗阻,需要紧急麻醉科和耳鼻喉科的帮助。

3. 梗阻症状消失

(1)要考虑到异物进入下呼吸道的可能性。

(2)如果病史可信,即使 X 线片看起来正常,也应将患儿转到儿科,考虑进行支气管镜检查。

三、会厌炎

(一)诊断

1. 这种罕见的危及生命的声门上组织感染,通常在冬季影响 3－7 岁的儿童。病原体是典型的 B 型流感嗜血杆菌(HiB),其患病率随着免疫接种增加而显著下降。现在的感染原因很可能是链球菌、葡萄球菌和病毒,成年人更是如此。

2. 症状出现在 6～12h 内,可能会迅速发展为气道梗阻。这些症状包括:

(1)高热:通常是首发症状。

(2)吸气声音响亮:比喉鸣更柔和。

(3)严重的喉咙痛:伴有吞咽困难、唾液不能吞咽和流涎。

(4)低沉的声音,通常不伴咳嗽。

3. 患儿看起来焦虑不安,脸色苍白,身体虚弱,典型的身体前倾,张嘴流涎。

4. 不要进行任何可能会给患儿带来痛苦的检查或操作。让患儿坐在父母的大腿上,笔直地坐着,拿着氧气面罩靠近患儿脸部。切勿将检查工具放

入儿童口中检查咽部。

(二)治疗

1. 紧急呼叫资深急诊科医师、儿科、麻醉科和耳鼻喉科专业组,并联系 ICU。

2. 和患儿待在一起密切监测,直到救援到来。

3. 准备好在呼吸骤停时使用小号插管和导引器进行气管插管,或者如果上述操作失败,作为开放紧急气道的方式,可将大口径静脉套管针插入环甲膜作为紧急气道(见"环甲膜切开"一节)。

4. 开始静脉注射抗生素,头孢曲松 $50\sim100mg/(kg \cdot d)$ 最多 2g。

第五节 腹痛、腹泻和呕吐

腹痛可能是急性的,也可能是慢性的和反复发作的。腹泻和呕吐是导致脱水的常见原因。

一、急性腹痛

(一)诊断

1. 腹痛是一种儿科常见的临床表现,相似症状疾病的鉴别诊断广泛,包括手术和非手术两类。

2. 准确的病史至关重要,须询问以下问题。

(1)疼痛的发作、性质、持续时间和放射部位。

①大于 2 岁的儿童可以表达疼痛的部位。

②在婴儿中,哭泣、躁动不安、屈膝和拒绝进食可能提示疼痛。

(2)伴随症状:呕吐、发热、排尿困难或多尿以及体重减轻等。

(3)排便习惯:便秘、腹泻以及最后一次排便的时间或排气的时间。

3. 重要特征包括>3h 的疼痛、腹痛相关的发热和呕吐。

4. 查体时应进行全面检查,以便发现体温升高、皮疹和上呼吸道感染等临床表现。

(1)检查腹部是否有肿胀、可触及的包块和局部压痛、反跳痛的表现。

(2)听诊肠鸣音并检查疝口和外阴部。

5. 腹部疼痛的常见原因可分为两大类

(1)外科疾病

①阑尾炎。

②Meckel 憩室炎。

③腹膜炎。

④肠梗阻:粘连、旋转不良、肠套叠和肠扭转。

⑤腹股沟疝伴嵌顿或绞窄。

⑥睾丸扭转。

⑦胰腺炎。

⑧肾结石。

⑨异位妊娠。

⑩卵巢病变。

⑪创伤,包括虐待儿童。

(2)内科疾病

①肠系膜淋巴结炎。

②肠胃炎。

③便秘。

④尿路感染(UTI)。

⑤肝炎。

⑥过敏性紫癜。

⑦糖尿病酮症酸中毒(DKA)。

⑧肺炎。

⑨扁桃体炎。

⑩炎症性肠病。

6. 如果怀疑脓毒症或腹膜炎可能,需送血检测血常规和血培养。如考虑脱水,还应进行电解质检查。同时测血糖以评估是否有酮症酸中毒。

7. 如果怀疑存在尿路感染,则留取尿液进行显微镜检查和培养。

(1)在腹膜炎、阑尾炎,以及尿路感染的尿常规中可见白细胞。

(2)若有性生活史,则须检查尿β-hCG。

8. 仅在怀疑肠梗阻或穿孔时才要求行腹部立位和卧位 X 线检查,若考虑肺炎,应行胸部 X 线检查。

9. 行超声检查评估是否存在幽门狭窄、肠套叠,或肾病理学异常。

(二)治疗

1. 疑似外科急腹症

(1)明显的脱水、灌注不足和休克,需建立静脉通路,并按 20ml/kg 静脉注射生理盐水。

(2)给予 0.1mg/kg 的吗啡,或 1.5μg/kg 的芬太尼以减轻疼痛。

(3)禁食水并立即进行外科手术探查。

(4)如果存在肠梗阻,则需放置鼻胃管(NGT)。

2. 根据可能的病因治疗疾病。

3. 如果患儿病情允许回家,请在24h内安排好复查。

二、肠梗阻

(一)诊断

1. 该病是由于肠的一部分突出,或脱垂到紧邻的肠段而引起的。它通常发生在 3－18 个月的儿童,其特点是嗜睡和间歇性腹痛,伴随突然尖叫和面色苍白,随后是呕吐。

2. 每段都带有血性黏液("红浆果果冻"),可能会感觉到腹胀和腹部包块。

3. 如果孩子感到不适,送血查血常规及电解质,并监测血糖。

4. 要求行立位和仰卧位腹平片,影像结果在早期表现可能是正常的,或表现出肠梗阻的迹象。检查软组织肿块周围是否有新月形气体(甜甜圈征),是否有小肠梗阻的表现,是否有内脏穿孔的游离气体。

5. 完善腹部超声、造影剂或空气灌肠。两者都有高度的敏感性,灌肠可使 75% 的肠梗阻复位,达到治疗效果。

(二)治疗

1. 开放静脉通路,进行静脉补液。

2. 立即转诊给手术治疗小组。

三、腹泻、呕吐和脱水

(一)诊断

1. 腹泻和呕吐是患儿常见的问题,需要检查和治疗。腹泻和呕吐的严重结果就是脱水。

2. 腹泻的原因

(1)肠胃炎

①病毒:最常见的病因,包括轮状病毒、诺如病毒、星状病毒和腺病毒。

②细菌:如大肠埃希菌、沙门菌或杆菌。

③原生动物:贾兰第鞭毛虫等。

(2)感染:脓毒症、泌尿道感染、肺炎、扁桃体炎、中耳炎。

(3)手术指征:阑尾炎、肠套叠及部分肠梗阻。

(4)药物:特别是抗生素,如氨苄西林和红霉素。

(5)慢性复发性疾病,如溃疡性结肠炎、克罗恩病和腹腔疾病。

3. 呕吐是一种常见的临床表现,与多种原因有关。

(1)新生儿常见的病因

①感染:脑膜炎和泌尿道感染。

②由十二指肠闭锁、巨结肠病、胎粪肠梗阻,或坏死性小肠结肠炎引起的肠梗阻。

③脑出血或水肿。

④代谢性疾病:半乳糖血症和先天性肾上腺增生。

(2)婴儿(1岁以下)常见的病因

①幽门狭窄,通常发生于3-8周龄的男孩,表现为喷射性呕吐。

②感染:肠胃炎、扁桃体炎、中耳炎、脑膜炎、泌尿系感染。

③肠套叠引起的肠梗阻、梗阻疝等。

④胃食管反流和裂孔疝。

⑤喂食过量或吸入风引起的喂食问题。

⑥中毒。

(3)婴儿期之后常见病因

①感染:胃肠炎、扁桃体炎、中耳炎、脑膜炎和尿路感染。

②肠梗阻或阑尾炎。

③代谢性:如酮症酸中毒或尿毒症。

④颅内压升高或偏头痛。

⑤中毒。

4. 仔细询问病史,认识到并非所有的呕吐和腹泻都是单纯由胃肠炎引起的。严重的临床表现可作为病毒性胃肠炎的另一种诊断方法,包括:

(1)血性腹泻。

(2)呕吐胆汁、血液或粪便。新生儿胆汁性呕吐是一种外科急症,需要立即转外科手术。

(3)全身中毒程度与脱水程度不成比例的全身中毒反应。

(4)严重的腹痛,有明显的压痛、腹胀或可触及的包块。

5. 明确病因,并确定脱水的严重程度。

6. 脱水评估。无论怀疑原因是什么,都应自行评估和治疗脱水。在临床评估中,通过体重变化百分比的估计值来确定脱水的大致程度。

(1)轻度脱水(体重减轻5%):患儿无特殊临床表现,一般情况良好,但口渴加重,轻度少尿。

(2)中度脱水(体重减轻6%～10%):患儿面容不佳、精神欠佳、眼睛及囟门向内凹陷、口干、皮肤干燥、心动过速、呼吸过速、口渴明显、少尿。

(3)严重脱水(体重下降10%或以上):患儿嗜睡、四肢发凉、皮肤发绀、心动过速伴深大呼吸、心动过速、低血压,可进入昏迷状态,有突然死亡的风险。

7. 大多数可以口服补液的患儿不

需要验血。中度至重度脱水的患儿送血检查全血细胞计数（FBC）、电解质、血糖和静脉血气。

8. 如有明显脱水、发热或学龄前儿童不明原因呕吐时,送尿常规镜检、培养和药敏。

9. 如果患儿有明显的腹痛、持续的血便或最近有海外旅行史,此时可采集粪便样本。

10. 如有呼吸道感染或肠梗阻的临床证据,请检查胸部 X 线（CXR）和腹部 X 线（AXR）。

提示:当超重的婴儿出现心动过速时,当心不要遗漏脱水的诊断!

(二)治疗

1. 治疗的目标

(1)恢复和维持水电解质平衡。

(2)营养恢复。

(3)持续补充体液丢失(腹泻和呕吐)。

2. 计算液体总量　计算出未来 24h 内所需的液体总量,包括机体的需求、估计的容量赤字和持续的体液流失(表 8-5)。

表 8-5　儿科液体和电解质需求

体重	补液量	
kg	ml/(kg·h)	ml/(kg·d)
前 10kg	4	100
接下来 10kg	2	50
接下来每 kg	1	20
补钾	3mmol/(kg·24h)	
液体复苏:静脉推注	20ml/kg 晶体	
赤字量:估计脱水量(ml)	体重脱水百分比×体重(kg)×10	
烧伤:额外的液体需求量(ml/d)	BSA 烧伤百分比×重量(kg)×4	
预期尿量	婴儿(<2 岁):每小时 2ml/kg,儿童(>2 岁):每小时 1ml/kg	

BSA. 身体体表面积。

3. 液体补充要求

(1)前 10kg 体重补充 100ml/(kg·24h)液体[4ml/(kg·h)]。

(2)接下来 10kg 体重补充 50ml/(kg·24h)液体[2ml/(kg·h)]。

(3)剩余体重补充 20ml/(kg·24h)[1ml/(kg·h)]。

(4)例如,一个 24kg 的儿童每日补液要求:

(100ml×10)+(50ml×10)+

（20ml×4）＝1580ml/24h

4. 容量不足的估计　这是基于估计的脱水率乘以体重,全部乘以10,也就是脱水百分比×体重(kg)×10ml。

（1）例如,一个24kg脱水5％的孩子被认为的容量不足为：5×24×10＝1200ml。

（2）如果脱水率低于5％,则24h内补液不足。

（3）如果脱水量＞5％且血钠正常,则在前8h内给一半的液体,在接下来的16h内给另一半液体。

（4）惊厥儿童的循环量是否需要纠正(请参见下文),然后假设脱水率为10％,最大补液量为100ml/kg。

5. 严重脱水的治疗　请寻求急诊科高级医师的帮助,并立即将患儿转至儿科治疗。

（1）给惊厥的患儿静脉注射（或i. o.）20ml/kg的生理盐水液体复苏,直到循环恢复和灌注不足改善。

（2）如果血钠水平在130～150mmol/L之间并循环恢复,则打算用5％葡萄糖注射液中加入0.9％生理盐水补充24h内的体液不足和维持要求。

（3）如果血钠＜130mmol/L或＞150mmol/L,则在2～3日内更缓慢地补充液体和电解质。

6. 中度脱水的治疗　在4～6h内应用口服补液制剂(例如Gastrolyte™或Pedialyte™)迅速进行肠内(口服或鼻饲)补液,并经常少量补液,并在随后的18h内补充日常液体需要量。

（1）使用止吐药后再开始口服补液,如止吐药蒽丹西酮,口服剂量分别为2mg(8～15kg)、4mg(16～30kg)和8mg(＞30kg)。

（2）迅速进行经鼻补液对大多数儿童而言是安全有效的,因为大多数儿童一旦开始使用鼻胃管(NGT)补液就停止了呕吐。

①尤其要考虑到开通静脉通路有时比较困难,例如肥胖的年幼儿童。

②在前4h内以25ml/(kg·h)的剂量开始NGT补液治疗。

（3）当存在合并症或儿童有明显腹痛时,小于6个月的婴儿仍宜采用较慢的补液速度(听取高年资医师建议)。

7. 轻度脱水的治疗　口服补液。

（1）腹泻期间应继续喝奶和固体食物,除非有乳糖不耐受的病史。继续母乳喂养,并在两次喂养之间补充额外的水或葡萄糖电解质溶液。

（2）口服葡萄糖电解质溶液

①给予婴儿正常饮食的1～1.5倍。

②较大的儿童每次放松运动后,给予200ml溶液足以缓解口渴。

③口服补液的目的是24h内补充正常的液体需求量和不足量。

（3）如果患儿能够耐受口服补液,没有脱水的临床症状,只有偶尔呕吐,并且活动表现令人满意,可以让患儿出院回家。出院时让患儿父母带一封信交给家庭医生,并告知他们如果孩子的病情恶化则要及时复诊。

第六节　发热儿童

发热是儿童时期最常见的"紧急"临床表现。正常口腔温度为 37℃,直肠温度为 37.5℃。发热被定义为直肠温度高于 38℃。

请注意体温过低或体温不稳定可能是严重细菌感染的表现,尤其是 3 个月以下的婴儿。

(一)诊断

1. 仔细询问病史和体格检查,可确定大多数病例的感染源。儿童发热的常见原因如下。

(1)呼吸:上呼吸道和下呼吸道感染。

(2)腹部:肠胃炎、阑尾炎、尿路感染。

(3)耳鼻喉:中耳炎、扁桃体炎。

(4)皮疹(常见表 2-13)。

2. 在少数发热的儿童中,询问病史和体格检查后未发现明显的感染灶,如"不明原因发热"。多数是感染病毒,但必须评估是否有严重细菌感染的潜在可能性。询问免疫接种史及其最后一次接种时间(免疫计划见表 8-6)。

表 8-6　国家免疫计划时间表(澳大利亚)——儿童免疫接种计划

年龄	疫苗类型
出生时	• 乙型肝炎疫苗(hepB)[1]
2 个月	• 乙型肝炎、白喉、破伤风、百日咳、乙型流感嗜血杆菌、脊髓灰质炎灭活(小儿麻痹症)疫苗[hepB-DTPa-Hib-IPV] • 肺炎球菌联合疫苗[13vPCV] • 轮状病毒疫苗
4 个月	• 乙型肝炎、白喉、破伤风、百日咳、乙型流感嗜血杆菌、脊髓灰质炎灭活(小儿麻痹症)疫苗[hepB-DTPa-Hib-IPV] • 肺炎球菌联合疫苗[13vPCV] • 轮状病毒疫苗
6 个月	• 乙型肝炎、白喉、破伤风、百日咳、乙型流感嗜血杆菌、脊髓灰质炎灭活(小儿麻痹症)疫苗[hepB-DTPa-Hib-IPV] • 肺炎球菌联合疫苗[13vPCV] • 轮状病毒疫苗[2]
12 个月	• 乙型流感嗜血杆菌和 C 型脑膜炎球菌疫苗[Hib-MenC] • 麻疹、腮腺炎和风疹疫苗[MMR]
18 个月	• 麻疹、腮腺炎、风疹和水痘疫苗(MMRV)
4 岁	• 白喉、破伤风、百日咳和脊髓灰质炎灭活(脊髓灰质炎)[DTPa-IPV] • 麻疹、腮腺炎和风疹[MMR]疫苗(仅在 18 个月时未接种 MMRV 疫苗情况下才可接种)

（续　表）

年龄	疫苗类型
	学校免疫接种计划
10—15 岁	• 乙型肝炎疫苗［hepB］³ • 水痘疫苗［chickenpox］³ • 人乳头瘤病毒疫苗［HPV］⁴ • 白喉、破伤风和百日咳疫苗［DTPa］

说明：1. 乙型肝炎疫苗：出生后应尽快向所有婴儿接种。如果在 24h 内给予接种获益最大，否则也必须要在 7 日内给予接种；2. 轮状病毒疫苗：疫苗的第三剂取决于所使用的疫苗品牌。请与当地卫生防疫部门联系以获取详细信息；3. 乙型肝炎和水痘疫苗：请与当地卫生防疫部门联系，以获取符合接种条件学校的详细信息；4. HPV 疫苗：适用于所有 12—13 岁的青少年。请与当地卫生防疫部门联系，以获取符合接种条件学校的详细信息。经澳大利亚政府卫生部许可改编（2013 年）。《澳大利亚免疫手册》第 10 版。

3. 无明显感染灶的发热患者，其感染程度与体温成正比，而与年龄成反比。死亡率最高的年龄段为＜3 岁。无局部症状的常见细菌感染可能为：

（1）脑膜炎和败血症。

（2）骨和关节感染。

（3）尿路感染。

（4）肺炎。

（5）隐匿性菌血症（患者通常无症状）。

4. 检查儿童是否有严重的系统性损害的表现，即是否有潜在的"高风险"表现。

（1）嗜睡、精神欠佳和活动减少。

（2）呼吸窘迫：鼻翼煽动、呼吸急促和呼吸不畅。

（3）循环障碍：外周血灌注不足、低血压和心动过速。

（4）出现脱水表现、口服摄入减少和尿量减少。

（5）严重的"危险信号"：呼吸暂停、发绀和抽搐等。

5. 如果出现明显不舒服（嗜睡、互动减少、难以唤醒、呼吸加快、心动过速、外周血流灌注不足和任何"危险信号"征兆），则送血查血常规、血糖、电解质、血液培养和尿培养检查。用任何一种方法获取尿样，比如中段尿液（MSU）、在超声引导下耻骨上穿刺取尿液（SPA）或导尿管中获取标本（CSU）的方式获得尿液样本并进行紧急显微镜检查、尿细菌培养和药物敏感性试验。

（1）不能仅根据症状来诊断尿路感染（UTI），也不能通过从尿袋中取出受到污染的尿液培养结果来作出诊断。

（2）尿液试纸测试仅仅用于 UTI 的筛查，对幼儿的 UTI 敏感性和特异性较差。因此，如果高度怀疑 UTI，请务必送标本进行显微镜检查和细菌培养。

6. 对于呼吸窘迫、呼吸缓慢、呼吸音异常或氧饱和度低于 95％ 的患者，要求进行胸部 X 线片(CXR)检查。

7. 腰椎穿刺的适应证要基于临床情况,全身性脓毒症的婴儿(<3 个月)或体温超过 38℃的婴儿(<1 个月),可以考虑此项检查。

(1)在咨询资深急诊科医师后再进行腰穿。

(2)意识状态改变,或伴有局灶性神经系统症状的儿童不应进行腰穿。

(二)治疗

1. 通过面罩吸氧为不舒服的孩子进行对症治疗,通过 10～20ml/kg 快速静脉点滴以纠正低血压,对乙酰氨基酚 15mg/kg 口服或经直肠给药,或布洛芬 10mg/kg 口服,以减轻疼痛和痛苦。尽早请高年资医师会诊。

2. 没有明显感染灶的发热儿童

(1)以下儿童可能需要经验性使用抗生素

①28 天以内的新生儿发热。

②全身不适的幼儿(<36 个月),没有发现明显的感染灶。

③婴幼儿有皮疹但压之不褪色,可出现假性脑膜炎或烦躁表现。

(2)没有明显中毒症状或体征的婴幼儿

①大多数 36 个月以内的婴幼儿一般状态良好,没有全身中毒症状,实验室检查结果正常,包括白细胞<15×

10^9/L 代表病毒性感染可能。

②出院时应给予适当建议,并在 12～24h 后在家庭医生诊室或急诊科复查。

③小于 2％的患者会变成隐匿性菌血症,即血液培养呈阳性,而尿液和脑脊液(CSF)培养呈阴性。

A. 脑膜炎奈瑟菌的患者,应进行血液培养及药敏试验。

B. 大多数肺炎链球菌患者仍然无中毒症状和发热症状,机体可以自行清除细菌,无须进一步治疗。如果在 7 天内再次出现发热,建议父母带儿童及时就诊。

3. 有感染灶的高热儿童

(1)根据个体状况及其严重程度(根据是否存在全身性中毒症状),来治疗具有确定感染灶的儿童。

(2)如果患儿看起来不舒服,请按儿科的管理流程来处理。

(3)如果患儿看起来很好且无中毒表现,可出院。临床上给予对症支持治疗和抗感染治疗。

①建议定期"少量多次"补充液体。

②对乙酰氨基酚 15mg/kg,口服,4～6h 1 次和(或)布洛芬 10mg/kg,口服,6～8h 1 次。

③24～48h 内在急诊室或家庭医生诊室进行复查。

第七节　癫痫发作和痉挛

一、癫痫

癫痫发作必须与其他原因引起的

短暂意识丧失区分开,例如晕厥。

(一)诊断

癫痫发作的可能原因与儿童的年

龄有关。

1. 新生儿 癫痫发作仅是单纯的肢体抽搐、眼睑颤动或眼睛同向偏视。原因包括:

(1)低血糖症。

(2)低血钙症。

(3)低氧血症,尤其是由于产伤引起的缺氧。

(4)脑出血和硬膜下血肿。

(5)感染。

(6)药物戒断反应。

2. 学龄前儿童最常见的原因 是高热惊厥,其他可能性原因包括:

(1)特发性癫痫。

(2)脑膜炎或脑炎。

(3)头部受伤,包括虐待儿童造成的伤害。

(4)肠胃炎等引起的脱水。

(5)低血糖症。

(6)中毒。

(7)癫痫药物的突然减少。

3. 年龄较大的儿童常见原因

(1)特发性癫痫。

(2)癫痫药物的突然减少。

(3)头部受伤。

(4)脑膜炎或脑炎。

(5)低血糖症。

(6)中毒,包括茶碱、铁剂和三环类抗抑郁药。

(二)治疗

1. 清理呼吸道,将孩子放在他们的身边,并通过面罩供氧。连接心电图(ECG)监测仪和脉搏血氧监测仪。

2. 使用血糖试纸检查是否存在低血糖。如果是低血糖,10%葡萄糖注射液以 5ml/kg 静脉注射提高血糖,并送血进行正规的实验室检查。

3. 如果出现进一步癫痫发作或癫痫发作持续时间长达 5min。

(1)静脉注射咪达唑仑 0.15mg/kg 或地西泮按 0.25mg/kg,最高至 0.5mg/kg 的剂量。以 1mg/min 的速度静脉注射或静脉注射劳拉西泮 0.1mg/kg,监测呼吸并每 2～5 分钟记录一次血氧饱和度。

(2)给予咪达唑仑 0.15mg/kg,肌内注射或 0.5mg/kg 口服或鼻内给药;当静脉通路或骨通路失败时,可以直肠给予地西泮 0.5mg/kg。

(3)如果癫痫复发,须给予其他治疗措施。可能需要呼吸支持和心脏监护。

①如果患儿未口服苯妥英钠,可给予苯妥英钠 20mg/kg 静脉注射 20min以上。

②如果已经口服苯妥英钠,可给予苯巴比妥 20mg/kg 静脉注射 20min以上。

4. 将所有患有高热惊厥的儿童转交给儿科医师进行进一步评估。对于那些癫痫病尚未完全康复,或有局灶性神经系统症状的儿童需要收入院治疗。

5. 建议患儿父母,应该在儿童洗澡、游泳、骑自行车和爬树时,加强对孩子的监督,直到经过充分评估后患儿病情稳定可以前往门诊随诊。

二、高热惊厥

(一)诊断

1. 常见于健康的学龄前儿童,占

比为 2%～5%。高热惊厥是良性的，发病率极低，通常与病毒感染有关。

2. 与高热惊厥诊断相符的特征

（1）年龄在 6 个月至 6 岁之间。

（2）短暂的全身性惊厥，持续时间＜10min。

（3）有前驱疾病的发热儿童（温度＞38℃）。

（4）没有局灶性神经功能障碍或无力，如 Todd 麻痹。

（5）没有脑膜炎或脑炎的表现。

3. 当特征表现与上述特征不同时，比如伴有局灶性神经症状的持续性发作，请勿将此症状归为"高热惊厥"。

4. 发生轻度的高热惊厥后，儿童看起来还好。将检查重点放在寻找发热的源头上，包括喉咙、耳朵、胸部、腹部、尿液、皮肤等。

5. 如果未发现明显的源头，请进行胸部 X 线片、血常规和尿常规检查。当未发现感染灶，年龄＜12 个月的孩子或高热惊厥发作的年龄较大的孩子时，需要由高年资医师进行腰椎穿刺。

（二）治疗

1. 处理抽搐

（1）大多数抽搐是短暂的，并且不需要任何特殊处理。

（2）将孩子侧卧位，确保呼吸道通畅，必要时需要口咽吸痰。

（3）如果孩子面色发绀，则须通过面罩供氧。

（4）如果癫痫发作持续时间超过 5min 或与局灶性神经系统疾病有关，则按照一般性癫痫发作进行处理（请参见第 8 章第七节）。

2. 治疗发热

（1）脱下孩子的衣服，尽量将衣服减到最少。

（2）给予解热镇痛药，比如对乙酰氨基酚 15mg/kg 口服或肛门栓剂，或者给予布洛芬 10mg/kg；然而，尚未证明使用醋氨酚是否可预防进一步的高热惊厥。

（3）如果发现病灶，应给予适当治疗。

（4）如果不能发现病灶，则对"无感染灶的发热"进行评估和治疗（参见"发热儿童"一节）。

3. 如果孩子身体不适或没有完全恢复，局灶性神经系统症状或长时间或多次癫痫发作，应考虑其他诊断。

4. 如果神经系统完全恢复且未发现严重细菌来源，则应出院。告知父母。

（1）在患有同一疾病期间，有 10%～15% 的儿童会再次出现高热惊厥。

（2）对于年幼的儿童，以下情况在成长过程中再一次发生高热惊厥的风险更大：①1 岁儿童中的风险为 50%；②2 岁儿童中的风险为 30%。

（3）无须抗惊厥药物治疗。

（4）除非存在危险因素，如癫痫病家族史，非典型或长时间的高热惊厥或神经发育问题，否则发生癫痫病的可能性与普通人群相同（1%）。如果孩子有这些危险因素之一，则有 2% 的癫痫风险，而有 2 个或更多危险因素的则有 10% 的风险。

第八节 急性中毒

大多数儿童急性中毒病例都是偶然发生的,虽然很少发生蓄意中毒,但也可能以虐待儿童的形式发生,青少年也可能发生以中毒形式企图自杀的事件。每日可以从毒物信息中心(澳大利亚)和新西兰的0800764766(国家毒物中心)24h服务热线获取有关毒物摄入后处置的建议。在英国,可以从国家毒物信息服务部(NPIS)获得建议,该服务协调互联网和电话服务,以协助诊断,治疗和管理所有类型的中毒。

1. TOXBASE®(英国毒物资料库)是用于对有毒物质暴露的患者进行常规诊断、治疗和管理的在线资源,可在 http://www.toxbase.org/上找到这个资料库并将其用于接触毒物后第一处置建议。

2. 在更复杂的临床案例中,专家顾问可提供电话咨询。24h的电话号码03448920111将呼叫者引导至英国本地相关的毒物治疗中心。

(一)诊断

1. 误服的主要物质包括

(1)专为父母开的药片和糖浆。

(2)家用和园林化学品。

(3)树叶、浆果、种子和真菌。

(4)酒精、溶剂和其他禁止口服的物质。

2. 须确定服用了什么物质?服用了多少量?何时服用的?如果可能的话,应带上装纳毒物的容器或摄入的植物。

3. 记录体温、脉搏、血压、呼吸频率、意识水平的基线观测值,并用血糖试纸检测低血糖,特别是酒精和水杨酸中毒。

4. 送血检测尿素和电解质(U&E)、血糖和血清药物水平,临床上可能包括对乙酰氨基酚、铁剂、水杨酸盐、茶碱或酒精。

5. 对心率异常和传导异常的患者进行心电图检查,如果出现异常可进行心电监测。

(二)治疗

1. 清理呼吸道并给氧。如果没有咽反射,使用储氧面罩,并使用口咽气道保持咽呼吸道通畅,并紧急呼叫有气道插管经验的医师为患儿插管。

2. 如果血糖水平较低,则静脉注射10%葡萄糖5ml/kg。

3. 静脉注射纳洛酮 $10 \sim 40\mu g/kg$。如果无法建立静脉通路,则在出现瞳孔缩小和呼吸抑制时,采用肌内注射。

4. 当出现低血压时,静脉注射生理盐水 $10 \sim 20ml/kg$。

5. 活性炭 $1 \sim 2g/kg$ 对减少毒素的吸收作用有限。

(1)活性炭可用于严重或危及生命的中毒,此时风险评估表明单靠支持治疗或解毒剂治疗并不能确保安全。

(2)活性炭在摄入后 $1 \sim 2h$ 内作用效果最佳,但对某些物质无效(请参阅第14章第一节"急性中毒:总论")。

(3)活性炭难以下咽,很难给儿童服用,但可以与冰淇淋混合或通过鼻胃管给药。这里要注意,如果鼻胃管错误地放入支气管中,此时通过鼻胃管给予活性炭可能会导致死亡。

6. 急性中毒医院不使用吐根催吐。现在,除非孩子在摄入高致死性药物的 1h 内出现症状和(或)失去意识且有气管插管气道保护的前提下,否则现在很少会洗胃。

7. 表 8-7 列出了毒性较大的药片

名称,即使幼儿(10kg)只服用 2 片,毒性也是非常大。

8. 如果发生以下情况,请将患者转诊至儿科进行住院观察。

(1)大量摄入后出现症状。

(2)潜在有毒物质摄入。

(3)出现在深夜且需要昼夜观察。

(4)怀疑故意自残,可进行精神病评估。

9. 毒理学第 14 章第二节中描述了特定物质中毒及其治疗方法。

表 8-7　高毒性药品(即使体重 10kg 的幼儿只摄入了 2 片)

药名名称	严重的中毒症状
安非他明	躁动、神志不清、高血压、体温过高
钙通道阻滞剂	心动过缓延迟发作、低血压、心脏传导缺陷、难治性休克
氯喹/羟氯喹	快速出现昏迷、癫痫发作和心血管衰竭
右旋丙氧芬	室性心动过速
阿片类药物	昏迷、呼吸停止
心得安	昏迷、惊厥、室性心动过速、低血糖
磺脲类	低血糖
茶碱	癫痫发作、室上性心动过速、呕吐
三环类抗抑郁药	昏迷、癫痫发作、低血压、室性心动过速

第九节　跛行儿童

(一)诊断

1. 在急诊室经常可以见到跛行儿童前来就诊,且诊断比较困难。导致跛行的原因从严重的情况,例如骨肿瘤和化脓性关节炎,到轻微的不适,包括穿鞋不适或足底疣。

2. 一定要考虑到腹部和腹股沟阴

囊区域、脊柱、骨盆、臀部和下肢可能成为疼痛或残疾的潜在来源。

3. 询问症状的发作时间、外伤情况、局部疼痛情况和相关的全身症状情况,比如是否有发热或僵硬。

4. 检查生命体征、腹部和骨盆,评估步态并进行下肢肌肉骨骼检查。有父母在场的情况下,在手推车上为患者进行检查和治疗,以减轻家属及患者的焦虑情绪。测试双侧下肢所有关节的运动范围。髋部是最常见的病因来源,但由于疼痛经常放射至膝关节,因此请务必同时进行检查。

5. 年龄是鉴别诊断的关键因素。按年龄划分的典型病因包括:

(1)1—3岁

①感染:化脓性关节炎和骨髓炎。

②髋关节发育不良。

③创伤:幼儿骨折、压力性骨折、虐待儿童。

④脑瘫、神经肌肉疾病、肿瘤和先天性肌张力减退。

(2)4—10岁

①短暂性滑膜炎(髋关节易激)。

②Perthes病(双侧高达20%)。

③感染:化脓性关节炎和骨髓炎。

④创伤:骨折、脱位和韧带损伤。

⑤类风湿病和Still病。

⑥白血病。

(3)11—15岁

①股骨头骨骺滑脱(SUFE)(双侧多达50%)。

②创伤:过度使用综合征。

③关节炎,包括Still病、青少年类风湿关节炎和强直性脊柱炎。

④感染:性传播疾病(关节痛和关节炎)、化脓性关节炎和骨髓炎/椎间盘炎。

⑤上皮内瘤变。

6. 短暂性滑膜炎和化脓性关节炎难以区分,需要快速评估鉴别。

7. 如果可能的话,送血检测全血细胞计数(FBC)、红细胞沉降率(ESR)、C反应蛋白(CRP)和血液培养。

8. 如果怀疑有SUFE,须对受影响的肢体进行X线检查,包括髋关节蛙式位X线检查。

9. 如果X线检查正常且疼痛仅限于髋部区域,则应进行超声检查以排除髋部积液可能。与骨科专业组讨论是否需要进一步检查,例如CT、MRI或骨扫描。

(二)治疗

1. 口服镇痛药,并用夹板固定骨折和急性外伤性肢体损伤。

2. 进一步治疗和处置取决于潜在的病因。

3. 具有全身症状、发热、白细胞增多、血沉和CRP升高的患者需要在麻醉下进行联合抽取关节腔积液以排除化脓性关节炎。将这些患者及外伤性骨折、骨骺滑脱、Perthes病和髋部发育不良的患者转诊给骨科专业组治疗。

4. 如果未发现严重病因,则应出院休息和镇痛,并在1~2天内接受家庭医生随访。建议其如果出现发热不适或病情恶化应立即就诊。

第十节 婴儿猝死

(一)诊断

1. 婴儿突然猝死(SUDI)是指1岁以内的婴儿突然发生意外死亡且其死亡方式和死因不明,包括婴儿猝死综合征(SIDS)占到所有 SUDI 的 50％以上,其他还有因代谢问题、隐匿性感染或心脏疾病等医疗问题导致的猝死以及诸如疏忽、窒息和凶杀等伤害导致的死亡。

2. SIDS 的定义是:任何 1 岁以下婴儿发生病史无法解释的猝死,并且在全面的验尸评估中无法证明死亡的准确原因。不过,SIDS 在临床上越来越少见了。

3. SIDS 的病因尚不清楚。

(1)在冬季更常见,3 月龄婴儿为高发年龄段。

(2)危险因素包括吸烟烟雾暴漏(出生前或出生后),以及与醉酒或吸烟的父母共用沙发和床。

(3)SIDS 婴儿更可能是男性、胎龄较小、出生体重较轻、Apgar 评分(阿氏评分)较低、被送入婴儿重症监护病房及有先天畸形。

(4)SIDS 父母多数为年轻、独身、收入较低、既往生育 SIDS 患儿、既往发生过胎停和多次妊娠。

(5)保护因素包括:仰卧睡觉(背部朝下)、裸露面部、母乳喂养、与父母同住一室以及放在符合相关安全标准的婴儿床中。

(二)治疗

1. 如果正在进行 CPR 的患儿被救护车送进急诊抢救室,请继续在抢救室进行复苏,并紧急呼叫资深急诊科医师和儿科医师寻求帮助(请参阅"心肺复苏"一节)。

2. 仔细检查患儿是否有任何外伤或感染表现,包括窒息或瘀斑,同时检查体温和血糖。

3. 与高年资医师讨论进行死后验血或进行药物筛查的必要性。此外,将所有衣服放在贴有标签的医用袋中。

4. 如果患儿父母愿意,他们可以完全进入复苏区并鼓励其进入复苏室。随时配备一名资深急诊科医师与他们在一起提供必要的支持。

5. 高年资医师应与父母私下交谈,谈论孩子的死亡情况和最近患病的情况。

6. 鼓励父母事后看望并留存孩子的私人物品。他们也可以从医院牧师和社会工作者中获得支持,并收到喜欢的照片或一绺孩子的头发。

7. 告诉父母,由于死亡是突然发生的,需要通知验尸官[或地方检察官(苏格兰)]验尸。

8. 验尸官或警察将在当天晚些时候看望孩子父母,并采集进一步的细节,甚至可能将床上用品带走进行检查。

9. 给家长留下当地 SIDS 互助团体的详细信息和电话号码(在澳大利亚,请访问 https://rednose.org.au/;在英国,请访问 https://www.nhs.uk/conditions/sudden-infant-death-syndrome-sids/)。

10. 确保能通过电话告知以下内容

(1)通知家庭医生(GP),安排一次家访,确保取消所有已故孩子以后的临床就诊申请。

(2)通知卫生随访员。

(3)通知社会工作部门。

（4）如果在复苏时儿科救治团队不在现场，应通知该团队。

（5）通知社区儿童健康服务中心，取消免疫接种预约等。

第十一节　虐待儿童（非意外伤害）

（一）诊断

1. 当儿童主要监护人伤害孩子或未能保护孩子免受伤害时，就会出现虐待儿童的情况。它可能以不同的方式表现出来。

（1）身体虐待，包括殴打、摇晃和烧烫。

（2）情绪虐待通常与情感发育迟缓有关。

（3）性虐待。

（4）疏于照顾，包括没有提供住所、衣服和营养。

2. 对以下情况要保持高度怀疑，特别是在儿童小于4岁时

（1）病史

①所谓的伤害与向急诊医师陈述的事实之间的延迟。

②情况说明与实际伤害不一致或发生矛盾。

③父母的行为异常，与孩子缺少互动及明显缺乏父母的爱心。

④孩子或兄弟姐妹不明原因经常前往急诊科就诊。

⑤不同日期的受伤记录。

⑥生长发育迟缓，或疏于照顾的临床表现。

（2）检查

①在父母或法定监护人同意下为孩子进行检查。让孩子依次脱衣服，最好用人体图仔细记录所有发现。

②用尺子测量擦伤、划痕、烧伤和其他皮肤损伤痕迹。提供临床照片作为同时期的证据，并详细记录于医疗文件中。因此，需在以下几个方面进行详细查找。

A. 上唇系带撕裂或奶瓶上有血迹，甚至握拳插入嘴中以防止婴儿哭泣或直接打击。

B. 人咬的伤痕、握拳打伤，或手掌拍击导致鼓膜破裂。

C. 在臀部、脸颊等部位出现不寻常的瘀斑。

D. 香烟灼伤或仅限于臀部和生殖器或双脚的烫伤，这表明儿童曾浸没在热水中。

E. 颅骨或长骨骨折，特别是对于还不能走路的儿童。可疑性最大的是长骨螺旋性骨折。当然其他情况也是最可疑的，比如在骨骼检查中发现其他不同年龄段的愈合性骨折。

F. 结膜下、玻璃体或视网膜出血，提示剧烈摇晃或直接打击。

G. 有生殖器或肛门外伤、肛周疣，或其他性传播疾病的迹象。

（二）治疗

1. 如怀疑有虐待儿童行为，应立即通知资深急诊科医师及儿科医师，并安排儿童入院。

2. 检查孩子是否已经在儿童保护登记册上登记，并尽早让急诊科社会工

作者参与进来。

3. 这个阶段不要与父母产生正面冲突。向孩子父母解释，为了从资深儿科医师那里获得进一步的治疗建议，需要让孩子入院观察治疗。

4. 相关历史、体格检查结果、咨询的时间和性质，以及虐待儿童的可疑情况均须在医疗笔记中确保准确记录。

5. 如果父母拒绝儿童入院，则应联系社会工作部门并按照当地政策流程，确定警察和社会福利部门等其他机构的参与时机。

6. 如果需要进一步的建议或帮助，可获取其他部门的支持，比如澳大利亚全国防止虐待和忽视儿童协会（NAPCAN. www. napcan. org. au）或英国全国防止虐待儿童协会（NSPCC. www. nspcc. org. uk/）。

> **提示：**骨形成不全伴多发性骨折、特发性血小板减少性紫癜和白血病伴大面积瘀伤和出血也可出现类似虐待儿童的表现。但是，与真正的虐待儿童案件相比，此类情况实属罕见。

延 伸 阅 读

[1] American Heart Association. https://professional. heart. org/professional/GuidelinesStatements/UCM _ 316885 _ Guidelines-Statements. jsp（CPR and ECC guidelines）.

[2] Australian Resuscitation Council. http://www. resus. org. au/（resuscitation guidelines）.

[3] European Resuscitation Council. http://cprguidelines. eu/（ERC Guidelines）.

[4] Murray L，Little M，Pascu O，Hoggett K（2015）*Toxicology Handbook*，3rd edn. Elsevier，Sydney.

[5] Therapeutic Guidelines. eTG complete Dec 2019. https://tgldcdp. tg. org. au/etgcomplete

[6] The Royal Children's Hospital Melbourne. Clinical Practice Guidelines. http://www. rch. org. au/clinicalguide/

第 *9* 章　妇产科急症

第一节　妇科评估和管理

一、一般原则

1. 所有出现腹痛或阴道出血的妇科急症都需要详细地询问病史和检查。在记录现病史和询问患者妇科病史和性生活史时,要态度和蔼、有同情心。

（1）特别注意月经史、疼痛部位、阴道分泌物和泌尿道症状。

（2）确定患者的避孕史、怀孕的可能性,以及孕次和产次,还要考虑非妇科疾病的可能。

2. 进行全面检查,包括腹部检查、阴道镜检查和双手触诊。患者脱掉衣服时注意保护隐私,并始终有患者女伴陪同。

3. 紧急将血液样本送到实验室,进行尿液或血清 β-人绒毛膜促性腺激素（β-hCG）妊娠检测,并在必要时实施复苏程序。

二、怀孕期间的处方

在给孕妇或哺乳期女性服用任何药物之前,请先查阅处方信息,查看当地的药物处方目录,例如:

1. 美迪医迅（MIMS）、澳大利亚药品手册（AMH）和英国国家处方集（BNF）。

2. 理想情况下,除非绝对必要,否则不要在怀孕最初 3 个月服用任何药物。

3. 因此,在 X 线检查前,要经常询问每个育龄期女性怀孕的可能性,这一点很重要。大多数医院放射科都有自己的指导方针,将怀孕早期的辐射风险降至最低。

第二节　引起急性腹痛的妇科原因

女性出现急性腹痛的情况包括:宫外孕破裂（见下一节妊娠早期出血）;盆腔炎（急性输卵管炎）;卵巢囊肿破裂;卵巢蒂扭转;子宫内膜异位症。

一、盆腔炎（急性输卵管炎）

（一）诊断

1. 盆腔炎（PID）包括子宫内膜炎、输卵管炎、输卵管-卵巢脓肿或盆腔腹膜炎。PID 通常是一种性传播疾病,主要由衣原体或淋球菌感染引起。

（1）非性传播获得性感染可能发生在放置宫颈器械、分娩或近期放置宫内节育器（占 10%）之后。

（2）反复的盆腔感染导致不孕和异位妊娠风险越来越大。

2. 主要临床表现：发热（占 30%）、下腹部不适、双侧下腹痛、性交困难、月经不调和阴道黏液脓性分泌物。

3. 检查时发现体温升高及双侧下腹部压痛和肌卫。阴道检查显示宫颈分泌物、附件压痛和宫颈运动压痛（宫颈运动引起的刺激性疼痛）。

4. 送检宫颈和尿道拭子进行淋球菌培养，宫颈拭子检测衣原体抗原，用聚合酶链反应（PCR）或培养进行核酸扩增。

5. 如果发现高热，送血查血常规和血培养，同时做妊娠测试。

6. 将中段尿标本进行显微镜检查和培养，以及淋球菌和衣原体 PCR 检测。

7. 要求做超声检查以帮助识别输卵管卵巢脓肿，并排除其他引起盆腔疼痛的原因。

> 提示：盆腔炎的诊断较为困难，很容易被漏诊或确诊相反的诊断。腹腔镜检查是金标准，但只适用于复杂病例和诊断不明确的情况。

（二）治疗

1. 如果宫内节育器是在最近 3 周内放入或目前盆腔感染严重，应取出宫内节育器，将其送去培养，并采用其他避孕方法。

2. 允许以下患者入院，如全身不适、怀孕（罕见）、对口服药物不耐受、确诊为输卵管-卵巢脓肿或诊断不确定的患者。根据指南开始使用静脉抗生素，如头孢曲松 2g 静脉滴注，每日 1 次，外加阿奇霉素 500mg 静脉滴注，每日 1

次。如果感染是通过性接触导致的，外加甲硝唑 500mg 静脉滴注，每 12 小时一次。

3. 如果患者临床情况良好且感染是通过性接触导致的，则给予头孢曲松 500mg 肌内注射，外加甲硝唑 400mg 口服，每日 2 次，疗程 14 日，联合阿奇霉素 1g 口服，每日 1 次，疗程 1 周，或多西环素 100mg 口服，每日 2 次，疗程 14 日。

4. 出院后安排在妇科门诊或泌尿生殖内科诊所或家庭医生进行随访，以方便接触者筛查和治疗。

（1）对衣原体或淋球菌阳性患者进行追踪，对于预防新发和复发病例至关重要。

（2）建议患者在伴侣接受检测和治疗之前杜绝性生活。

二、卵巢囊肿破裂

诊断和治疗

1. 表现为突发性、中度、下腹部和盆腔疼痛，没有胃肠道症状。

2. 患者有发热，有局限性压痛，但未触及腹部肿块。

3. 妊娠测试是阴性的，盆腔超声可明确诊断。

4. 根据患者病情给予镇痛，并将患者转入妇科治疗。有腹腔镜检查指征，尤其是腹腔内可见出血合并黄体囊肿破裂的征象。

三、卵巢囊肿蒂扭转

诊断和治疗

1. 有病理性增大的卵巢或附件肿

块,因扭转或突然出血膨胀而引起的下腹部疼痛,通常伴有先兆的轻度疼痛。

2. 患者可能有恶心、呕吐、低热、局部压痛和腹部可触及肿块。

3. 完善全血细胞计数(FBC)及尿常规检查,并通过妊娠测试排除怀孕。

4. 行盆腔超声检查,并立即将患者转入妇科进行腹腔镜检查。

四、子宫内膜异位

诊断和治疗

1. 有反复腹痛和腰部疼痛的病史,在月经时和月经前突然加重。其他常见症状包括后天性痛经、性交困难、排便痛(里急后重)和不孕不育。

2. 检查通常是正常的,或者在内部检查中可能显示附件或直肠阴道压痛。

3. 完善全血细胞计数(FBC)及尿常规检查,并通过妊娠测试排除怀孕。

4. 行盆腔超声检查,并将患者转入妇科治疗。该疾病的诊断较为困难,需要妇科医师的协助,可进行腹腔镜检查,但是症状和腹腔镜检查结果之间没有太大的相关性。

第三节　妊娠早期出血

妊娠早期出血最重要的两个原因是异位妊娠和自然流产。"spontaneous abortion"一词已被"spontaneous miscarriage"所取代,以减少女性在经历妊娠早期胎儿死亡时对自我的负面认知。

一、异位妊娠破裂

(一)诊断

1. 异位妊娠常见于有过异位妊娠、盆腔炎、输卵管手术、辅助生殖、高龄和使用宫内节育器(IUCD)的患者。但是,有50%的人没有易患的危险因素。

2. 异位妊娠通常发生在妊娠的第5—9周,尽管会有乳房压痛、恶心或近期无保护的性行为病史,但患者可能没有意识到自己已经怀孕。因为异位妊娠的女性有可能伴有月经不调、阴道流血、下腹部疼痛、休克或虚脱的情况,所以更

容易误诊。

3. 90%以上的异位妊娠破裂病例最主要的特征是下腹部疼痛,而阴道出血较轻。

4. 血流动力学不稳定的患者

(1)血流动力学不稳定的患者突然出现腹痛,通常向肩部放射,其次是少量的阴道出血,继而发生循环衰竭和失血性休克。

(2)检查时患者面色苍白、虚脱、低血压伴压痛、板状腹。

5. 血流动力学稳定的患者

(1)病情稳定的患者近期有停经或月经紊乱的病史,有下腹疼痛和轻微的阴道出血(通常为深褐色),有时出血呈鲜红色。

(2)在停经期间,有局限于一侧的下腹部疼痛,双手触诊子宫体积比预期小。

6. 进行骨盆检查

（1）手法轻柔避免导致输卵管破裂。

（2）检查外侧穹隆是否感觉不适和肿胀。

7. 置入 1 或 2 根大口径静脉留置针，送血查血常规、尿素和电解质（U&Es）、血糖、β-hCG，以及血型鉴定。注意恒河猴（Rh）血型情况。

8. 妊娠试验

（1）尽管血清 β-hCG 放射免疫测定需要花费时间，且数小时后才能得到结果，但其判断是否妊娠非常敏感，阴性可排除近期异位妊娠或流产的可能。

（2）这种尿 β-hCG 试纸测试可以在急诊科（ED）快速完成，甚至在第一次停经之前也可能呈阳性，而阴性结果实际上可排除异位妊娠可能。

9. 超声检查

（1）经腹超声检查可显示 6 周以内的子宫孕囊，异位妊娠破裂时可显示出腹腔积液。

①孕囊缺失提示异位妊娠。

②例外情况是宫内妊娠＋宫外孕（罕见）。

③这种情况尤其发生在接受辅助生殖技术治疗（例如体外受精）的女性中。

（2）经阴道超声检查更加敏感，如果妊娠是在子宫内，且 β-hCG ＞ 1000U，或者怀孕约 5 周，超声检查应该能够显示孕囊。

①孕囊缺失提示异位妊娠。

②经阴道超声，可识别出宫外孕本身的大多数体征。

（3）提示异位妊娠的超声特征包括子宫内无孕囊、子宫内假囊、输卵管环、附件包块和 Douglas 积液。

> **提示**：患者妊娠试验阳性伴有腹痛，阴道少量流血且超声检查无宫内妊娠，除非有其他证据，否则应考虑异位妊娠。

（二）治疗

1. 异位妊娠病情不稳定的患者

（1）通过面罩高流量吸氧，并紧急预约 4U 悬浮红细胞。

（2）开始输注生理盐水或 Hartmann 液（乳酸钠林格液），然后输血，并立即将患者转诊至妇科治疗，并通知手术室及值班麻醉医师。

2. 异位妊娠病情稳定的患者

（1）根据超声和 β-hCG 检查结果对这些患者进行分层。

①入院检查妊娠试验阳性、超声显示子宫内无孕囊、有异位妊娠临床体征的患者须接受腹腔镜检查（或针对特定患者的治疗方案）。

②对妊娠试验阳性、子宫内无孕囊但无异位妊娠超声征象的患者进行随访，每 48 小时进行一次 β-hCG 检查，并且复查超声。

（2）尽管少数病例可以通过肌内注射甲氨蝶呤治疗，但腹腔镜检查或剖腹手术可以明确病情，并进行有效的治疗。

（3）将所有异位妊娠患者转入妇产科治疗。

3. 给所有 RhD 阴性的患者肌内注射 250U RhD 免疫球蛋白，以防止母体产生同种免疫抗体。

二、自然流产

自然流产（妊娠失败）是指在怀孕20周前排出受孕物。它在怀孕的前3个月最常见，在所有确诊的早孕中发生率为10%～20%。自然流产有5个公认的临床阶段。

(一)诊断

1. 先兆流产

(1)这在怀孕14周内最常见，有轻度腹部绞痛和一过性阴道出血，这些症状表明可能是流产。

(2)子宫的大小与孕周是一致的。子宫的预期大小粗略地估计为：①腹部触诊，宫底在12周时到达耻骨联合，在20周时到达脐部。②双手检查，7周时子宫如鸡蛋大小，10周时如橙子大小，12周时如葡萄柚大小。

(3)内镜检查时宫颈外口关闭。

2. 不可避免的流产

(1)这是不可避免的自然流产。

(2)出血较多，随后是持续较长时间的下腹绞痛。

(3)宫颈外口开口直径0.5cm或更多。受孕产物可能在阴道内或从宫颈管内突出，在这种情况下会持续疼痛、出血和心动过缓。

(4)妊娠的症状和体征，如闭经、恶心、呕吐、乳房增大、压痛、刺痛、乳晕色素沉着和尿频将消失。

3. 不全流产

(1)胎儿的一部分或胎盘滞留在子宫中。

(2)即使血块和妊娠产物排出后，出血仍然很严重，痉挛持续存在。

4. 完全流产

(1)所有的胎儿和胎盘都已从子宫中排出。

(2)产程过后，出血和痉挛就会停止，怀孕的表现随即消失。

(3)宫颈口关闭。

5. 稽留流产

(1)早孕胎儿死亡，所有受孕产物都保留在子宫内。

(2)腹部绞痛和出血会被无症状的棕色阴道分泌物所取代。

(3)子宫体积较停经周数小且不规则，超声无法检测到胎儿的心跳。

(4)可能会发生感染和弥散性血管内凝血（DIC）。

6. 出血　如果出血严重，建立静脉通路并送血完善全血细胞计数（FBC）等检查，注意恒河猴（Rh）抗体情况。

7. 检测血清 β-hCG　以确认是否妊娠，并作为基础值与后续系列检测做比对，以监测是否持续妊娠或胎儿死亡。

8. 行盆腔超声检查　以评估胎儿大小和存活能力，并排除异位妊娠可能。

(二)治疗

1. 建立静脉通路，开始输注生理盐水。

2. 如果妊娠产物堵塞宫颈，则用海绵钳取出，以减轻疼痛，避免发生心动过缓和低血压。妊娠产物送检做组织病理学检查以排除葡萄胎可能。

3. RhD阴性孕妇怀孕3个月后给予RhD免疫球蛋白625U肌内注射（在英国，妊娠20周或20周后500U肌内注射），以及在产后72h内给予

RhD 免疫球蛋白 250U 肌内注射。

(1)RhD 免疫球蛋白在预防妊娠 12 周内先兆流产中的作用尚不清楚。

(2)在英国,倘若没有相关仪器设备,RhD 免疫球蛋白不再被推荐用于 12 周内的任何流产的预防性治疗。

4. 有先兆流产的孕妇转送到 EPEU(早孕评估病房)或类似机构进行持续治疗。如果超声确认为活体宫内妊娠,85%～90%的孕妇将维持到足月分娩。

5. 不全流产或稽留流产的患者需接受手术治疗(排出妊娠残留物)、药物治疗(米索前列醇)或清宫治疗。

> **提示:**流产患者可能出现心理问题,医疗过程中应有同情心,并提供咨询和心理支持。

三、脓毒性流产

诊断和治疗

1. 脓毒性流产指由"非正规诊所"

治疗流产或在实施清宫术过程中操作不规范而造成的子宫排空不全并伴有出血、感染和(或)器械损伤。

2. 盆腔感染迅速蔓延,伴有输卵管炎、腹膜炎、盆腔炎和肺血栓性静脉炎,可导致脓毒症、弥散性血管内凝血(DIC)、休克和死亡。

3. 患者出现发热、腹痛、阴道分泌物恶臭和出血等不适症状。如果不治疗,患者病情会进一步发展,出现低血压、少尿、神志不清和昏迷。

4. 患者需要用面罩高流量吸氧。

5. 建立静脉通路,快速滴注生理盐水。完善全血细胞计数(FBC)、凝血功能、超声检查、肝功能、血糖、乳酸、两套血培养和 RhD 抗原检测。

6. 庆大霉素 5mg/kg 静脉滴注,氨苄青霉素 2g 静脉滴注,甲硝唑 500mg 静脉滴注,并将患者紧急转送到妇科进行子宫内容物清除术或紧急子宫切除术。

第四节　妊娠晚期情况

理想情况下,所有怀孕 18-20 周以上的孕妇都应直接送到产房。有时孕妇病情不太稳定,或者他们没有时间到医院就诊。因此,如果出现以下情况,须及时到产科治疗。

一、专业术语

在产科实践中,有两个术语很容易混淆:

1. 孕次是指女性怀孕的次数,双胞胎算作 1 次,第 1 次怀孕是"初孕"。

2. 产次是指妇女产下胎龄在 24 周及以上的胎儿的次数。

二、产前大出血

诊断和治疗

1. 妊娠 24 周后的阴道出血可能危及生命,特别是与前置胎盘、胎盘早剥或子宫破裂有关的出血更加危险。

2. 前置胎盘

（1）前置胎盘通常与无痛性阴道出血和子宫肌张力低下有关，但如果胎膜早剥不严重，可能仅会出现轻微的腹部绞痛。

（2）腹部检查确认为"软"子宫，子宫呈高位。

（3）通常胎儿的情况良好，产科采取保守治疗。

3. 胎盘早剥

（1）胎盘早剥与轻微创伤、先兆子痫、原发性高血压、早产史和可卡因的使用有关。

（2）如果存在胎盘早剥，患者会出现严重的下腹疼痛和阴道出血。检查触诊时子宫质地较硬，有触痛。

（3）分娩前胎儿死亡率很高。

4. 不要在急诊室对产前出血的患者进行阴道或内镜检查，因为这可能会导致处于低位的胎盘大量出血。此类检查只能由有经验的产科医师在手术室准备立即剖腹产时进行，最好是在急诊超声检查之后进行。

5. 患者左侧卧位、吸氧、建立 2 条静脉通路。抽血查血常规、凝血功能、预约悬浮红细胞 4 单位。如果患者有低血压或休克表现，立即进行静脉补液。

6. 未致敏的 RhD 阴性患者肌内注射 RhD 免疫球蛋白 625U（在英国是 500U）。

7. 超声检查可以鉴别产前出血的潜在原因，确定胎盘位置，并确定是否存在隐匿性早剥出血以及出血量的多少。

8. 立即将患者转入产科。

三、妊娠子痫及先兆子痫

诊断和治疗

1. 先兆子痫的临床定义是指在妊娠 20 周后出现的高血压和蛋白尿，有或没有病理性水肿，包括分娩和产后。

2. 高血压

（1）妊娠晚期间隔 4～6h 连续 2 次测量收缩压＞140mmHg，舒张压＞90mmHg。

（2）与妊娠早期血压相比，收缩压升高＞25～30mmHg 或舒张压升高＞15mmHg。

3. 暴发性或重度先兆子痫

（1）收缩压＞160mmHg，舒张压＞110mmHg。

（2）头痛、视觉症状。

（3）恶心、呕吐和腹痛。

（4）少尿（＜500ml/24h）。

（5）易怒和反射亢进。

4. 重度子痫前期的并发症包括

（1）急性肺水肿。

（2）HELLP 综合征，即溶血、肝转氨酶升高和血小板减少。

（3）弥散性血管内凝血（DIC）。

（4）脑出血。

（5）癫痫（子痫）。

5. 紧急呼叫高年资急诊科医师和产科医师。给患者吸氧；建立静脉通路；生理盐水静脉滴注；完善全血细胞计数（FBC）、超声、肝功能、血糖、凝血功能和尿酸等检查。

6. 为患者导尿，采取左侧卧位进行处置。

7. 硫酸镁是预防先兆子痫和子痫

的首选药物：

（1）初始剂量为 4g（16mmol），静脉滴注时间 >5～10min，然后静脉滴注硫酸镁 1g/h（4mmol/h），至少持续 24h。

（2）弹丸式静脉注射硫酸镁 2g（8mmol）治疗癫痫。

8. 如果癫痫持续发作或没有硫酸镁，静脉注射地西泮 0.1～0.2mg/kg。

9. 肼苯达嗪 5mg 静脉注射治疗重症高血压。每 20 分钟推注 1 次（最大累积剂量为 20mg）或拉贝洛尔 20mg 静脉注射，之后每 10 分钟静脉注射 40mg（最大累积剂量为 300mg）。将舒张压控制在 90～100mmHg，以降低脑血管意外和癫痫进一步发作的风险。

10. 一旦癫痫发作得到控制，缺氧得到纠正，严重高血压的治疗开始前，需要考虑终止妊娠，因为子痫唯一明确的治疗方法即终止妊娠。

四、紧急分娩

治疗

1. 立即呼叫产科医师和儿科或新生儿科医师。

2. 允许患者卧位或半坐位，在宫缩的前半段时间里给患者吸入由 50% 一氧化二氮和 50% 氧气组成的混合气体（吸入止痛气安桃乐 Entonox™）。

3. 初产妇可能需要做会阴侧切术，但不是常规手术。

4. 要求患者喘息，可停止推动头冠，通常是枕骨朝上/脸朝下，然后头部向外旋转（恢复原状）。

5. 如果发现婴儿脐带绕颈，立即夹住并剪断脐带。除此之外，可在分娩后将脐带夹住或用两条 2-0 丝线系在一起至少 1min，然后剪断。

6. 趁着下一次宫缩通过温和地向下牵引头部来娩出前肩，然后是后肩和躯干。

7. 分娩时，抬起婴儿头和躯干，越过耻骨联合，娩出后躺在母亲的腹部。

8. 擦拭或吸出婴儿鼻子和嘴巴上的黏液，然后晾干，用毛毯包裹。如果出现呼吸暂停，准备好面罩通气设备。确保新生儿体温保持在 36.5～37.5℃。

9. 避免在第三产程的常规操作中用力牵拉脐带，以免引起子宫转位。

（1）触诊腹部以排除第 2 胎的可能性，并轻轻按摩子宫刺激子宫收缩。

（2）肌内注射催产素 10U，有助于防止产后出血，同时有助于胎盘的分娩。

（3）另一种选择是肌内注射催产素 5U 加麦角新碱（Syntometine™）500μg（1ml），但这会导致恶心、呕吐和高血压，与单独使用催产素相比没有明显优势。

10. 鼓励母亲立即开始哺乳婴儿，可刺激子宫收缩，有助于排出胎盘，降低出血的风险。

五、妊娠晚期创伤

妊娠患者创伤治疗的优先顺序与非妊娠患者相同，让母亲迅速稳定下来是对胎儿最好的治疗。

1. 对于多发伤患者的救治请遵照第 5 章第一节"即刻处理"，但还须注意以下其他情况。

(1)妊娠晚期患者仰卧时在右侧髋部下方使用楔形靠垫或枕头,使身体向外侧倾斜,并用手将妊娠子宫向上向左移位,最大限度地减轻因下腔静脉压迫而导致静脉回流受阻。

(2)保护气道,避免增加胃食管反流和误吸的风险。特别是,随着妊娠晚期每分钟通气量增加,会出现低碳酸血症状态,如 $PaCO_2$ 32mmHg(4.2kPa),这属于正常现象。

(3)由于怀孕期间母体血容量和心输出量都会增加,在出现明显的低血容量表现(如心动过速、低血压和呼吸急促)之前,可能已经存在大量失血的情况。因此未能早期识别生命体征仍正常的休克,未能积极使用晶体液和血制品进行治疗,已成为临床中常见的问题。

(4)对每一位胎龄＞24周预期胎儿可存活的孕妇进行至少6h的胎儿监护,主要是寻找胎盘早剥伴胎儿窘迫和频繁宫缩的证据。由于失血后血液优先从子宫分流,以维持母体循环,因此即使母体没有休克的表现,也很容易发生胎儿窘迫。

(5)行腹部超声检查来评估母亲和胎儿的情况。超声对检测钝器伤后腹腔内积液(血)具有很高的敏感性。

(6)钝器伤合并骨盆骨折的腹膜后出血可能来自于盆腔静脉。

2. 在母亲初始复苏后的第2次检查中对胎儿进行评估。

(1)检查宫底高度、子宫压痛、胎动、胎心率和宫缩强度。

(2)使用胎儿听诊器、多普勒超声或胎心监护评估胎儿心率。胎儿窘迫

表现为:

①心动过缓＜110 次/分(正常120～160 次/分)。

②胎动时无胎心加速,或宫缩后的晚期减速。

3. 胎儿窘迫或胎儿死亡的重要原因包括母体低血容量、胎盘早剥和子宫破裂。

(1)胎盘早剥的表现多种多样,包括阴道出血、腹痛、压痛、宫底高度增加、过早宫缩以及母体休克。

(2)创伤性子宫破裂的征兆更多发生在怀孕的后期,临床体征可表现为腹痛、母体休克,或者可触及子宫和胎儿分离。

4. 继续使用胎心监护仪进行至少6h的胎儿监测,即使母体创伤比较轻微也应该进行心电监护。

5. RhD 阴性患者肌内注射 RhD 免疫球蛋白 625U(在英国是 500U)。

6. 接诊每一例妊娠创伤患者时,均需联系产科医生。此外,如果胎儿超过24～26 周,病情需要立即分娩,还需立即联系儿科医师。

六、妊娠晚期的心肺复苏

(一)诊断

妊娠晚期心搏骤停的原因包括心脏病、主动脉夹层、肺栓塞(PE)、精神疾病(包括药物过量)、妊娠高血压、脓毒症、子宫胎盘出血(产前和产后)、羊水栓塞和脑出血。

(二)治疗

1. 妊娠期心搏骤停的关键干预措施:

（1）使用楔形靠垫或枕头垫在孕妇右侧下方,使其向一侧倾斜,并用手将子宫向上和向左移位避免压迫大血管。

（2）给予浓度100%氧气吸入及静脉输液。

2. 对妊娠期孕妇进行基本生命支持（BLS）操作内容的修订:

（1）实施正压通气时,施加环状软骨压力,将增加胃食管反流和肺吸入的风险。

（2）进行体外心脏按压时,双手放在胸壁上稍高于胸骨中心的位置。

（3）由于肋骨张开、膈肌隆起、乳房增大和下腔静脉受压,实施有效的胸外按压更加困难。

（4）需要强调一点,除颤电击对胎儿是没有危险的。

3. 对妊娠期孕妇进行高级生命支持（ALS）操作内容的修订:

（1）由于肺功能残气量减少及孕妇需氧量增加,因此低氧血症很常见。

（2）由于2、（3）中所描述的一些因素,在怀孕期间插管较为困难。因为继发性喉头水肿可能导致气道狭窄,因此需准备好直径比预期小0.5～1.0mm的气管插管。

（3）不要使用股静脉作为静脉通路。通过这一途径给予的药物可能直到胎儿娩出后才到达母体心脏。

（4）继续使用通常推荐的复苏程序和药物进行循环支持。

4. 如果患者在4min内复苏未达到自主循环恢复（ROSC）,可以考虑联系产科和儿科医师立即剖宫产。

（1）理想情况下,围产期剖宫产应在心搏骤停后5min内进行,以获得最佳的母婴存活率。

（2）在整个手术过程中及手术后继续进行心肺复苏,直到获得稳定的心率和持续的心输出量。

第五节　女性相关医学危险情况

一、紧急避孕

患者在无保护措施的性交后需采取紧急避孕措施。

（一）宫内节育器（IUCD）

1. 在无保护措施的性交后5天内可以使用铜质避孕器,比口服紧急避孕药更有效。

2. 如果患者比较担心的话,在放置IUCD时可进行性传播疾病检测,并且在性接触中口服单剂阿奇霉素1g进行预防。

（二）性交后避孕药

本产品应在无保护性措施的性交后72h内使用,尽早服药可提高疗效。

（1）单次给予左炔诺孕酮1.5mg。

①患有未确诊的阴道出血、乳腺癌或严重肝病的妇女禁止使用此药。

②服用卡马西平、利福平、苯妥英钠、苯巴比妥等酶诱导剂的患者可给予左炔诺孕酮2.25mg（即刻服用1.5mg,12h后服用750μg）。

（2）如果服药后2h内出现呕吐,重复给予左炔诺孕酮2.25mg,并使用止吐药,如甲氧氯普胺 10～20mg 静脉注射,或多潘立酮 20mg 口服。

(3)向患者解释

①下一次月经可能提前或推迟。

②下一次月经之前,必须使用一种避孕方法,比如避孕套。

(4)所有患者应前往家庭医生诊室或计划生育诊所进行随访,以检查:

①性生活 3～4 周后妊娠测试是否呈阴性。

②得到正确的避孕建议,以备将来之需。

二、漏服避孕药

由于"无药"间隔时间的延长,月经周期的开始或结束成为失去避孕保护的关键时间。

(一)复方口服避孕药

(1)漏服≤12h:照常吃下漏服的药剂。

(2)漏服＞12h:

①继续正常服用避孕药,但在接下来的 7 天里,禁止性生活或使用避孕套等屏障避孕法来代替。

②如果用药即将超过 7 天,则在 7 天结束后立即开始下一个 7 天,两次之间没有间隔。这将意味着在两个 7 天结束之前不会出现任何时间段。

③如果前面每日服用药片,后面可以停用 7 天。

④如果前 7 片药中遗漏了 2 片以上的药片,建议采取紧急避孕措施。

(二)仅含孕激素的避孕药

超过 3h 后,继续正常服药,但在接下来的 7 天内禁止性生活或使用另一种屏障避孕法。

三、对女性的家庭暴力

(一)诊断

1. 家庭暴力影响到各个阶层、种族和宗教信仰的妇女。家庭暴力发生与严重的压力环境相关,如失业、第一次怀孕或分居。

2. 受害者可能会出现受伤、腹部或其他部位疼痛、药物滥用、自杀未遂、性侵犯或多个躯体症状。

3. 受害者可能会延迟就诊,可能表现为闪烁其词和感到为难,受害者的伴侣可能会替他们回答问题,也可能表现得漠不关心。

(二)治疗

1. 在没有伴侣陪伴的情况下,对受害者进行单独询问来确保隐私。尽管最初向受害者询问有关家庭暴力的问题可能会遭到拒绝,但仍然需要温和但直接地询问这些情况。

2. 记录所有伤害,用尺子测量瘀伤或撕裂伤,并实施紧急治疗以挽救生命。

3. 询问其他家庭成员,特别是儿童遭受身体或性虐待的所有其他额外风险(见第 8 章第十一节)。

4. 电话联系值班的社会工作者,如果患者回家不安全,或者如果有急性精神疾病,如抑郁症,需提供入院治疗。

5. 如果患者希望回家,须向其提供书面联系电话,包括:

(1)家庭医生的电话号码。

(2)妇女庇护所的电话号码。

(3)家庭暴力 24h 专家求助热线

号码。

（4）当地警察的电话号码。

> **提示:** 类似的家庭暴力处置方法适用于男人或女人,也适用于老年人。

四、性侵犯

在所有涉嫌性侵犯的案件中,如果患者要求或接受警方介入,均应遵循标准程序。

1. 任何时候都有一名资深女护士陪同。

2. 仔细记录事件发生内容、发生时间,以及对袭击者的描述。

3. 采取任何紧急治疗以挽救生命,如交叉配血和为出血患者开始输血治疗。

4. 联系警方并通知性侵服务机构、值班的政府医务人员或法医。对他或她进行法医检验旨在仔细收集证据。同时,要确保事先获得受害者的书面知情同意许可。

5. 检查患者是否有相关损伤,用尺子测量瘀伤或撕裂伤。再次获得书面知情同意,保留所有衣物,以便稍后进行法医检验。

（1）要求患者在床单上脱去衣服以收集碎片。

（2）戴上手套,把每件衣物放在棕色纸袋里用胶带扎紧,纸袋上贴上患者的姓名、采样日期、样本的性质和采样者的姓名。

6. 如果性侵服务机构、值班政府医务人员或法医无法提供帮助,要求高年资妇科医师对外生殖器和阴道进行检查。

7. 核查警方是否能够安排一个专门负责处理性犯罪的警官出席(通常是未穿制服、受过特殊训练的女警官)。

8. 如果无法立即联系到社会工作者,请致电值班的社工或向患者提供书面联系电话/地址。

9. 如有需要,允许患者入院,并采取以下措施:

（1）紧急避孕。

（2）排除性传播疾病或提供预防性治疗和随访。

（3）提供专家咨询,如强奸事件处理热线,这些专家均来自于区域中心的对外组织。

10. 由于患者在这种巨大压力下的记忆是不可靠的,因此需提供书面的康复指导,详细记录所有检查、治疗和其他安排的信息。

延 伸 阅 读

[1] National Blood Authority. http://www. blood. gov. au/system/files/documents/glines-anti-d. pdf (RhDprophylaxis).

[2] National Institutefor Healthand Care Excellence. http://www. nice. org. uk/(antenatal care and emergencies).

[3] Royal College of Obstetricians and Gynaecologists. https://www. rcog. org. uk/en/guidelines-research-services/

（RhD prophylaxis,pre-eclampsia）.

[4] Society of Obstetric Medicineof Australia and New Zealand(SOMANZ). https://somanz. org/(pre-eclampsia).

[5] Therapeutic Guidelines. eTG complete Dec 2019. https://tgldcdp. tg. org. au/etg-complete.

第10章 眼科急症

眼科急症可分为创伤性和非创伤性,还可根据眼睑是否受到影响、眼睛是否发红、疼痛或视力下降进行进一步细分。

1. 视力 在每次眼科检查开始,在滴入眼药水或散瞳液之前,首先要记录视力。如果佩戴着近视或远视眼镜的话,要戴上眼镜测量视力。

(1)通过设在6m距离处的斯内伦视力表(Snellen Chart)来测量视力。

(2)每只眼睛均需分别进行测试,并记录下可准确读取的最低限度。正常视力为6/6。

屈光不正的患者,如果眼镜未随身携带,可在裸眼的情况下通过针孔来优化他们的视力。

2. 眼科外用制剂 本文中提及的准备工作涉及以下眼科外用制剂。

(1)抗生素类滴剂:0.5%氯霉素滴眼液,每2~3小时1次,每次2滴。

(2)抗生素类眼膏:1%氯霉素眼膏,如在白天使用每4小时涂于下眼睑结膜囊一次,或在夜间使用一次(如果白天使用滴剂)。

(3)局麻药:1%盐酸丁卡因溶液或0.4%盐酸丁氧普鲁卡因溶液,根据需要每次1滴或多滴。然后,患者必须戴上保护性眼贴1~2h,直到角膜恢复敏感度。切勿让患者将局麻药滴剂带回家。

(4)荧光素角膜染色:荧光素钠或2%荧光素滴眼液(不要与软性隐形眼镜一起使用)。

(5)检查眼底的短效散瞳和睫状肌麻痹扩张剂:1%托吡卡胺滴眼液,必要时15min后再滴2滴(不要用于前房狭窄的患者,以免引发青光眼)。

(6)睫状肌麻痹:1%环喷托酯滴眼液2滴,持续6~24h,或2%氢溴酸后马托品滴眼液2滴,可持续8~12h至1~2日。

(7)缩小瞳孔或散瞳逆转:2%匹罗卡品滴眼液1滴或2滴。

> **提示**:类固醇制剂应由有经验的眼科医师使用。任何被诊断出需要使用类固醇的疾病都需要首先进行眼科检查。

第一节 眼部外伤

一、眼眶周围血肿(黑眼圈)

诊断和治疗

1. 眼眶周围血肿主要由直接撞击或打击造成。如果是双侧血肿,可高度怀疑为鼻部外伤或颅底骨折(见第1章第六节)。

2. 需要进行全面的评估

（1）检查患者视力并记录，必要时用手打开眼睑进行检查。

（2）系统评估眼睛是否受伤

①检查角膜是否有磨损、眼前房是否有积血、巩膜有无穿孔、瞳孔大小和反应如何，以及眼球运动是否消失。

②检查是否存在通过瞳孔的正常红色反射，或传入性瞳孔缺损异常（Marcus Gunn 瞳孔）。

（3）如发现有上述并发症，应立即转交给眼科专业组处置。

（4）触诊检查眼眶骨缘是否完整。测试眼睛运动是否异常，眼球是否被束缚，如有表明眶底发生"爆裂"骨折（请参见第 12 章第一节眶底爆裂性骨折）。

3. 如果怀疑"爆裂"或颧骨骨折，须进行面部 X 线检查，并将患者转交给颌面外科专业组处置。

4. 若患者没有眶底"爆裂"骨折，则给予镇痛治疗，如对乙酰氨基酚 500mg 和磷酸可待因 8mg，口服 1 次 2 片，每日 4 次。如果眼睛由于外伤肿胀无法睁开，可用氯霉素眼膏。

5. 待肿胀减轻后 48h 内进行复查，以再次确认没有明显的眼部损伤。

二、结膜下血肿

诊断和治疗

结膜下血肿有两种类型，包括自发性和创伤性。

1. 自发性结膜下血肿

（1）可能是由于咳嗽导致动脉粥样硬化的血管破裂引起，特别是老年人，偶尔也会与高血压或易出血体质有关。

（2）测量血压，让患者放心，结膜下的血肿会在两周内消散，不需要治疗。

2. 创伤性结膜下血肿

（1）这可能是由于表面结膜异物，或者更严重的穿透性异物和（或）隆起的巩膜穿孔所致。

（2）如果怀疑有严重原因，请立即将患者转诊至眼科专业组。

（3）当颅后窝出血不可见但考虑颅骨有骨折时，申请一次头部 CT 扫描，并将患者转至神经外科（见第 1 章第六节）。

（4）轻微伤的患者只需要继续观察和再评估，确保患者安全。

三、眼睑撕裂伤

诊断和治疗

1. 如果撕裂伤涉及睑板、上眼睑、眼睑边缘、内眼角或泪腺，则直接将患者转诊至眼科或整形外科治疗。

2. 若没有上述损伤，在局麻下用 6-0 不可吸收的单股尼龙丝线或聚丙烯缝线缝合眼睑，4 天后取出。

四、眼睑灼伤

诊断和治疗

1. 虽然眨眼反射通常能保护眼球，但在发生眼睑水肿使检查无法进行之前，应仔细检查眼睛是否有角膜或巩膜损伤。

2. 给予患者抗生素滴眼液、镇痛药和破伤风疫苗等预防性治疗措施，并立即转诊至眼科处置。

五、眼部化学烧伤

诊断与治疗

1. 碱比酸更具穿透力和危险性，

包括水泥、石膏粉、烤箱或排水沟清洁剂等常见物质。

2. 治疗的主要方法是立即、大量、长时间地使用生理盐水冲洗（长达30min）。在开始治疗时，应滴入局部麻醉药使眼睛处于睁开状态便于冲洗。

3. 必要时加用吗啡 5mg 静脉注射镇痛。外加止吐药，如甲氧氯普胺10mg 静脉注射。

4. 注意冲洗眼角、上眼睑以去除任何颗粒物质，并冲洗结膜上穹隆。

5. 除非荧光素染色显示角膜无损伤，周围结膜正常且无疼痛，即无明显损伤，否则应立即转至眼科治疗。

六、结膜异物

诊断与治疗

1. 通常情况下，砂粒吹进眼睛，导致疼痛、发红和流泪，在直视下很容易看到。

2. 局麻药滴注后，用湿润的棉棒将沙砾取出。佩戴眼贴 1～2h，直到恢复正常感觉。

3. 如果不能立即看到异物，该物体可能已经嵌在了上睑结膜上。会出现眼睛发红，眨眼疼痛，荧光素染色会显示出多处线性角膜擦伤。

4. 上眼睑外翻

（1）站在患者身后，使上眼睑外翻，使头部抵住医师身体。

（2）指导患者向下看，用玻璃棒或橘色棒按压睑板，将上眼睑睫毛向下拉，然后向上拉并覆盖睑板（图 10-1）。

（3）用湿润的棉棒取出异物。

5. 如果荧光素显示有角膜擦伤的表现，给患者应用 2 天抗生素滴眼液。

6. 任何飞溅的物质均须考虑是否造成眼睛穿透性损伤，例如钻探或锤击时的金属碎片，或割草时的石头（见第10 章第四节）。

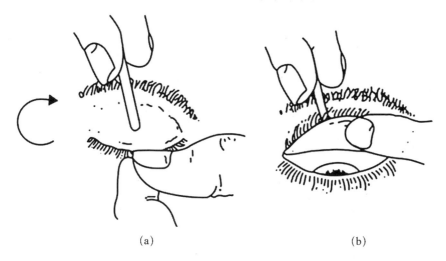

(a)　　　　　　　　(b)

图 10-1　上眼睑外翻

(a)向上翻转睑板；(b)显示上眼睑的下侧睑下结膜。

七、角膜异物

诊断和治疗

1. 有些角膜异物比较容易找到,有些可能需要通过荧光素染色才能显示出来。

2. 滴入局麻药,并尝试用湿润的棉棒或使用皮下针头斜面从侧面取出异物。

3. 不要去尝试取出位置较深的或牢固的异物,也不要去尝试取出那些有大片铁锈环的异物。应将患者转至眼科就诊,以避免在试图取出异物时造成进一步损伤。

4. 在使用局麻药时,用眼贴盖住眼睛1~2h,直到感觉恢复正常。荧光素染色显示的角膜上皮缺损均需治疗,如角膜擦伤。

5. 患者须在2天内复查,以排除感染可能。但如果疼痛加剧或视力恶化,请尽早复诊。

八、角膜擦伤

诊断和治疗

1. 角膜擦伤是由于异物或手指、树枝或纸张直接损伤造成的。

2. 有剧烈的疼痛、流泪和眼睑痉挛。可能需要使用局麻滴剂才能正常打开眼睛。

3. 用荧光素染色显示损伤情况。

4. 使用0.5%氯霉素滴眼液和睫状肌麻痹滴眼液,并嘱咐患者在2天内复查。

5. 局部麻醉后1~2h需要使用眼贴。除此之外,不需要眼贴。

6. 角膜一般在2日内完全恢复,但如果有延迟愈合或复发,应请患者前往眼科就诊。

九、电弧灼伤(电弧眼)

诊断和治疗

1. 在使用电焊焊接时没有使用护目镜或日光照射下暴露在紫外线下,会导致浅表性角膜炎。

2. 几小时后会出现剧痛、流泪和眼睑痉挛。荧光素染色显示浅层点状角膜炎导致角膜表面凹陷。

3. 局部滴麻醉剂和散瞳/睫状肌麻痹液。闭上双眼,直到感觉恢复正常,眼睑痉挛好转。

4. 给予对乙酰氨基酚500mg和磷酸可待因8mg,口服,1次2片,每日4次,一般12~24h即可好转。

十、眼部钝挫伤

诊断和治疗

1. 在面部的任何创伤中,一定要考虑到眼睛的损伤。不能因为其他损伤看起来更严重或者眼眶周围的水肿使眼睛模糊,就忽略了检查眼睛。

2. 钝挫伤可能会导致从眼球前部到后部的一系列损伤。系统地排除每一个可能的情况。

(1)眼眶周围血肿或结膜下出血。

(2)角膜擦伤或撕裂。

(3)出血进入前房,称为眼前房积血,形成镜下或肉眼可见的液平面。

(4)瞳孔固定或虹膜撕裂,分别称为外伤性散瞳和虹膜根部离断。

(5)晶状体移位或随后发生的外伤

性白内障。

(6)玻璃体出血,导致红色反射迟钝或消失,使眼底模糊。

(7)视网膜裂孔,视网膜脱离是一种黑色的、皱纹的、气球状的区域,与任何由此产生的视野缺陷的直径方向相反。

(8)视网膜水肿(视网膜震荡),通常与出血有关,呈白色水肿区。

(9)视神经损伤,导致失明,对光线没有直接的瞳孔反应。

(10)眼球破裂,导致视力明显丧失,眼睛柔软,前房浅。

(11)球后血肿,伴有疼痛、眼球突出和瞳孔固定、散大。

(12)眼眶骨折,通常是眼眶底部的爆裂性骨折(见第 12 章第一节眶底爆裂性骨折)。

3. 将患有第 2 点中(2)至(11)并发症的患者直接转诊至眼科治疗。在此期间,不要让其回家,而是安排他们安静地躺着或半卧位休息,等待专家的评估。

(1)理想情况下,用眼贴盖住双眼并给予适当的镇痛。

(2)用眼罩保护疑似破裂的眼球,而不是护眼贴。

十一、眼部穿透性损伤

诊断和治疗

1. 穿透性损伤一般很容易识别出来,但有时却很难,必须要寻找引起此类损伤的可能原因,如钻孔或割草时容易发生眼部穿透性损伤。

2. 探查是否伴有以下损伤

(1)角膜撕裂伤,通常伴有虹膜脱出进入缺损处。

(2)巩膜穿孔伴结膜水肿或局部肿胀出血。必须与轻微的结膜下出血相鉴别。

(3)前房塌陷、前房积血或玻璃体出血、瞳孔不规则、晶状体脱位。

3. 眼内异物

(1)一般是使用锤子和凿子、金属钻头或砂轮产生的金属碎片。

(2)突然剧烈的疼痛,继之局部发红,或者眼睛表面看起来很正常,易被忽略。

(3)尽管外伤性白内障可能会排除穿刺伤的可能性,但仍须仔细检查是否有穿刺伤,并使用检眼镜检查内眼。

(4)如果穿透伤的可能性很大,可应用 X 射线检查眼眶部位,并仔细观察,以识别眼内放射密度比较高的异物。如果 X 线检查呈阴性,但怀疑程度仍然很高,就要求对眼眶进行 CT 检查。

4. 滴入抗生素眼药水(不是药膏),用眼罩保护眼睛不受进一步伤害,并预防破伤风感染。

(1)必要时提供镇痛药吗啡 5mg 静脉注射,或止吐剂甲氧氯普胺 10mg 静脉注射。

(2)口服莫西沙星 400mg。

5. 将所有眼睛穿透伤和实际或怀疑眼内异物的患者立即转诊至眼科治疗。

第二节 影响眼睑的病变

一、睑缘炎

诊断和治疗

1. 睑缘炎是眼睑边缘的一种感染,导致眼睑发红、发痒、结痂,可能会变成慢性脂溢性皮炎、酒渣鼻或过敏。此病通常伴发麦粒肿和霰粒肿。

2. 向患者说明抗生素眼膏的用法,但如果病情持续或复发,请患者到眼科专科进行诊治。

二、麦粒肿(外睑腺炎)

诊断和治疗

1. 这是由于眼睑边缘的睫毛囊感染所致。

2. 使用抗生素眼膏,并去除任何突出的睫毛。此时,温水浴可能会有所帮助。

三、睑板脓肿(内部麦粒肿)

诊断和治疗

1. 这是睑板内睑板腺的感染。此类疾病不像外部麦粒肿那样容易排出,并且可能留下残留的睑板囊肿。

2. 或者可能通过睑板向内排出分泌物,引起结膜炎。

3. 给予氟氯西林 500mg 口服,每日 4 次,让患者前往眼科门诊就诊。温水浴可能无用。

四、睑板囊肿(睑板腺囊肿)

诊断和治疗

1. 可见睑板内的硬结,通常是由慢性炎症引起的肉芽肿形成。

2. 将患者转诊至眼科专科进行切开和刮除。

五、泪囊炎

诊断和治疗

1. 泪囊炎是下眼睑内眦的泪囊发炎。泪腺炎是位于上眼睑外侧的泪腺发炎。

2. 由于泪道阻塞,眼睛有局限性触痛、红肿、流泪。

3. 切开引流后,开始使用全身性抗生素,如氟氯西林 500mg,口服,每日 4 次。建议患者到眼科门诊就诊。

六、眼眶和眶周蜂窝织炎

诊断和治疗

1. 感染可能的来源

(1)鼻中隔前"眶周蜂窝织炎",通常与局部感染或皮肤外伤有关。

(2)鼻中隔后或真正的"眼眶蜂窝织炎",这种情况比较罕见,也比较严重。此类感染来源于副鼻窦或眼眶外伤。

2. 这里指的是全身不适,眼睛发红、发热、水肿或有分泌物。

(1)眼眶蜂窝织炎还会导致眼球运动受限或疼痛,视力下降和眼球突出。

(2)当发生感染时,邻近鼻窦有触痛。

3. 完善血常规和血培养检查,同时给予氟氯西林 2g 静脉注射,联合头孢曲松 2g 静脉滴注或头孢噻肟 2g 静脉注射。

4. 立即将患者转诊至眼科治疗，并进行 CT 扫描。如果涉及副鼻窦，请征询耳鼻喉专科医师的意见。

5. 并发症可在数小时内发生，尤其对于儿童而言更是如此，并发症包括视网膜中心静脉阻塞、视神经压迫、海绵窦血栓形成和脑膜炎。

七、基底细胞癌(侵蚀性溃疡)

诊断和治疗

1. 基底细胞癌是眼睑最常见的恶性肿瘤，多发于下眼睑，诱因与长时间暴露在阳光下有关。

2. 早期乳白色粉红色丘疹伴有表面毛细血管扩张，进展缓慢，形成溃烂结节，边缘呈珍珠状圆形，具有局部侵袭性。

3. 将患者转诊至眼科治疗，对于老年患者可以进行切除、刮除、冷冻或放射治疗。

八、眼部带状疱疹(眼带状疱疹)

诊断和治疗

1. 该病表现为三叉神经(第 V 对脑神经)眼支分布区域的水疱性皮疹。出疹之前常常会出现疼痛和刺痛。

2. 患者通常感到不适和疼痛。眼睛可能受累，导致眼睑炎、结膜炎、角膜炎、葡萄膜炎、继发性青光眼、眼肌麻痹或视神经炎。

3. 各种眼部问题的治疗是棘手的，因为眼睑肿胀使局部治疗变得困难，而且疼痛剧烈。理想情况下，该病应该在发病后 72h 内开始治疗。

4. 泛昔洛韦 500mg，每日 3 次，口服；万昔洛韦 1g，每日 3 次，口服；或阿昔洛韦 800mg，每日 5 次，口服，以减轻疼痛、角膜损伤和葡萄膜炎。

5. 将患者转诊至眼科接受住院治疗。

第三节　引发眼红、眼痛的原因

需要考虑的重要原因包括：急性结膜炎、急性角膜炎、急性虹膜炎、急性巩膜外层炎和巩膜炎、急性青光眼。

一、急性结膜炎

(一)诊断

1. 病因

(1)过敏或刺激，例如干眼症。

(2)病毒感染，尤指腺病毒或肠道病毒。

(3)常见细菌感染，如葡萄球菌、链球菌或嗜血杆菌。

(4)罕见细菌感染，例如淋球菌或衣原体。

2. 有广泛的结膜注射，有砂粒状不适，轻度畏光和大小不等的分泌物，视力正常。

(二)治疗

1. 建议患者用湿润的棉球清除分泌物，避免使用刺激性化妆品和眼药水。

2. 过敏性结膜炎对色甘酸钠、非

甾体抗炎药（NSAID）或类固醇滴眼液有反应，但后两种药物只能由眼科医师开具处方。首先用抗生素滴剂预防继发性细菌感染，然后将患者转至眼科就诊。

3. 由腺病毒（红眼病毒）或肠道病毒引起的病毒性结膜炎具有很强的传染性。人与人之间的传播速度很快，除非特别注意手卫生，使用毛巾或洗脸器，否则会在人与人之间迅速传播。

（1）使用抗生素滴剂和眼膏以防止继发性细菌感染。

（2）建议患者到眼科进行确诊，并监测角膜炎的发展情况。

4. 细菌性结膜炎需要经常滴抗生素，严重者甚至每小时滴 1 次，晚上还要涂眼膏。如果感染仍未痊愈，请患者到眼科专科就诊。

5. 淋球菌性结膜炎或衣原体结膜炎通常发生在年轻人，引起慢性双侧结膜炎并伴有黏液脓性分泌物，角膜也可能受累（角膜炎）。

（1）此类疾病诊断很困难，但当常规抗生素治疗失败时，应予以考虑。

（2）可以引起相关的尿道炎或输卵管炎。

（3）取特殊拭子进行抗原检测、聚合酶链式反应（PCR）或培养，头孢曲松 1g 静脉注射治疗淋球菌和（或）口服阿奇霉素 1g 治疗衣原体。

（4）建议患者到眼科就诊，同时需要进一步开展接触者筛查和治疗。同时与泌尿生殖医学科（专科）或家庭医生取得联系，获得他们的配合。

二、急性角膜炎

（一）诊断

1. 有很多原因可以引起角膜发炎，包括单纯疱疹病毒（HSV）和腺病毒等病毒、细菌感染引起的角膜溃疡、戴隐形眼镜（铜绿假单胞菌或罕见真菌）、继发性睑缘炎（边缘性角膜炎）、擦伤和暴露。

2. 与结膜炎不同，急性角膜炎有明显的疼痛，如果伴有中央溃疡或眼前房积脓（前房脓液），视力会降低。

3. 用荧光素染色鉴别边缘溃疡、中央溃疡或单纯疱疹性角膜炎的典型分枝状、树突状溃疡。

（二）治疗

1. 使用抗生素滴剂或 3% 阿昔洛韦软膏，每日 5 次，治疗单纯疱疹性溃疡。

2. 立即将患者转诊至眼科，尤其是怀疑伴有细菌性溃疡或单纯疱疹的情况下。

3. 类固醇滴眼液绝对禁止使用。

三、急性虹膜炎

（一）诊断

1. 虽然大多数虹膜炎病例是特发性的，但偶尔也可由穿孔伤口或角膜溃疡等外源性感染所引起。

2. 此病的内源性机制尚不清楚，可能与强直性脊柱炎、赖特综合征、溃疡性结肠炎、克罗恩病和斯蒂尔病有关，有些可能与 HLA-B27 和血清阴性关节病有关。较为罕见的原因包括结节病、弓形虫病、白塞病、结核病和眼部带状疱疹。

3. 角膜周围睫状充血、持续疼痛、畏光和视力受损。

4. 瞳孔收缩，角膜内（后）表面可见微小的细胞聚集体，称为角质沉淀物（KPS）。

5. 前房脓液形成，严重者会导致前房缺如，虹膜可能黏附在晶状体前表面，形成后粘连。

（二）治疗

1. 立即将患者转诊到眼科治疗，使用类固醇滴剂和睫状肌麻痹剂（比如氢溴酸后马托品）进行治疗。

2. 可能会反复发作，并进展为继发性青光眼。

四、急性表层巩膜炎和急性巩膜炎

（一）诊断

1. 表层巩膜炎是邻近巩膜的结膜下的局部炎症，通常在 1～2 周内自然消退。

2. 巩膜炎是巩膜本身的一种更痛苦的炎症。类风湿关节炎、系统性红斑狼疮（SLE）、韦格纳肉芽肿、多动脉炎，以及其他系统性疾病如结节病和肺结核可能与此有关。

3. 表层巩膜炎眼球局部发红、弥漫性红肿、触痛，伴有反射性流泪，但巩膜炎眼内分泌物很少。巩膜炎时，巩膜增厚褪色，甚至发生眼球穿孔。

4. 抽血查全血细胞计数（FBC）、血沉（ESR）、类风湿因子（RA）、抗环瓜氨酸肽抗体（抗 CCP）、抗核抗体（ANA）和 DNA 抗体检测。

（二）治疗

1. 开始服用非甾体抗炎药，如布洛芬 200～400mg，每日 3 次，口服或口服萘普生 250mg，每日 3 次。

2. 建议患者前往眼科进行明确诊治，包括类固醇滴眼液的治疗。

五、急性青光眼

（一）诊断

1. 急性闭角型青光眼导致单眼红肿疼痛，并伴有前房变窄，房水流出受阻。

2. 可能是由药物引起的瞳孔扩大所致，多见于中老年远视患者。

3. 这是剧烈的搏动性疼痛、闷痛，并伴有头痛、恶心、呕吐和虚脱。由于光线周围有光晕，视力降低，角膜变得模糊，形成固定的、半扩张的椭圆形瞳孔。轻轻触诊，眼睛质地偏硬。

（二）治疗

急性青光眼是眼科急症，需要紧急转诊至眼科治疗。

按照眼科医师的建议给予：

1. 外用滴剂，如毛果芸香碱滴眼液，每 5 分钟 1 滴，持续 15min，然后每 30 分钟 1 次；和（或）0.5% 噻吗洛尔，1 滴。

2. 乙酰唑胺 500mg 缓慢静脉注射，然后 250mg 静脉注射或口服，但磺胺过敏者禁用此药。

3. 应用止吐剂，如甲氧氯普胺 10mg 静脉注射；应用镇痛药，如吗啡 2.5mg 静脉注射，缓解剧烈疼痛。

第四节　非炎性视力突然丧失

考虑的病因包括：视网膜中央动脉阻塞、视网膜中央静脉阻塞、玻璃体出血、视网膜脱落、视神经炎。

一、视网膜中央动脉阻塞

（一）诊断

1. 视网膜中央动脉阻塞在老年动脉硬化患者中最为常见，但也可能是由血栓栓塞或颞动脉炎引起。

2. 由于相对性传入性瞳孔障碍（RAPD），可出现突发性失明，被称为 Marcus Gunn 瞳孔。

3. 检查 RAPD 和 Marcus Gunn 瞳孔

（1）将一束光线先对准健侧眼睛，然后轻快地移动到另一只眼睛。此时由于健侧眼睛瞳孔开大反射占主导地位，因此会导致患侧眼睛的瞳孔反常性放大。

（2）将光线移动到健侧眼睛，这会导致瞳孔收缩，然后再移动到患侧眼睛，使其再次放大。

（3）这是单侧或不对称视神经或视网膜病变的特异性表现。

4. 眼底呈乳白色，视盘苍白、水肿，1～2 天后在黄斑处形成樱桃红色斑点。

5. 既往有一过性单眼视力丧失"黑矇"病史提示视网膜分支动脉闭塞可能。对短暂性脑缺血发作进行检查，包括双侧颈动脉超声，并开始服用阿司匹林（参见第 2 章第七节"短暂性缺血

发作"）。

6. 头痛、头皮压痛、下颌运动障碍和不适等前驱症状提示颞动脉炎导致前部缺血性视神经病变（AION）的可能。急查血沉，如果升高，立即口服泼尼松龙 60mg，以防止对侧眼受累（见第 2 章第八节"颞动脉炎"）。

（二）治疗

1. 给予乙酰唑胺 500mg 缓慢静脉注射或口服以降低眼压。

2. 轻柔的脉冲式眼部按摩，持续按压眼球 5～10s，然后突然释放，重复 10～15min。

3. 将患者紧急转诊至眼科处置，因为在 1～2h 内给予治疗（包括前房穿刺术）可能会使视网膜循环恢复。

二、视网膜中央静脉阻塞

（一）诊断

1. 视网膜中央静脉阻塞在患有动脉粥样硬化、高血压和单纯性青光眼的老年患者中最为常见。糖尿病和血黏稠度增加也容易发生这种情况。

2. 视力丧失很少突然发作，但可能会突然被注意到。RAPD（Marcus Gunn 瞳孔）可出现在更广泛的病例中。

3. 眼底有明显的静脉充血、散在的火焰状出血和视盘水肿。

（二）治疗

1. 尽管需要寻找易感因素，特别是糖尿病和高血压，但没有具体的治疗方法。

2. 建议将患者转诊至眼科治疗，监测新生血管形成后继发性急性青光眼（几周后）的进展情况。

三、玻璃体出血

（一）诊断

1. 玻璃体出血可能是自发性出血或由创伤引起，与增殖性糖尿病视网膜病变、特别是高度近视（近视者）的玻璃体后脱离±视网膜裂孔、各种血液疾病，以及分支或中央视网膜静脉阻塞有关。

2. 可出现红光反射减少或消失以及视力下降，往往有"蜘蛛网"或"飞蚊症"的病史。

（二）治疗

1. 将患者转诊至眼科治疗，寻找诱因，并排除视网膜撕裂或脱离可能。

2. 如果出血不能清除，可能需要玻璃体切除术。

四、视网膜脱离

（一）诊断

1. 视网膜脱离多发生于近视患者的创伤性或自发性原因，也可能是由某些疾病伴随着玻璃体出血引起，如增殖性糖尿病视网膜病变。

2. 周围性视力减退，如幕布样，若黄斑受影响，则疾病更加严重。之前有过突然闪光或"飞蚊症"的病史是很常见的。

3. 视网膜呈暗色、皱褶和球囊状，脉络膜可出现红色撕裂样改变，但可能看不到周边分离。只有在外周分离很明显的情况下，才会出现 RAPD（Mar-cus Gunn 瞳孔）。

4. 申请超声检查，但不能延误眼科转诊。

（二）治疗

立即将患者转至眼科就诊，进行急诊修复手术。

五、视神经炎

（一）诊断

1. 视神经炎可能是由自身免疫性原因或病毒感染引起，也可能与多发性硬化症的脱髓鞘有关。通常是单侧眼睛受累，但偶尔也可能是双侧发病。

2. 在数小时到数天的时间里，中枢视力（尤其是颜色辨别能力）逐渐丧失，眼球移动时疼痛。

3. 视力下降，可见 RAPD（Marcus Gunn 瞳孔）。

4. 如果视盘受累，检查眼底是否有乳头炎。必须与视乳头水肿相鉴别：

（1）视乳头水肿倾向于双侧且无痛，瞳孔反应正常。

（2）视力很少或没有损失，但在视乳头水肿的现场测试中发现盲点扩大。

5. 检查患者是否有脱髓鞘的其他表现

（1）疑似诊断不要在早期告知患者。

（2）在特发性视神经炎首次发作的 5 年内，有 1/3 的患者会出现多发性硬化症的临床表现。

（二）治疗

1. 将患者转至眼科就诊。

2. 对于伴有脱髓鞘的严重视力丧

失,可能需要进行腰椎穿刺或 MRI 检查,然后再进行类固醇治疗,如甲基泼尼松龙 250mg 静脉注射,每日 4 次,持续 3 天。

延 伸 阅 读

[1] Cochrane Collaboration. http://www. cochrane. org/search/site/Eyes% 20and%20 vision/(Cochranereviewtopics:Eyesandvision).

[2] NSW Agencyfor Clinical Innovation (ACI). *EyeEmergency Manual. An Illustrated Guide*,2nd edn 2009. ht-tp://www. aci. health. nsw. gov. au/resources/ophthalmology/eye-emergency-manual/eem

[3] Therapeutic Guidelines. eTG complete Dec 2019. https://tgldcdp. tg. org. au/etgcomplete

第 *11* 章 耳鼻喉急症

第一节 耳外伤

一、软骨膜下血肿

(一)诊断

1. 耳部钝挫伤导致软骨膜和耳郭软骨之间出血,称为软骨膜下血肿。

2. 如果不及时治疗,可能会发生增生性纤维化导致"菜花耳"畸形。

(二)治疗

1. 将耳外伤大面积出血的患者直接转至耳鼻喉专业组立即进行外科引流治疗。

2. 也可在局麻下吸出小的凝血块,用无菌棉絮填塞耳部间隙,再用敷料牢固包扎。可能会发生反复出血情况,因此包扎后须将患者转诊至耳鼻喉科进一步治疗。

3. 嘱患者口服氟氯西林 500mg,每日 4 次,连用 5 天,预防发生软骨膜炎。

二、耳郭外伤

治疗

1. 在局麻下对坏死组织进行最小范围清创。

2. 如果有大面积撕裂伤、皮肤缺损或软骨暴露,则将患者转至耳鼻喉专业组或整形外科治疗。

3. 用 6/0 不可吸收的单股尼龙丝线或聚丙烯缝线缝合皮肤,并用敷料牢固包扎,5 天后拆线。

4. 嘱患者口服氟氯西林每次 500mg,每日 4 次,连用 5 天以预防软骨膜炎,并进行破伤风预防性治疗。

三、外耳道异物

诊断与治疗

1. 外耳道异物残留可导致疼痛、耳聋和分泌物排出。

2. 如果异物在浅表处,可尝试用吸引管、成角探针或鳄鱼钳轻轻取出。

3. 如果异物不能立即取出或患者不能配合,不要尝试任何进一步的操作,因为异物可能会被推入深处,导致剧烈疼痛和鼓膜损伤,应将患者转到耳鼻喉科处置。

四、鼓膜穿孔

(一)诊断

1. 直接损伤如尖锐物体(如夹发针)或间接损伤,如拍击、爆炸伤、潜水或颞骨骨折(见下文)引起压力变化都可导致鼓膜穿孔。

2. 症状包括疼痛、传导性耳聋、有时伴有出血。

3. 如怀疑内耳受损,可出现耳鸣、

眩晕、严重的听力损伤。

(二)治疗

1. 如怀疑存在内耳损伤，须立即转诊至耳鼻喉科治疗。

2. 不要将任何东西放入耳内或试图清理它，同时建议患者不要让水进入耳道。

3. 给予患者抗生素治疗，如口服阿莫西林每次 500mg，每日 3 次，并将患者转到耳鼻喉科治疗。

五、颞骨骨折

大多数颅底骨折（详见第 1 章第六节）累及颞骨。骨折可分为鼓室骨折、纵向骨折和横向骨折。

(一)诊断

1. 颞骨形成颞下颌关节的关节窝，如果颞骨损伤，下颌骨髁突向上推入中耳或外耳道，则会造成耳道出血或裂伤。

2. 颞骨的纵向骨折会撕裂鼓膜，导致听骨链脱位，并伴有传导性耳聋、出血和脑脊液（CSF）耳漏。偶尔可见迟发性面神经损伤。

3. 颞骨横向骨折可导致完全性感音神经性耳聋，并伴有耳鸣、眩晕和眼球震颤。面神经麻痹比纵向骨折更常见。

4. 外耳道明显出血时不要用耳镜检查，否则会引起感染。

5. 需要注意，患者病情稳定且头部、颈部和胸部的其他损伤在得到充分评估之前，如果无法进行 X 线检查，那么颞骨骨折可能仅仅是临床诊断。一旦患者病情稳定，应立即进行头部 CT 扫描。

(二)治疗

请外科处理患者头部外伤，并请神经外科或耳鼻喉科专家会诊。

第二节　耳部非创伤性疾病

所有这些疾病都伴有疼痛和（或）听力受损。

一、外耳炎

(一)诊断

1. 常由细菌或真菌感染引起，在反复使用棉签掏耳或耳内进水（"游泳耳"）后出现。

2. 有剧痛、耳聋、皮肤脱屑等症状，耳镜检查可见外耳道水肿、狭窄，常见碎屑和分泌物。

(二)治疗

1. 尝试用棉芯或细的吸引管轻轻取出碎屑，耳部疼痛可能会影响操作。

2. 置入 Merocel™ 棉芯以保持外耳道通畅。加用含抗感染和类固醇的复合制剂，如 Kenacomb Otic™（复方康纳乐霜滴耳剂）、Sofradex™（成分：地塞米松＋硫酸新霉素 b＋短杆菌肽）、或者 Locorten-Vioform™（成分：特戊酸二氟美松、氯碘喹啉），每次 3 滴，每日 2～4 次，滴入外耳道及棉芯上使用。

3. 将患者转至耳鼻喉科诊室行常规的耳部处置。

4. 如果外耳炎严重，外耳道闭塞疼痛，应将患者直接转至耳鼻喉科就诊。

二、外耳道疖

(一)诊断

1. 外耳道可出现疖肿,引起剧烈疼痛。

2. 耳郭的移动和耳镜的置入可加重疼痛,而耳聋症状最轻。

3. 检测尿糖。

(二)治疗

1. 置入一根浸有 10% 鱼石脂甘油的棉芯以促进脓液排出,开始口服氟氯西林每次 500mg,每日 4 次,并给予镇痛药如对乙酰氨基酚 500mg 和磷酸可待因 8mg,口服,每次 2 片,每日 4 次。

2. 将患者转至耳鼻喉科门诊进行随访。

三、急性中耳炎

(一)诊断

1. 儿童中很常见,由细菌或病毒感染引起,如肺炎球菌、卡他莫拉菌或流感嗜血杆菌等,6 岁以下儿童接种 HiB(流感嗜血杆菌疫苗)后,发病率迅速下降。

2. 急性起病,伴有耳部剧痛、弛张热、传导性耳聋症状,早期鼓膜检查提示光反射区(即光锥)消失,锤骨周围可见充血血管。

3. 随着感染的发展,鼓膜肿胀不能活动,可出现鼓膜穿孔、流脓。

(二)治疗

1. 常规镇痛治疗多数患者可自行缓解,比如口服对乙酰氨基酚 15mg/kg,每日 4 次或布洛芬 10mg/kg,每日 3 次。

2. 抗生素的作用是有争议的。如果有全身不适症状伴发热和呕吐,或 48h 无好转,给予口服阿莫西林每次 250~500mg,每日 3 次联合服用镇痛药,疗程 5 天。青霉素过敏患者,可口服头孢呋辛每次 125~250mg,每日 2 次,疗程 5 天。

四、乳突炎

诊断和治疗

1. 感染从急性中耳炎蔓延至乳突气房。

2. 患者病情重伴发热,将耳郭向前下牵拉,乳突局部发红触痛。

3. 并发症包括脑神经麻痹、脑膜炎和骨膜下脓肿。

4. 立即将患者转至耳鼻喉专科行 X 线、CT 扫描,静脉输注抗生素,如头孢曲松,每日 2g。

五、眩晕

(一)诊断

1. 主要包括两类

(1)周围性眩晕(占 85%):由前庭神经和内耳损伤引起,如急性迷路炎、前庭神经炎、梅尼埃病伴感音神经性耳聋和耳鸣、良性阵发性位置性眩晕(BPPV)、耳硬化症、胆脂瘤、耳毒性药物如庆大霉素和快速大剂量使用呋塞米或外伤。

(2)中枢性眩晕(占 15%):由中枢神经系统病变引起,如椎-基底动脉短暂性缺血性发作(TIA)、小脑或脑干卒中、小脑桥脑角肿瘤、脱髓鞘、椎-基底偏头痛或酒精和药物中毒。

2. 周围性眩晕多为急性、间歇性、体位性眩晕，伴有眼球震颤、耳聋、耳鸣、恶心、呕吐和出汗。

3. 中枢性眩晕起病较缓慢，持续时间长，主要相关神经症状包括头痛、虚弱乏力、共济失调和（或）构音障碍。

（二）治疗

1. 给予严重眩晕患者静脉注射咪达唑仑 0.05～0.1mg/kg，或地西泮 0.1mg/kg，对症治疗，卧床休息，直至眩晕消失。或者给予丙氯拉嗪 12.5mg 肌内注射或静脉注射，但要注意，此药的副作用可能会引起锥体外系反应，包括静坐不能（多达 1/3 的患者出现"无法忍受的焦虑感"）。

2. 将原因不明的周围性眩晕患者转至耳鼻喉专科就诊，有中枢性眩晕的患者转至神经内科，如有局灶性神经症状需行 CT 或 MRI 检查。

六、面神经麻痹

（一）诊断

1. 下运动神经元麻痹

（1）整个单侧面肌无力，包括前额肌。

（2）病因包括

①Bell 麻痹，常见于 30－50 岁年龄组，数小时内起病，呈进行性加重，伴有耳后疼痛、听觉过敏和舌前 2/3 的味觉异常。

②腮腺区颞骨损伤或面部撕裂伤。

③肿瘤，如听神经瘤或腮腺恶性肿瘤。

④感染，如急性中耳炎、慢性中耳炎合并胆脂瘤或膝状体带状疱疹（即 Ramsay-Hunt 综合征）。

⑤其他，包括 Guillain Barré 综合征、结节病、糖尿病和高血压等。

2. 上运动神经元麻痹

（1）除前额之外的面部下方肌肉无力，常伴有其他神经症状，如偏瘫等。

（2）病因通常为脑卒中。

3. 其他检查　检查外耳道、鼓膜、腮腺区，并做全面的神经系统评估。

（二）治疗

1. 根据可能的病因，将所有具有相关急性症状的患者立即转至内科、外科或耳鼻喉科。

2. 发病 3 天内有 Bell 麻痹症状的患者给予泼尼松龙 50mg 口服，每日 1 次，连用 5 天。

（1）滴加羟丙甲纤维素人工泪液，晚上用胶带或眼贴使眼睛闭合，转至耳鼻喉科进一步治疗。

（2）是否采取抗病毒治疗尚无定论。

第三节　鼻部外伤

一、鼻骨折

（一）诊断

1. 这种损伤通常出现在直接撞击后，导致肿胀、畸形和鼻出血。

2. 排除更严重的面部骨折，如筛板损伤伴脑脊液鼻漏（见第 1 章第六节）。

3. 仔细检查有无鼻中隔血肿,若不处理可导致鼻软骨坏死和鼻中隔塌陷。鼻中隔出现暗红色肿物,阻塞鼻道,伴有明显的鼻塞。

4. 因不改变临床治疗方案,故无须拍鼻部 X 线片。

(二)治疗

1. 将有严重畸形或复合骨折或鼻中隔血肿的患者,转至耳鼻喉专业组。将有更严重面部骨折的患者转至颌面外科专业组。

2. 如果患者因美容原因要求隆鼻手术治疗,在 5～10 天内转至耳鼻喉科

就诊。

二、鼻异物

诊断和治疗

1. 可能无症状,也可能导致单侧鼻孔分泌血性分泌物。

2. 患者用力擤完鼻子后(可能会使异物移位),如果异物在鼻子前部容易触及,尝试用弯曲的探针或镊子取出。

3. 但如果取出困难,或患儿不合作,则立即咨询耳鼻喉专科。异物突然脱落随吸气进入气道将非常危险。

第四节　鼻部非创伤性疾病

鼻出血

(一)诊断

1. 儿童鼻出血通常为自发性出血,发生于鼻中隔前部 Little 区的血管,可能是鼻炎或挖鼻等轻微创伤所致。

2. 成年人 Little 区后方出血,可能存在出血倾向,包括应用抗凝或抗血小板药物。

3. 老年人鼻后部出血多由动脉硬化引起,大量出血可迅速导致失血性休克。

4. 出血量大的患者须送血查血常规、凝血功能、血型鉴定。患者在出现低血压前先建立静脉通路,输注生理盐水 10ml/kg,稳定循环。在这种情况下,应立即电话通知高年资急诊科医师。

(二)治疗

1. Little 区出血

(1)患者前倾坐位,捏住鼻前部 10min 直到出血停止。禁止患者挖鼻、用力擤鼻子或用鼻吸气,以防止鼻出血复发。

(2)如果持续出血,可用抽吸或拭子寻找出血点,并用浸有 4％利多卡因和肾上腺素的棉棒局麻止血。

(3)用一根硝酸银棉棒在出血部位烧灼＜10s。避免过度烧灼鼻中隔两侧,因为这将导致鼻中隔坏死。

2. 鼻前部持续出血和电灼止血失败

(1)前鼻孔材料填塞:置入鼻出血气囊导管或 Merocel™ 止血棉,这两种材料都比常规填塞更容易置入、更少不适感。

(2)前鼻孔纱条填塞

①当没有鼻填塞材料时,患者覆盖铺巾,医师穿无菌衣并戴上口罩和护目镜。

②用浸有 4% 利多卡因和肾上腺素的棉棒进一步局部麻醉。对于一个 65kg 的患者来说,最大剂量为 7mg/kg 或 12ml,即约 500mg 利多卡因和肾上腺素。

③用 2cm 凡士林纱布或 2g 藻酸钙(Kaltostat™)填塞鼻子(图 11-1)。

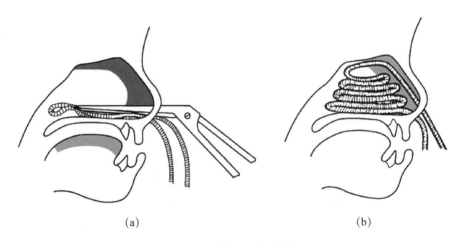

(a)   (b)

图 11-1　前鼻孔纱条填塞

(a)沿着鼻底部水平置入第 1 层纱条,然后(b)逐层水平一层一层向上填塞直到顶部。

④用 Tilley 鼻敷料钳沿鼻底部逐层水平连续置入纱条(图 11-1)。

⑤注意成年人的前鼻到后鼻孔距离为 6.5～7.5cm。

(3)给予患者口服阿莫西林每次 500mg,每日 3 次,转诊至耳鼻喉科住院,48h 内取出填塞的纱条。

3. 严重鼻后部出血

(1)前后鼻填塞:采用双气囊鼻出血装置治疗后鼻出血,两个气囊分别填塞前鼻和后鼻。用胶带固定在面颊部。

(2)如果无法填塞,可用 Foley 导管沿鼻底部向后插入,气囊充气,并将导管向前拉,堵住鼻后孔。将导管固定在脸颊上,以防止导管向后滑落。

①然后如前所述插入前鼻填塞纱条。

②有时需要双侧鼻腔填塞止血。

(3)立即将患者转诊至耳鼻喉科住院。

第五节　喉部外伤

见第 5 章,外科急症:颈部损伤。

第六节　咽喉部非创伤性疾病

一、扁桃体炎

诊断和治疗

1. 扁桃体炎通常是病毒性的，而不是细菌性的，但在临床上区分两者比较困难。

（1）体温高于 38℃（100℉）的发热、颈部淋巴结触痛、扁桃体炎症、无咳嗽，倾向于 β-溶血性链球菌感染，尤其是 3—14 岁儿童。

（2）传染性单核细胞增多症（EB 病毒）表现为青春期晚期典型的灰色渗出性扁桃体炎。

（3）其他少见的病因包括巨细胞病毒、单纯疱疹病毒、肺炎支原体、淋球菌和衣原体。

2. 有发热、恶臭、喉咙痛、吞咽困难等症状。5 岁以下的儿童可能出现高热惊厥。

3. 送血查血常规、肝功能和电解质、EB 病毒 IgM 和 IgG。

（1）IgM 阳性提示急性感染，IgG 阳性仅提示既往感染。

（2）EB 病毒感染可能有轻度肝功能异常。

4. 给予解热镇痛药，同时可考虑给予口服青霉素 V 每次 500mg，每日 2 次，连用 10 天，特别是当患者有全身不适症状或有扁桃体周围蜂窝织炎，或者免疫抑制/缺陷时。如有明显疼痛或肿胀，可口服泼尼松 50mg，每日 1 次，连用 2～3 天。

5. 将患者转至家庭医生处进一步治疗。

二、扁桃体周围脓肿

诊断和治疗

1. 扁桃体周围脓肿可能继发于扁桃体炎，在成年人中更为常见。

2. 如有高热、声音低沉、吞咽困难、牵涉性耳痛和牙关紧闭则提示病情恶化。

3. 查体发现软腭单侧肿胀，扁桃体向下内侧移位，悬雍垂向健侧偏移。

4. 给予青霉素 G 静脉注射每次 1.2g，每日 4 次和甲硝唑静注每次 500mg，每日 3 次。每日口服泼尼松 50mg，连用 2～3 天，尤其是扁桃体周围蜂窝织炎患者。

5. 将患者立即转至耳鼻喉专科行手术引流。

三、咽部异物

（一）诊断

1. 鱼刺和骨头是引起症状最常见的异物。

2. 通常鱼刺会卡在扁桃体、舌根或咽后壁。压低舌头检查扁桃体，或用喉镜检查舌后部和咽后壁。

3. 如有症状但检查未见骨头，行颈部侧位软组织 X 线片。重叠的舌骨、甲状腺、环状软骨和喉软骨钙化常干扰诊断。

（二）治疗

1. 如有吞咽困难、流涎过多、局部

压痛或疼痛应怀疑咽部异物,立即将患者转至耳鼻喉专科行食管镜检查。

2. 可尝试用 Tilley 弯钳夹出卡在扁桃体或舌后部的鱼刺。患者有疼痛或过度流涎症状且异物取出失败,则须立即转至耳鼻咽喉专科治疗。

3. 如果只是咽部黏膜划伤且症状轻微,可口服一种抗生素,如阿莫西林每次 500mg,每日 3 次,并嘱患者 24h 内复查。

四、吞下异物

(一)诊断

1. 尽管小孩几乎什么都能误吞,但硬币仍是学龄前儿童最常吞下的异物之一,老年人可能会吞下义齿。

2. 食道异物通常卡在第 6 颈椎环咽肌水平,引起吞咽困难、流涎过多、局部压痛或胸骨后疼痛,但也可能无症状。

3. 有时,食管上段异物可导致气道梗阻,或者异物直接吸入了气道,而不是吞咽造成(见第 8 章第四节"喉炎")。

4. 纽扣电池具有特殊的风险,因为会迅速引起局部腐蚀效应或黏膜穿孔,并导致之后管腔狭窄(特别是在食管),如果在胃里崩解有时候会导致胃狭窄。

5. 给予颈胸部 X 线检查来辅助诊断食管异物。

(1)包括前后位(AP)和侧位,以避免在前后位 X 线片上遗漏重叠在骨骼或心脏阴影上的不透明物体,并区分气管异物。

(2)对吞入纽扣电池伴或不伴腹痛、腹胀、腹泻和消化道出血等症状的患者还要行腹部 X 线检查。

(二)治疗

1. 将以下患者立即转至耳鼻喉专科治疗

(1)气道梗阻或异物吸入(而非咽下)。

(2)临床怀疑食管异物。

(3)X 线可见食管积食或怀疑椎前软组织肿胀、软组织内积气或食管上段积气。

(4)纽扣电池卡在食管或胃内。所有食管内电池须立即取出,而胃内的电池如果无症状,可以暂缓处理。

2. 如果患者无症状,颈胸部 X 线正常,可允许患者返家。

(1)向患者解释大多数异物可自行通过消化道排出体外。

(2)如果出现症状要立即复查。

(3)只有患者出现症状才需要重复进行 X 线检查。

五、喘鸣

见第 8 章,儿科急症,第四节。

延 伸 阅 读

[1] Cochrane Collaboration. http://www.cochrane.org/search/site/ear% 20nose% 20throat (Cochranereviewtopics: Ear, nose and throat disorders).

［2］　Drotts D，Vinson D（1999）Prochlorpera-
zine induces akathisia in emergency pa-
tients. *Annals of EmergencyMedicine* 34：
469-75.

［3］　Therapeutic Guidelines. eTG complete Dec
2019. https://tgldcdp. tg. org. au/etg-
complete

第*12*章　口腔颌面外科急症

第一节　面部及口腔外伤

一、撕裂伤

治疗

1. **面部**　局麻状态下仔细清创，清创后用5/0丝线或聚丙烯缝线缝合，4天后拆线。

2. **唇**

（1）位于口腔内的唇部创面使用3/0或4/0可吸收缝线（聚二噁烷酮或羟乙酸乳酸聚酯缝线），而位于口腔外的唇部创面则使用5/0丝线或聚丙烯缝线缝合。

（2）若唇部垂直撕裂，深度至唇红线，建议请口腔颌面外科专业医师进行处理以避免缝合后唇部畸形。

3. **舌**

（1）大部分舌部撕裂伤无须处理，而对于伤口长度＞1cm、累及舌缘或大量出血的情况，建议使用3/0可吸收缝线进行缝合。

（2）定期温盐水漱口。

二、牙齿损伤

治疗

1. **碎牙**

（1）牙釉质或牙本质损伤：此时牙齿会变得敏感但仍可使用。建议患者避免食用过冷或过热的食物，并于24h内口腔科就诊。

（2）牙髓外露：受损的牙会从牙髓开放处出血，并对温度及触诊敏感。此时牙髓感染及坏死的风险增加，建议尽快转诊至口腔科治疗。

2. **牙齿松动**

（1）除非牙齿即将脱落，否则不要将松动牙拔除，应将松动的牙齿稳固地复位回牙龈中。

（2）尽快将患者转诊至口腔科，进一步固定松动牙。

3. **恒切牙脱落**　将脱落的恒切牙种植回牙槽的最佳时间窗为30min内，若脱落牙保存在生理盐水或牛奶中，从而使牙周膜细胞得到保护，则再种植的时间窗可延长至2h。

（1）如果不能立刻进行再种植，建议将脱落牙保存在牛奶或生理盐水中。由于pH、渗透压的差异及口腔内定植菌群的影响，一般不推荐将脱落牙保存在患者颊沟内。

（2）到达急诊室后立即用盐水清洗脱落牙的牙冠，而后用力复位至牙槽内，无须镇痛。

（3）使用铝箔纸包裹住复位的牙齿，之后给予抗生素（比如口服阿莫西林每次 500mg,每日 3 次)治疗并给予破伤风预防性治疗。脱落牙复位是导致感染破伤风杆菌的重要危险因素(详见第 7 章第一节"破伤风预防性治疗")。

(4)建议患者尽快就诊于口腔科进一步治疗。

4. 乳切牙脱落　无须复位,但应推荐患者转诊至口腔科进行随诊。

> **提示:**当外伤后发现牙齿或义齿缺失时,应拍摄胸部及颈部正侧位 X 线片,排除吸入肺部及停留在食管上段的可能。

5. 牙槽窝出血

(1)常出现在创伤后或拔牙后。

(2)清除凝血块后,嘱患者咬住海藻酸钙(Kaltostat™)敷料或纱布卷持续 15～30min 以达到止血目的。

(3)若上述处理后持续出血,使用 1%利多卡因及 1/200 000 肾上腺素溶液浸润麻醉后,使用 3/0 可吸收缝线缝合关闭牙槽窝黏膜。

(4)若出血仍持续,转诊至口腔科处理。

6. 假牙折断　一定要保存破损的假牙,因为它对颌面外科医师在颌骨骨折或需要夹板的固定时是很有价值的。

三、下颌骨骨折

(一)诊断

1. 通常是下颌受到外力打击,导致单侧或双侧下颌骨骨折。有时颞下颌关节会因为外力而脱位或髁突向上进入颞骨,导致局部出血和外耳道畸形。

2. 留意体征,包括局部疼痛、下颌运动不良和错殆。

3. 检查口腔内部是否有牙龈瘀伤或出血,牙齿是否不连续,是否有骨折导致的移位。评估下唇是否麻木,以明确下颌神经是否受损。

4. 完善下颌骨正侧位 X 线片检查及曲面断层成像(OPG)。

(二)治疗

1. 清除呼吸道中的血块或组织碎片,确保舌头或下颌骨的一部分不会向后滑动并阻塞气道。

2. 任何不稳定或严重移位的下颌骨骨折应立即转诊至口腔科。

3. 对于无移位的下颌骨骨折患者,常在口腔内形成开放性创口,应注射破伤风疫苗并给予抗生素治疗。抗生素治疗方案推荐口服阿莫西林 875mg＋克拉维酸 125mg,每次 1 片,每日 2 次,连续 5 天。

4. 颌面外科随诊。

四、颞下颌关节脱位

(一)诊断

1. 颞下颌关节脱位可能发生在打哈欠后,也可能发生在下颌受到打击后。常见为双侧脱位,并且反复出现。

2. 患者常常无法闭口,并伴严重的疼痛。

3. 询问患者是否有胃复安或噻嗪类药物应用史,以排除药物相关肌张力障碍导致的下颌骨脱位。如果明确为肌张力障碍反应,静脉注射 1～2mg 苯扎托品,后改为口服 2mg,每日 1 次,持续 3 天(详见第 7 章第三节"斜颈")。

4. 对于首次出现的颞下颌关节脱位,应行颞下颌关节正侧位 X 线检查以排除骨折。

(二)治疗

1. 若非骨折相关性脱位,可首先尝试在不使用镇静药的情况下复位。若上述复位方法失败,在有完善复苏设备的前提下,可静脉注射咪达唑仑 0.05 ~ 0.1mg/kg 或地西泮 0.1 ~ 0.2mg/kg 辅助镇痛。

2. 复位手法

(1)正对患者,将用纱布包裹的大拇指放在患者后磨牙上,其余四指放在下颌下方。

(2)拇指用力向下按压,使髁突脱离,然后对下颌角施加压力向后和向上推,将髁突重新定位到关节窝中。

(3)双侧脱位复位时,一次复位一边。

(4)复查 X 线片确认复位成功,转至口腔科随诊,并嘱患者避免过分张口。

(5)如脱位反复发作,或因疼痛须静脉注射咪达唑仑、地西泮等镇痛药时,建议使用绷带包扎以避免患者过分张口。

五、颧骨或颧上颌复合体(Malar 复合体)骨折

(一)诊断

1. 常因外力直接作用于脸颊所致,可能为单纯颧弓骨折,也可导致累及 3 个部位的颧上颌复合体骨折。

(1)向上纵贯颧额缝。

(2)横向穿过颧弓或颧颞缝。

(3)内向穿过颧上颌缝或眶下裂。

2. 骨折发生后,查体可见颊部扁平,但常因局部组织水肿、出血、结膜下出血外渗或眶下神经损伤而掩盖此体征。若骨折导致下颌骨冠突在颧弓下受阻,可能会出现下颌运动受限。

3. 在临床工作中,尽管通过局部压痛即可诊断骨折,但仍建议进行面部 X 线检查,包括拍摄枕颏位(OM10°和 OM30°)X 线片。

(1)在 X 线片上仔细寻找骨折线,尤其要与正常骨皮质相鉴别。

(2)寻找骨折的其他证据,包括因上颌窦出血导致的上颌窦区阴影及上颌窦区皮肤软组织肿胀。

(3)对于更复杂的颧上颌复合体损伤,或相关的眶底爆裂性骨折,应申请 CT 扫描。

(二)治疗

1. 嘱患者不要做擤鼻涕的动作,当副鼻窦区受累时,这个动作可能会导致皮下气肿。

2. 由于骨折后,断端常突入上颌窦,建议给予患者口服阿莫西林每次 500mg,每日 3 次,连用 5 日(对青霉素过敏患者可更换为口服头孢呋辛 500mg,每日 2 次),另给予对乙酰氨基酚 500mg 和磷酸可待因 8mg,口服,每次 2 片,每日 4 次,镇痛治疗。

3. 24h 内将患者转诊至口腔科,以利于 7 天内对塌陷的颧弓进行复位。

六、眶底"爆裂性"骨折

(一)诊断

1. 这类骨折并不常见,常因眼球

直接遭受外力,导致眼球向眶后部移动,进而导致薄弱的眶底骨板骨折。眶内脂肪及下直肌有时会通过眶底骨板的裂口疝入上颌窦中。

2. 在诊断眶底骨折之前,需首先排除其他眼部外伤(详见第 10 章第一节"眼部钝器伤")。眶底骨折会导致眼球内陷,而眼眶周围水肿、眶下神经鼻支及唇上支感觉障碍常会掩盖这一体征。另外,由于下直肌或眶内脂肪受累,患眼常出现上斜视而导致复视。

3. 尽管面部 X 线片对眶底骨折显示不佳,但仍建议进行面部 X 线检查,以发现眶底骨折的间接证据,如上颌窦区阴影、因出血导致的上颌窦内气液平面,以及上颌窦顶区出现的"泪滴状"软组织影均提示眶底骨折的可能。

4. 若仍无法明确是否有眶底骨折,可考虑行 CT 扫描检查以明确诊断。

(二)治疗

1. 对于眼部外伤患者,应立即转诊至眼科。

2. 口服阿莫西林每次 500mg,每日 3 次;1％氯霉素眼膏涂眼,每 4 小时 1 次,抗感染治疗。

3. 24h 内将患者转诊至口腔颌面外科治疗。

七、LeFort 面中部骨折

(一)诊断

这一复杂骨折通常发生在双侧,分为三类。

1. LeFort Ⅰ 型骨折

(1)因上颌骨受外力冲击而导致上颌骨与牙槽骨分离性骨折。

(2)常伴鼻出血、错𬌗畸形和上颌骨骨裂。

2. LeFort Ⅱ 型骨折

(1)为一自 Lefort Ⅰ 型骨折区域延伸至鼻骨及面中部的锥形骨折,使面中部变长,发生错𬌗畸形。

(2)LeFort Ⅱ 型骨折可能导致气道损伤及脑脊液鼻漏。

3. LeFort Ⅲ 型骨折

(1)这种骨折会导致整个面中部骨骼与颅底分离(颅面分离)。

(2)骨折常伴面部明显肿胀及瘀血,鼻咽部大量出血,可能导致失血性休克及上呼吸道梗阻。

4. 注意事项　导致如此严重面部骨折的外力,可能会伴随头部、颅底及颈椎的损伤,因此需要:

(1)保护气道,优先处理休克情况。

(2)患者一般情况稳定后,需完善头颈部 CT 检查。

(二)治疗

1. 优先保护气道并处理出血。

(1)若出现面部塌陷阻塞气道,需用手抬起塌陷部分以缓解气道梗阻。

(2)如果维持气道开放有困难,应立即请高年资急诊科医师协助气管插管或环甲膜切开术。

(3)若出血过多,应在口腔或鼻腔内进行填塞以止血。

2. 立即将面中部骨折患者转诊至口腔颌面外科或耳鼻喉科治疗。

第二节 非创伤性口腔疾病

一、牙痛

诊断与治疗

1. 牙痛常因龋齿内牙髓发炎所致。

2. 排除牙脓肿后（见下文），给予对乙酰氨基酚 500mg 和磷酸可待因 8mg，每次 2 片，每日 4 次，口服，镇痛。

3. 转诊至口腔科治疗。

二、牙脓肿

诊断与治疗

1. 根尖或根尖周脓肿常由牙髓感染蔓延而来。患牙叩痛，并伴周围软组织胀痛。

2. 牙周脓肿常由牙周炎继发，常见于口腔卫生状况差的患者，尤其在吸烟人群和糖尿病患者中。表现为突然出现的口臭、疼痛加剧和牙龈肿胀。可伴全身不适和发热，感染可能向颈深间隙扩散。

3. 如果脓肿位于口腔以外，患者应转诊至口腔颌面外科治疗。

4. 否则，给予阿莫西林 875mg＋克拉维酸 125mg，每次 1 片，每日 2 次，口服 5 天抗感染，并给予镇痛药（如磷酸可待因每次 30～60mg，每日 4 次，口服），然后将患者转交给其牙医进一步治疗。

三、路德维希（Ludwig）咽峡炎

诊断及治疗

1. 常为双侧舌下区及下颌下区突发的严重蜂窝织炎，与不良口腔卫生或应用污染的牙科器械相关。偶而可见，Ludwig 咽峡炎扩散至咽后和上纵隔间隙。

2. 牙关紧闭，张口减少，吞咽困难，舌头僵硬、上抬伴有下颌骨肿胀疼痛。

(1)主要危险在于舌及颌下组织移位引起的突发呼吸道阻塞。

(2)在没有医师陪伴的情况下，不要让患者独自前去拍摄 X 线片。

3. 应立即请高年资急诊医师协助气管插管及环甲膜切开术。

4. 给予青霉素 1.8g 和甲硝唑 500mg 静脉注射抗感染，并立即将患者转诊至耳鼻喉科治疗，注意保护气道。

5. 当气道评估明确无危险时，才可行 CT 检查。

四、颌下区肿胀

诊断与治疗

应仔细排查以下可能病因。

1. 颌下腺结石 结石会导致颌下腺导管间断性梗阻，引起疼痛和肿胀，进食会加重症状。查体：口底可触及结石，X 线片可见到结石。明确诊断后转诊至口腔科治疗。

2. 颌下腺脓肿 表现为颌下腺持续疼痛伴下颌三角区肿胀和张口受限。转诊至口腔科治疗。

3. 牙脓肿 臼齿脓肿可能向下扩

散至颌下区。应给予抗生素及镇痛药治疗,并转诊至口腔科处置。

4. 淋巴结肿大　扁桃体炎和咽炎导致的颌下区淋巴结肿大最常见。

5. 腮腺炎　腮腺炎常累及双侧腮腺,但也会影响颌下腺。甚至还会导致睾丸炎。给予患者对乙酰氨基酚等对症镇痛药治疗。

6. 其他罕见病因　包括癌、淋巴瘤、肉瘤、结核、骨髓炎、骨囊肿或纤维发育不良。应转诊至相应的专科治疗。

延 伸 阅 读

[1]　Cochrane Collaboration. http://www. cochrane. org/search/site/Oral％ 20health（Cochrane reviewtopics：Oral Health）.

Therapeutic Guidelines. eTGcomplete Dec 2019. https://tgldcdp. tg. org. au/etg-complete

第**13**章 精神病科急症

第一节 故意自残

（一）诊断

1. 故意自残最常见的方式是急性中毒。

（1）诊断急性中毒可通过家属问诊获知或观察患者身旁是否有空药瓶或遗嘱来判断。

（2）对于任何无意识或神志不清的患者，或患有无法解释的代谢、呼吸或心脏疾病的患者，应考虑急性中毒的可能（参见第1章第四节）。

2. 更暴力的自残方法包括割伤手腕或喉咙、枪击、上吊、窒息、吸入毒气、跳楼、撞车，以及溺水，以上方式在自杀死亡中更常见。

3. 当患者完全康复，定向应答反应灵敏，并且完成了所有必要的药物治疗后，请进行正式的精神病学评估，这将有助于精神科专业组为患者制定进一步的治疗计划。

（1）评估当前的自杀意图

①目前的自杀想法。

②之前的故意自残行为。

③未被意识到的有预谋的行为。

④绝望感。

（2）明确其他自杀死亡的高风险因素

①精神疾病，包括抑郁症和精神分裂症，严重焦虑。

②暴力自残倾向，如跳楼、上吊或枪击。

③之前有过暴力自残行为。

④慢性酒精滥用、药物依赖、失业、无家可归。

⑤年老、单身、城市的孤独男性。

⑥慢性的、痛苦的或晚期的身体疾病。

⑦产褥期。

（3）记录一般的精神状态检查

①总体外观、行为、态度。

②言语，包括言语压力、使用新词。

③情绪和适应性。

④内容和形式的思考过程。

⑤出现妄想和幻觉感受（尤其是幻听）。

⑥用简易精神状态检查（Mini-Mental State Examination）测试患者认知水平（请参阅表2-10）。

⑦洞察力和判断力。

⑧冲动性。

（二）治疗

1. 进行必要的检查和复苏程序以挽救生命，如果存在严重疾病或损伤，请直接将患者转诊给内科、外科或骨科专业组，并明确提醒他们患者的潜在意图。

2. 一般医疗上的急性中毒,如酒精中毒患者,可能就是严重的自残。应让患者在急诊留观病房观察 24h。

3. 将任何被认为具有持续自杀风险或精神疾病行为的患者立即转诊至精神病学科治疗。

4. 如果患者目前无自杀意图且无高风险因素,精神状态评估正常,可为患者预约精神科门诊就诊。

5. 将具有家庭或社会基础问题的患者转介给社会工作团队。

6. 如果让患者回家,必须通知家庭医生。当患者外出时,最好由亲属或朋友陪同。

第二节 暴力型患者

(一)诊断

1. 急诊室工作人员遇到的许多暴力行为都与患者或其家属、朋友的酒精中毒有关,可能原因是急诊室太忙需要等候而生气、恼怒。

2. 暴力行为的其他原因

(1)药物,例如可卡因和游离碱"快克"可卡因等药物,安非他命(包括甲基安非他明、"冰毒"和"迷魂药")或苯环利定"PCP"。

(2)精神疾病尤其是躁狂和偏执型精神分裂症、人格障碍。

(3)酒精或巴比妥类药物引起的戒断综合征。

(4)低血糖症,包括患者在静脉注射葡萄糖后从低血糖症状中恢复过来。

(5)发作后状态。

(6)缺氧。

(7)其他器官的紊乱状态(请参见第 2 章第六节"意识状态改变")。

(二)治疗

1. 随时向患者解释正在发生的情况,不断安抚患者,避免冲突。

(1)切勿将后背对着患者或让患者处于您与隔档门之间的位置。

(2)如果涉及武器,请立即报警,等待警察到来后进行处理。

2. 通过定义可接受和不可接受的行为及其可能的后果,尝试进行言语降级。语气礼貌、尊重且坚定。提供口服药物,如地西泮 5～10mg 和(或)奥氮平 5～10mg。

3. 如果语言降级失败,可进行武力展示并限制患者行为能力。

(1)致电医院安保人员,并等待足够人员到来,一般 5～6 个人,作为"武力展示"。

(2)切勿单枪匹马地约束患者。

(3)相反地,应在做了充分的评估和身边有助手帮助之下,才可解除患者身体上的限制。

4. 如果身体限制失效,请继续快速镇静。

(1)静脉注射地西泮 5～10mg 或咪达唑仑 5～10mg,补充氟哌啶醇或氟哌利多 5～10mg,即刻或缓慢地静脉注射。

(2)如果患者对他人或自己构成危险,可以根据普通法律,在紧急情况下,未经本人同意给予这种处理。

5. 使用镇静药后,对患者进行监

视,直到呼吸抑制和低血压的风险消失为止。

(1)进行全面的身体检查,寻找包括异常生命体征在内的器质性疾病的证据。

(2)观察患者直到其完全清醒且处于警觉状态。

6. 记录事件的详细信息及注释采取的必要措施。

7. 如需进一步治疗,请允许患者进入内科或精神病科进行治疗。

8. 向急诊科的工作人员汇报情况,并考虑立即为受伤或受到恐吓的员工提供支持。为将来暴力预防和如何处置提出应对策略。

第三节　酒精与药物依赖和滥用

一、酒精和药物戒断

1. 常见的依赖性或滥用药物

(1)酒精。

(2)阿片类药物。

(3)兴奋药,包括苯丙胺和可卡因。

(4)镇静药,包括苯二氮䓬类和巴比妥类。

(5)其他危险物,包括大麻、溶剂和汽油。

2. 许多此类药物的突然停用会导致急性症状。

(1)戒酒会引起躁动,烦躁不安、震颤和癫痫发作,然后是震颤性谵妄(参见第 2 章第六节)。

①如果症状进展,给予静脉注射或口服苯二氮䓬类药物。

②向毒品和酒精依赖专家指导小组寻求帮助。

(2)阿片类药物戒断会引起躁动、兴奋、肌肉痉挛、腹泻、心动过速和出汗,这些症状被称为“突然戒断”。

①如果症状令人担忧,给予静脉注射或口服苯二氮䓬类药物。

②向毒品和酒精依赖专家小组寻求帮助。

(3)苯二氮䓬类药物戒断会引起紧张、焦虑和恐惧感的反弹,伴有厌食、失眠、易怒、肌阵挛性抽搐和癫痫发作。向毒品和酒精依赖专家小组寻求帮助。

二、酗酒

(一)诊断

1. 酒精滥用与许多急诊科症状有关,从跌倒、晕倒、头部受伤和袭击到非特异性胃肠问题、精神问题和“频繁就诊”。

2. 直接询问患者是否饮酒,每日的饮酒量以及本次就诊是否与饮酒有关。

3. 使用经过验证的筛查问卷,如CAGE(表 13-1)。

表 13-1　CAGE 酒精滥用筛查问卷

C	您是否感觉您应当减少饮酒?
A	有人批评您饮酒使您感到烦恼吗?
G	您是否对饮酒感到难过和愧疚?
E	您是否曾早上醒来就喝一杯酒来保持头脑清醒或帮您摆脱宿醉?

注释:2 个或更多的“是”表示可能是慢性酒精滥用或依赖。

4. 有时酒精依赖的患者自己会寻求帮助,或者由相关的人带他们前来戒酒。

(二)治疗

1. 如果有自杀意念或明显的抑郁症,请立即将患者转诊至精神科治疗。

2. 否则,将患者转至适当的医院或社区诊所进行门诊评估,或者咨询社会工作部门或专门的酒精卫生工作者以制定简短的干预计划,包括就与酒精有关的健康危害提供建议和管理。

3. 为患者提供联系当地支持组织的电话号码,如匿名戒酒组织和戒酒互助会。这些机构将为饮酒者及其家人和朋友提供帮助和建议。

4. 务必写信或传真给家庭医生(GP),以寻求他们的帮助和支持。

三、阿片类药物和静脉药物成瘾

1. 除了单纯性急性中毒(通常仅在急诊科处理)外,如有下列任何与毒瘾有关的紧急医疗并发症出现,可将使用阿片类药物和静脉注射药物的患者收入住院治疗。

(1)蜂窝织炎或脓肿。

(2)肺部或脑部感染。

(3)败血病。

(4)细菌性心内膜炎。

(5)乙型、丙型或丁型肝炎,以及越来越多的人类免疫缺陷病毒(HIV)感染。

2. 如果常规的阿片类药物使用者需要进入急诊科的观察病房,可按照外科或小操作流程进行。

(1)对于轻、中度疼痛患者,给予水杨酸盐或对乙酰氨基酚治疗,中度疼痛患者,给予口服或肌内注射美沙酮。

(2)如果出现阿片类戒断表现,则给患者口服地西泮 5～10mg,必要时重复进行。

3. 将自愿戒毒、戒酒并寻求帮助的患者转诊

(1)戒毒和戒酒相关单位。

(2)社会工作部门。

(3)24h 毒品依赖紧急处置部门,如戒毒互助所。

(4)家庭医生。

> **提示:**如果患者需要使用受管制的药物,请向患者解释,除非获得授权,否则这些药物只能用于器质性疾病或损伤的治疗,除此以外,医师许可或授权提供成瘾药物是违法行为。

四、苯二氮䓬类药物及溶剂成瘾

对这些药物成瘾的患者都需要转诊到专门的药物和酒精依赖诊疗机构,以协助他们制订戒断方案。可以从以下途径获得帮助和建议:①社会工作部门。②毒品依赖组织,包括自助小组。③家庭医生。

第四节　强制戒毒

1. 有时有必要根据现行的地方精神卫生法(MHA),在违背患者意愿的情况下,在急诊科或通过急诊科将患者强制留下。在这种情况下,一定要向精

神科医师寻求帮助和建议。一般不在他们缺席的情况下采取行动。

2. 非自愿入院必须满足的一般评估标准,包括:

(1)该人似乎患有精神疾病,需要立即在授权的精神健康服务机构进行评估。

(2)该人有可能对自己或他人造成伤害,或可能遭受严重的精神或身体恶化的危险。

(3)没有限制较少的方法来确保对患者进行评估。

(4)该人缺乏同意接受评估的能力或不合理地拒绝接受评估。

3. 根据当地的 MHA 政策,存在各种类型的广泛的强制入院条例和法令。

(1)确保您了解当地政策的详细信息,具体情况因国家/地区而异。

(2)多数条例包括紧急检查令和简短评估,前者由警察或救护人员签署,后者由 2 名不同人员(其中包括 1 名执业医师或经授权的精神卫生从业人员)签署。

(3)通常若需要 21 天或 28 天或更长的住院时间,由两个医疗专家的建议决定。具体细节根据当地要求执行。

4. 根据当地 MHA 法规,为所有非自愿入院的受管制患者进行强制性精神病学检查。

5. 确保您知道谁可以签署哪个命令,该命令何时失效以及其允许医师进行的操作。

6. 确保你也理解非自愿拘留评估和紧急治疗在患者对自己或他人构成严重威胁时未经患者同意而根据普通法实施之间的区别。

延 伸 阅 读

[1] ACEP Emergency Medicine Practice Committee(2014). Care of the psychiatric patient in the Emergency Department-A review of the literature. http://www.acep.org(evaluation, medical clearance and disposition).

[2] Crawford MJ, Patton R, Touquet R et al. (2004) Screening and referral for brief intervention of alcohol-misusing patients in an emergency department: A pragmatic randomised controlled trial. Lancet 364:1334-9.

[3] Phillips G, Warden M (2020) Mental health and the law: The Australian, NZ and UK perspectives. In: Cameron P, Little M, Mitra B et al. Textbook of Adult Emergency Medicine, 5th edn. Churchill Livingstone, Edinburgh, pp. 858-865. (mental health legislation, involuntary admission).

[4] Therapeutic Guidelines. eTG complete Dec 2019. https://tgldcdp.tg.org.au/etgcomplete

第 **14** 章　中　毒

第一节　急性中毒：总论

对于大多数急性中毒的成年病例来说往往是故意自残行为造成的，而对于儿童来说通常是意外事件。一旦发生急性中毒，应立刻急诊救治，同时进行毒物鉴定、风险评估、复苏治疗、支持性治疗和针对毒物的特异性治疗并且需要一段时间的密切观察。

同时，还需要对中毒患者进行精神评估。因为，即使是轻微的自残行为，仍可能表明患者精神上存在严重的自杀倾向（见第 13 章第一节"故意自残"）。

(一)诊断

1. 对无意识或突然表现出怪异行为，或者出现不明原因的代谢紊乱、出现呼吸或心血管功能障碍的患者，需要考虑急性中毒的可能。

2. 患者、目击者和救护人员可提供的信息

(1)摄入的药物制剂或毒物种类

①30%急性中毒患者常因服用两种或两种以上的药物所引起。

②合并酒精中毒较为常见。

(2)摄入的数量(寻找空的包装盒或药瓶)。

(3)自摄入后至急救之间所经历的时间。

(4)中毒后患者所表现的中毒症状。

(5)到达急诊科之前，患者所表现的特异症状，如①意识水平下降。②癫痫发作。

(6)临床表现特点。

3. 对于那些意识清晰、配合急救的患者应仔细询问相关病史，但不能被其所误导，因为患者提供的信息可能不完整或故意有所隐瞒。

4. 威胁患者生命的一些体征应着重检查，识别特定药物中毒的临床特征，记录患者基本生命体征情况。

(1)迅速评估患者呼吸道通畅程度、呼吸功能和意识状态。

(2)记录脉搏、血压、呼吸频率、体温和血糖水平，给予患者心电监护及血氧饱和度监测。由于药物过量引起昏迷的患者，其常见症状是低血糖和体温过高，这一点经常被忽视。

(3)寻找癫痫发作的体征，评估上下肢是否有肌张力亢进和阵挛，检查瞳孔。

(4)寻找服用毒物的线索("中毒综合征")

①瞳孔扩大：三环类抗抑郁药物、安非他明、抗组胺药、抗胆碱能

药物。

②针尖样瞳孔：阿片类、有机磷酸盐。

③眼球震颤：乙醇、苯二氮䓬类、苯妥英钠。

④换气过度：水杨酸盐。

⑤癫痫发作：抗抑郁药、曲马多、磺酰脲类、茶碱、异烟肼、拟交感神经药如可卡因和安非他明、戒断反应。

⑥鼻出血或口周溃疡：挥发性溶剂滥用。

5. 在所有中毒中，及时送血查血常规、尿素和电解质（U&Es）、肝功能，以及对乙酰氨基酚血药浓度检测。这里需注意，只有在出现水杨酸中毒症状或昏迷时，才须进行水杨酸血药浓度检测（见第13章第一节）。

6. 如患者明显不适，则进行动脉或静脉血气分析，迅速判断代谢性酸中毒、呼吸功能及电解质紊乱。代谢性酸中毒与许多中毒有关，包括水杨酸、甲醇、铁和乙二醇。

7. 建议在疑似摄入苯妥英钠、丙戊酸钠、地高辛、卡马西平、铁、锂、乙醇、甲醇或乙二醇和茶碱时，检测其血药浓度水平。

8. 检查心电图（ECG），以发现心动过速、心动过缓和潜在的心脏传导异常，如QT间期延长和QRS波群增宽。

9. 如果出现误吸症状，建议进行胸部X线检查（CXR）。

10. 如果服用了含铁或钾等射线无法透过的药物时，建议进行腹部X线检查（AXR）。

（二）治疗

1. 风险评估　如果风险评估表明

摄入了潜在致死性药物，或如果患者反应迟钝、循环及呼吸窘迫，则立即开始复苏。

2. 无意识或昏迷患者

（1）通过后仰头部清理气道，去除假牙，用Yankauer（杨克）式吸引导管快速清除口腔中的呕吐物或血液，经面罩给氧。

（2）如果患者没有呼吸或咽反射降低，插入口咽通气道，并使用球囊面罩对患者进行通气，维持血氧饱和度在94%以上。

（3）紧急呼叫一名可熟练管理气道的医师给予气管插管以保护和开放气道，优化通气。

3. 立即给予以下药物

（1）如果血糖水平偏低，静脉注射50%葡萄糖50ml。

（2）如果患者呈针尖样瞳孔，呼吸速率<10次/分，怀疑阿片类药物中毒，则缓慢静脉注射纳洛酮0.1～0.4mg（见第14章第二节"阿片类药物中毒"）；注意较大剂量的纳洛酮可能诱发阿片类药物依赖患者的阿片类戒断反应和剧烈的躁动。

（3）给予生理盐水扩容维持血压及血容量。如果低血压继发于心律失常或心肌抑制，可能需要特定的药物治疗和正性肌力药物支持治疗。

4. 中毒性癫痫发作的救治

（1）咪达唑仑0.05～0.1mg/kg静脉注射，地西泮0.1～0.2mg/kg静脉注射或劳拉西泮0.07mg/kg，总量不超过4mg，静脉注射。

（2）二线治疗：如苯巴比妥10～

20mg/kg 静脉注射，速度不超过 100mg/min。苯妥英钠禁用于中毒性癫痫发作的治疗。

5. **胃肠道清洁去污** 非常规性治疗，只有在基本复苏和支持治疗完成后，在保证气道安全的条件下进行。

（1）活性炭

①用于减少胃肠道对毒物的吸收，如果该毒物能被活性炭所吸附，患者尽可能在服下毒物 1h 内采用本方法治疗。

②成年人按照 50g 活性炭＋100～200ml 水（儿童 1g/kg 活性炭）的比例配置，口服或经鼻胃管注入。而且，活性炭味道不佳，出现"黑便"，所以须提前告知患者或者家属。

③当出现如下情况，活性炭应禁用

A. 患者已给予口服解毒剂，如蛋氨酸。

B. 患者意识水平持续恶化或无气道保护。

C. 患者摄入了活性炭所不能吸附的物质，如铁、锂、醇、酸、碱、石油、农药或氰化物等。

（2）全肠道灌洗（WBI）

①非常规治疗，但可能对以下毒物的清除有帮助

A. 摄入中毒剂量的药物，如铁、锂和钙通道阻滞剂。

B. 缓释或肠溶型药物。

C. 经消化道运输毒品的"人体贩毒者"。

②禁忌证

A. 无气道保护。

B. 血流动力学不稳定。

C. 机械性肠梗阻、穿孔或非机械性肠梗阻。

D. 呕吐或无法放置鼻胃管。

6. **加强毒物清除** 经 ICU 会诊考虑特定毒物中毒，可以从毒物信息服务部门获得更多的建议以增加毒物清除的速率。

（1）多次使用活性炭（MDAC）：每 4 小时重复给予 25～50g 活性炭，对严重氨苯砜、卡马西平、苯巴比妥、奎宁和茶碱中毒，以及水杨酸中毒有一定效果。

（2）血液透析、活性炭、血液灌注和调节尿液 pH 是某些严重中毒（如水杨酸盐中毒）的替代疗法。

7. **解毒药** 这些药物具有解毒的效果，但仅针对几种特定毒物中毒有效。

8. **其他** 根据中毒的临床严重程度，可将经过在急诊室复苏、支持治疗、去污染和解毒剂治疗后的患者收住急诊病房、医疗救治专业组或 ICU。

9. **精神病学评估** 所有经医疗救治后的患者均需要接受精神病学评估和管理。

> **提示**：目前洗胃很少用（即使曾经使用频繁），催吐是绝对禁用。

第二节　特定毒物

如有需要,可从澳大利亚的毒物信息中心和新西兰的 24h 服务热线 0800764766(国家毒物中心)获得关于中毒救治的建议。

还可从英国国家毒物信息服务部(NPIS)获得中毒救治建议,可以通过互联网和电话与该服务部取得联系,以协助诊断、治疗和管理所有类型的中毒。

(1)可登录 http://www.toxbase.org/,TOXBASE® 这种网络在线资源,可用于有毒物质暴露患者的常规诊断、治疗和管理。此网络资源可作为毒物救治建议的首要选择。

(2)在复杂的临床病例中,可提供专家顾问联系方式进行电话咨询。24h 热线电话:03448920111 将直接致电英国当地相关的中毒救治中心。

一、对乙酰氨基酚中毒

(一)诊断

1. 过量服用对乙酰氨基酚很常见,且能够致命。

2. 肝细胞坏死是对乙酰氨基酚中毒的主要并发症,下列因素可加重对乙酰氨基酚的肝损伤,导致肝损伤发病率及中毒死亡率增加。

(1)给予解毒剂不及时,特别是已经超过 24h。

(2)数天内多次超治疗剂量摄入。

(3)各种原因引起体内谷胱甘肽的缺乏,如长期饥饿、消耗性疾病(如AIDS)等。

(4)联合使用酶诱导药物如卡马西平、苯巴比妥、利福平或异烟肼。

(5)饮酒。

3. 确定对乙酰氨基酚摄入的时间、摄入的总量及患者的体重。

(1)在 8h 内服用对乙酰氨基酚的总量>10g(20 片)或>200mg/kg 的患者有发生重度肝损害的风险。

(2)肝毒性的严重程度与中毒 8h 后才开始 N-乙酰半胱氨酸(NAC)解毒剂治疗有关。

(3)重复或交替服用含有对乙酰氨基酚的制剂或缓释制剂的患者也可能发生肝损伤。

4. 患者通常没有症状,但可表现为暴发性肝功能衰竭,伴有腹痛、呕吐、黄疸、轻度肝肿大和脑病。严重中毒者可发生凝血功能障碍、低血糖和代谢性酸中毒。

5. 开通静脉输液通路,急查全血细胞计数(FBC)、电解质和肝功能检测(ELFT)、凝血功能和血糖水平。

(1)如果患者从摄入对乙酰氨基酚的时间到血液送检的时间已超过 8h,那么这些检查就显得很重要,如果已经超过 24h,那么这些检查是必须要做的。

(2)每 4 小时监测 1 次对乙酰氨基酚的血药浓度。

(二)治疗

1. 患者发生暴发性肝衰竭时,要

及时给予复苏。如果患者发生低血糖，则静脉给予 50％葡萄糖 50ml。

2. 重视血液检查结果

(1)在急性、单次摄入对乙酰氨基酚后 4～24h,在对乙酰氨基酚列线图上绘制出患者的对乙酰氨基酚血药浓度水平图(图 14-1)。现已将中毒患者的治疗计算表简化为单一治疗曲线图,适用于所有患者。

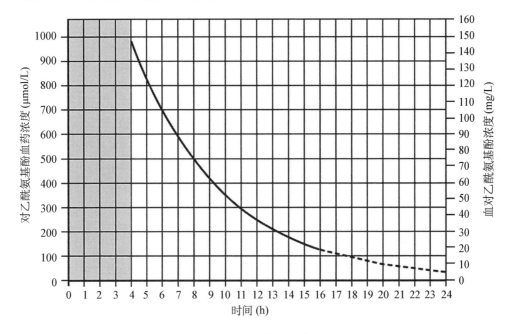

图 14-1 对乙酰氨基酚中毒治疗图

对乙酰氨基酚血药浓度水平高于图中曲线的患者需要进行救治。(确保使用正确的单位剂量)。(本图已获得作者的引用许可,引自:Daly FFS,Fountain JS,Murray L et al.(2008)Guidelines for the management of paracetamol poisoning in Australia and New Zealand-explanation and elaboration. Medical Journal of Australia 188;296-301.)

(2)对乙酰氨基酚血药度浓度水平高于图中曲线的所有患者均须进行救治。

(3)凝血酶原指数(INR)升高＞2.0 或 ALT 水平升高＞1000U/L 表明存在显著的肝损伤。

3. NAC 是对乙酰氨基酚的解毒剂,8h 内及时给药效果最好。给予 NAC 的适应证如下:

(1)摄入后 8h 内就诊的患者,对乙酰氨基酚血药浓度水平高于图中治疗线 4～8h 的患者(图 14-1)。

(2)过量摄入对乙酰氨基酚(超过 20 片或 200mg/kg)后 8～24h 就诊的患者可能仍有潜在毒性,或者在初次摄入后 8h 内无法获得对乙酰氨基酚血药浓度水平时,应该:①不需等到血检结果,立即开始治疗。②如果对乙酰氨基酚血药浓度水平低于相关治疗线,而且ALT 和 INR 正常,则停止治疗。

(3)急性药物过量 24h 后存在 ALT 和 INR 异常患者或交错服用过量。在药物交错过量摄入的情况下,难以评估对乙酰氨基酚血药浓度,需定期监测 INR 和 ALT,并向毒理学专家咨询治疗建议(见下文)。

4. 对于出现交错服药过量或就诊不及时、超过 24h 的患者,以及重度肝功能不全和 INR 升高的患者,请咨询临床毒理学专家。

5. NAC 使用成人双袋输注方案,如下所示。

(1)注意剂量计算

①200mg/kg(1.0ml/kg)溶于 5% 葡萄糖 1000ml 静脉输注 4h。

②100mg/kg(0.5ml/kg)溶于 5% 葡萄糖 1000ml 静脉输注 16h。

(2)或依据说明书要求根据患者体重(kg),以 NAC200mg/ml 的浓度计算加入 5%葡萄糖的剂量(ml)。

6. 不良反应主要来自类过敏反应,常发生在输注较高剂量 NAC 的前 30min 内,症状包括恶心、潮红、瘙痒、荨麻疹、喘息和低血压等。需要及时采取措施。

(1)停止输注。

(2)给予异丙嗪 12.5～25mg 静脉注射或氯苯那敏 10mg 静脉注射。

(3)一旦症状消退,以较慢的速度重新开始输注。

二、水杨酸中毒

(一)诊断

1. 水杨酸急性中毒的临床特征与摄入量相关:

(1)摄入剂量＜150mg/kg:通常无症状。

(2)150～300mg/kg:呼吸急促、恶心、呕吐和耳鸣等症状。

(3)300～500mg/kg:代谢性酸中毒、脱水、烦躁、意识模糊和昏迷。

(4)＞500mg/kg:可导致肺水肿和脑水肿,甚至死亡。

2. 开通静脉输液通路,同时进行血液送检,监测血尿素和电解质、血糖和水杨酸盐的水平;对于有症状的患者,应行血气分析监测以明确患者是否存在呼吸性酸中毒或代谢性酸中毒。

(二)治疗

1. 如果患者反应迟钝、意识不清或咽反射消失,应立即给予气管插管。

2. 输注生理盐水,以补充由于体温过高、过度换气和呕吐所引起的隐性失水。

3. 因为水杨酸盐能延迟胃排空,所以即使患者就诊不及时,也须尽快给予活性炭治疗。如遇到下列情况,可以考虑活性炭每 4 小时重复给药一次,以减少水杨酸盐吸收。

(1)过量服用阿司匹林缓释制剂。

(2)水杨酸血药浓度持续升高。

4. 碱化尿液可将水杨酸盐清除时间从 20h 缩短为 5h,对于有水杨酸中毒体征和症状或水杨酸血药浓度＞300mg/L(2.2mmol/L)的患者,应考虑使用以下手段。

(1)静脉推注 8.4% 碳酸氢钠 1mmol/kg(1ml/kg)。

(2)随后将 8.4% 碳酸氢钠

100mmol（100ml）溶于 5％葡萄糖溶液 1L，以 100～250ml/h 的速率输注。

（3）滴定碳酸氢盐输注速度，维持尿 pH＞7.5 和尿量＞1ml/（kg·h）。

5. 每 2～4 小时监测血清电解质、水杨酸血药浓度及尿 pH：

（1）水杨酸盐血药浓度监测

①300mg/L（2.2mmol/L）时出现中毒症状。

②500mg/L（3.6mmol/L）时出现显著的中毒症状。

③至少重复一次该检测，如果血药浓度逐渐升高提示药物在持续被吸收。

（2）血钾：低血钾不利于水杨酸盐的清除，所以须及时补充钾盐。

6. 水杨酸中毒的临床证据不足、血气分析正常且在治疗过程中水杨酸血药浓度在 4h 内下降的患者，在经医师同意下进行精神病学检查。

7. 具有水杨酸盐临床中毒症状的患者，至少需要观察 12h，直到患者中毒症状逐渐消失且水杨酸血药浓度在持续下降，才能认定患者的病情趋于平稳。

8. 水杨酸血药浓度水平＞500mg/L（3.6mmol/L）、症状严重或反应迟钝的患者请咨询临床毒理学家。对于存在代谢性酸中毒或水杨酸盐水平＞700mg/L（5.1mmol/L）的重度中毒患者，考虑血液透析。

三、三环类抗抑郁药中毒

（一）诊断

1. 过量服用三环抗抑郁药（TCA）能显著增加死亡率，摄入 ≥15～

20mg/kg 可导致死亡。

2. 临床症状可很快出现，过量服用后 1～2h 内病情急剧恶化，典型的中毒表现为心脏毒性、抽搐和昏迷。

3. 临床症状

（1）抗胆碱能反应：皮肤干燥温暖、无汗、瞳孔散大、尿潴留、窦性心动过速和谵妄。

（2）中枢神经系统：当服用超大剂量 TCA 时，患者意识水平发生改变，可迅速进展为昏迷，甚至导致癫痫发作。

（3）心血管系统：由于钠通道阻滞，通常会诱发心律失常并伴有低血压。

4. 进行心电图（ECG）检查。留意心动过速、心脏传导阻滞、交界性心律和室性心动过速（VT）伴进行性 QRS 波增宽和 QTc 间期延长等异常心电图表现。出现 QRS 间期＞100ms 和 R 波＞3mm 提示出现心脏毒性，以此可预测发生室性心律失常的可能。

5. 开通静脉通路，抽血者血常规、尿素和电解质，以及对乙酰氨基酚血药浓度，并给予心电监护及血氧饱和度监测。

6. 组织缺氧和酸中毒均会加重心脏毒性，应给予动脉血气分析或静脉血气分析监测。

（二）治疗

1. 高流量吸氧，输注生理盐水。

2. 针对意识状态改变、自主呼吸微弱或抽搐的患者，无论是否有心律失常，应请有经验的医师进行气管插管；应使患者适当过度通气使 pH 达 7.5，因为碱血症可降低心脏毒性的风险。

3. 对于摄入大量 TCA 的患者，即

使就诊不及时,也应在气道得到保护后尽快给予活性炭治疗。

4. 按照 1～2mmol/kg（1～2ml/kg)的负荷剂量给予 8.4％碳酸氢钠,随后以 20～100mmol/h（20～100ml/h)的浓度持续输注,以维持动脉 pH 在 7.50～7.55 之间。

(1)碳酸氢钠是 TCA 中毒的特效解毒剂,可提供高浓度的钠离子,从而降低心脏毒性。

(2)碳酸氢钠给药的适应证

①心律失常或心搏骤停。

②QRS 间期增宽＞120ms。

③给予生理盐水或胶体扩容后,仍存在持续性低血压。

5. 定期复查血气分析和电解质,以确保维持碱血症并避免出现高钠血症。

6. 通过复查 ECG 来监测心律失常并观察 QRS 间期延长的消失情况。

7. 当患者表现出明显的心脏毒性及神经毒性症状时,应转诊至 ICU 进行心电监测和支持治疗。

8. 对于单纯嗜睡和病情未见进展或心电监测稳定的患者应给予急诊留观治疗,直到镇静状态或抗胆碱能状态、谵妄等临床症状消失为止。

四、苯二氮䓬类药物中毒

(一)诊断

1. 这类药物单独服用较安全。有报道的死亡病例,其死因多与其他中枢神经抑制药（如阿片类药物和乙醇)混合过量服用有关。

2. 临床表现为嗜睡、呼吸抑制、共济失调和构音障碍。

3. 昏迷不常见,但对于老年人和其他镇静药物或乙醇混合服用时容易出现。

4. 开通静脉通路,抽血化验尿素和电解质及对乙酰氨基酚血药浓度。如果怀疑患者存在其他药物混服时,须进行特别的药物溯源。中毒患者须进行心电监护及血氧饱和度监测。

5. 进行基线心电图检查。

(二)治疗

1. 给予高流量吸氧。如果未采取气道保护措施,应左侧卧位防止误吸。

2. 生理盐水扩容维持正常血压。

3. 一般没有必要进行胃肠道毒物清除,除非患者存在药物混服或处于深昏迷状态,且操作前应给予气管插管保护气道。

4. 中毒患者应急诊留观,随后进行精神心理评估。

5. 氟马西尼是一种特异性苯二氮䓬类受体拮抗剂,除非有用药指征,否则可不用：

(1)氟马西尼可诱发室速、升高颅内压、诱发苯二氮䓬药物慢性滥用者的戒断反应,与三环类药物混服可引起癫痫发作。

(2)氟马西尼的潜在作用仅限于：拮抗程序化镇静中苯二氮䓬类药物所引起的过度镇静,特别是老年人。

五、阿片类药物中毒

(一)诊断

1. 阿片类药物包括阿片生物碱,如吗啡和可待因；半合成阿片类药物,如海洛因(二乙酰吗啡)和羟考酮,以及完全合成阿片类药物,如哌替啶和美沙酮。

2. 随着摄入剂量增加,阿片类药物可产生欣快感、瞳孔收缩、镇静、呼吸抑制和呼吸暂停。

3. 阿片类药物中毒的其他并发症包括低血压、惊厥、非心源性肺水肿和长期卧床所致的腹腔间隔室综合征。

4. 全面检查及评估潜在并发症,并排除其他原因所导致的精神状态改变,如脓毒症、神经损伤、中风和代谢性疾病(见第 1 章第四节)。

5. 送血检查尿素和电解质、血糖和对乙酰氨基酚血药浓度,完善心电图检查。

(二)治疗

1. 吸氧或辅助通气进行支持治疗。

2. 静脉推注纳洛酮 0.1～0.4mg 或从 0.1mg 逐渐增量,仔细评估滴定疗效,以实现更好地气道控制和充分通气,同时又不会诱发急性的戒断反应。

(1)纳洛酮是一种短效阿片受体拮抗剂,可通过肌内注射、静脉注射、皮下注射或气管内途径给药。

(2)纳洛酮较安全,很少出现并发症,但对于阿片类药物依赖者可能引起急性戒断反应和躁狂反应。

(3)纳洛酮可以扭转严重呼吸抑制、呼吸暂停及过度镇静,同时针对未明确诊断的昏迷伴有呼吸抑制和针尖样瞳孔的患者给予诊断性治疗。

3. 用药期间持续监测呼吸抑制和缺氧状态。由于纳洛酮的半衰期较短,必要时需连续给药。

4. 用药后患者须继续留观,尤其是对于缓释剂和作用持久的美沙酮,因为随着纳洛酮药效的逐渐消退,可再次出现呼吸抑制及镇静状态。

六、铁制剂中毒

(一)诊断

1. 急性铁中毒是一种可能危及生命的疾病,特别是把口服铁剂当成糖果的儿童中很常见。

2. 铁过量后的临床表现

(1)胃肠道毒性:出血性胃肠炎伴呕吐、腹痛和血性腹泻。摄入后 6h 内未出现明显的胃肠道症状,可有效排除严重铁中毒可能。

(2)全身中毒反应:低血压、休克、嗜睡、代谢性酸中毒、癫痫发作、昏迷,以及急性肝、肾衰竭。

3. 中毒程度可通过摄入铁的量来确定

(1)<20mg/kg:通常无症状。

(2)20～60mg/kg:以胃肠道症状为主。

(3)60～120mg/kg:全身中毒反应。

(4)>120mg/kg:可能致死。

4. 抽血检查血常规、尿素和电解质、肝功能、血乳酸、血清铁水平和静脉血气分析:

(1)血清铁水平在摄入后 4～6h 达到峰值。

(2)血清铁水平>90μmol/L 可引起全身中毒反应。

5. 要求使用腹部 X 线片（AXR）寻找残留的含铁片剂或含铁结块，因为大多数铁制剂可以在 X 线下显影。不过，如果 AXR 是阴性，也不能排除摄入可能。

（二）治疗

1. 具体处理方式取决于对病情的初始评估和患者的临床表现及铁摄入量的多少。

2. 对表现出胃肠道症状或全身毒性症状的患者开始积极的液体复苏，并采取胃肠道清除毒物法和螯合疗法，同时与高年资急诊科医师或临床毒理学家共同讨论如下问题。

（1）胃肠道清除毒物法

①不要给予活性炭或尝试催吐。

②如果有大量含铁片剂已经过幽门，则进行全肠灌洗。

（2）螯合疗法

①以 2mg/（kg·h）输注去铁胺，病情严重者可迅速增加至 15mg/（kg·h）。

②如果发生低血压，应降低输注速度。

3. 大多数患者不会表现出典型症状或仅出现轻度胃肠道症状。给予静脉补液以补充呕吐和腹泻导致的失水，应给予支持性治疗，同时临床观察至少 6h。

4. 所有中重度病例及时转诊至 ICU 治疗。

七、地高辛中毒

（一）诊断

1. 短期内大量服用及长期治疗可导致中毒，毛地黄和夹竹桃的摄入也会引起急性中毒。

2. 成年人中，短期大量服用地高辛往往是蓄意的，临床表现：①恶心、呕吐。②高钾血症。③心动过缓和室性心律失常。

3. 慢性中毒常发生在长期治疗的老年人中，可能由于肾损害、低钾血症、高钙血症和药物（如胺碘酮和奎尼丁）所诱导。临床表现：①恶心、呕吐、腹泻。②镇静、精神错乱、谵妄。③视觉障碍，如黄色光晕（黄视症）。④广泛的室性和室上性心律失常。

4. 开放静脉通路，送血检测尿素和电解质及地高辛血药浓度。

（1）地高辛的治疗范围为 0.5～2.0ng/ml。

（2）早期测定血药浓度以明确中毒的诊断，如怀疑急性摄入，4h 内重复测定地高辛血药浓度。

（3）在摄入后 6h 地高辛血药浓度最具预测意义。

5. 心电图检查

（1）急性和慢性摄入所导致的中毒均可观察到心律失常。

（2）最常见的心律失常有心动过缓、心脏传导阻滞、阵发性房性心动过速、心室异位心律和室性心动过速。

（二）治疗

1. 治疗取决于血流动力学的稳定与否、患者意识状态，以及是急性还是慢性中毒。

2. 开放静脉通路，低血压则予以液体复苏，持续心电监护，定期复查心电图。

3. 急性地高辛中毒

（1）对于过量服用且在 1h 内就诊的患者，给予口服活性炭。如果患者持续呕吐无法口服活性炭，也应重复给药，同时不应延迟其他的急救措施。

（2）输注高糖胰岛素和碳酸氢钠治疗高钾血症（见第 3 章第二节"高钾血症"）：请勿静脉注射钙剂，因为可能会诱发心搏骤停。

（3）地高辛特异性抗体（Digibind™）适用于：①心搏骤停。②血流动力学不稳定伴心律失常。③血清钾＞5.5mmol/L。④血清地高辛水平＞15nmol/L(11.7ng/ml)。⑤摄入的地高辛剂量＞10mg（儿童 4mg）。

（4）急性中毒后，应在 6h 内根据估算摄入地高辛的剂量或地高辛血药浓度来计算出所需的 Digibind™ 的剂量：如果急性摄入剂量未知，则从 5～10 瓶 Digibind™ 开始给予经验性给药。

（5）对所有急性中毒患者入院后进行心电监护，并密切观察至少 12h。

4. 慢性地高辛中毒

（1）停用地高辛药物。

（2）使用氯化钾 10mmol/h 静脉滴注纠正低钾血症，使用硫酸镁 10mmol/100ml 生理盐水在 30min 内以静脉滴注方式纠正低镁血症。

（3）对于表现出精神状态改变、心律失常或胃肠道症状的患者，在 30min 内静脉给予 2 瓶地高辛特异性抗体片段（Digibind™）。

（4）入院后针对心电不稳、肾损害及电解质紊乱应积极救治，如此一来，患者通常会较快恢复。

八、锂中毒

（一）诊断

1. 锂中毒：分为急性锂中毒和慢性锂中毒。当存在肾功能损伤或急性锂摄入＞250mg/kg(25g)的情况下，发病率和死亡率显著上升。

2. 急性中毒：临床表现。

（1）胃肠道：恶心、呕吐、腹泻。

（2）中枢神经系统：症状类似于慢性中毒，但如果无肾损伤且在充分给予晶体液扩容的情况下很少出现中枢神经系统表现。

3. 慢性中毒

（1）通常与肾脏损害、脱水过度、利尿剂或非甾体类抗炎药的使用以及充血性心力衰竭相关。

（2）慢性毒性的临床表现

①中枢神经系统

A. 轻度：震颤、反射亢进、共济失调、肌无力。

B. 中度：强直、低血压、木僵。

C. 重度：肌阵挛、昏迷和惊厥。

②慢性中毒的胃肠道症状不明显。

4. 开放静脉通路，送血检测尿素和电解质、血糖、血清锂水平。

5. 心电图检查。

（二）治疗

1. 急性中毒

（1）禁用活性炭。

（2）使用生理盐水扩容纠正低血压、氯化钠和水的不足，并维持尿量每小时＞1ml/kg。

（3）大多数患者经充分液体复苏后很快恢复，同时须观察直至精神状态恢复正常,血清锂水平下降且＜2.5mmol/L。

(4)对于肾功能受损、经治疗后血清锂水平未下降或神经系统表现进行性加重的患者,考虑血液透析,同时联系 ICU 进行救治。

2. 慢性毒性

(1)停用锂剂药物,输注生理盐水以纠正低血压、氯化钠和水不足,并保持充足尿量。

(2)将以下患者转诊至 ICU,考虑血液透析治疗:

①神经系统异常,如精神状态改变、昏迷或惊厥。

②血清锂水平＞2.5mmol/L。

③持续性肾损害。

九、茶碱类中毒

(一)诊断

1. 短期内摄入茶碱量＞10mg/kg 或长期服用可能导致中毒。两者均能引起显著的发病率和死亡率。慢性中毒同时如果出现并发症或同时服用影响肝脏代谢的药物如磺胺类和红霉素则会加重病情。

2. 临床表现

(1)胃肠道:恶心、腹痛、顽固性呕吐。

(2)心血管:窦性心动过速、低血压和心律失常。

(3)中枢神经系统:焦虑、烦躁和失眠。

(4)呼吸急促、低钾血症、代谢性酸中毒、惊厥、昏迷和室性心动过速。

3. 当因过量服用茶碱缓释片而引起的急性中毒时,显著的临床表现可延迟长达 12h。

4. 开放静脉通路,完善尿素和电解质、肝功能、血糖、茶碱血药浓度等检查。短时间内过量服用所引起的严重中毒,有可能会发生低钾血症、低镁血症、高血糖和代谢性酸中毒,须在临床中密切监测。

5. 茶碱血药浓度的监测

(1)急性中毒

①茶碱血药浓度＞25mg/L 时可出现中毒症状。

②40～80mg/L 为严重中毒,＞100mg/L 可能致命。

(2)慢性中毒:茶碱血药浓度＞20mg/L 会引起临床症状,＞40mg/L 可能危及生命。

6. 完善心电图检查,并给予心电监护。茶碱中毒时心律失常比较常见,包括窦性心动过速、室上性心动过速、心房扑动和室性心动过速。

(二)治疗

1. 开放气道,给予高流量吸氧。监测心电图,同时给予生理盐水维持血压,给予钾盐纠正低钾血症。

2. 急性过量服用茶碱,无论时间长短,就诊时均需给予口服活性炭治疗,并且每隔 4h 重复给药 1 次。

3. 给予高剂量的甲氧氯普胺 10～40mg 静脉注射治疗顽固性呕吐,如果疗效不佳,给予昂丹司琼 8mg 静脉注射。

4. 给予咪达唑仑 0.05～0.1mg/kg、地西泮 0.1～0.2mg/kg 静脉注射或劳拉西泮 0.07mg/kg 静脉注

射,最大剂量 4mg 治疗癫痫发作,同时需要给予气管插管保护气道。

5. 对于室上性心动过速,仅在非哮喘患者中给予 β 受体阻滞药,如普萘洛尔 1mg 静脉注射,注射时间 1min,重复给药直至最大剂量达到 10mg。

6. 所有中毒患者均需入院进行心电监护,并将重度中毒、反应迟钝和癫痫发作患者转诊至 ICU 进行血液透析或活性炭血液灌流治疗。

十、β 受体阻滞剂中毒

(一)诊断

1. β 受体阻滞剂中毒通常与摄入普萘洛尔、合并心脏疾病以及过量服用钙通道阻滞剂复方制剂和三环类抗抑郁药相关。

2. 典型的中毒症状常在过量服药 6h 之内出现,多表现为:

(1)心动过缓、心律失常、低血压和心源性休克。

(2)镇静、意识改变、惊厥和昏迷。

3. 开放静脉通路,抽血检查尿素和电解质,由于阿替洛尔可引起低血糖,因此还需检测血糖水平,同时给予心电监护及血氧饱和度监测。

4. 完善心电图,因为中毒可以引起 QRS(普萘洛尔)和 QTc(索他洛尔)延长,从而引起传导障碍,如房室传导阻滞、右束支传导阻滞、室性心律失常。

(二)治疗

1. 保持气道通畅,高流量吸氧,静脉补液治疗低血压。

2. 尽早口服活性炭。

3. 给予阿托品 0.6~1.2mg 静脉

注射治疗心动过缓,最大剂量为 0.04mg/kg。

4. 如果阿托品治疗效果不佳,可以给予肾上腺素或异丙肾上腺素静脉泵入,维持患者的器官灌注,必要时可安装心脏起搏器。对于普萘洛尔严重中毒所致的 QRS 波增宽,可给予 8.4% 碳酸氢钠 1~2mmol/kg(1~2ml/kg)。

5. 有中毒症状的患者应及时转诊至 CCU 或 ICU 治疗。

十一、钙离子通道阻滞剂中毒

(一)诊断

1. 钙离子通道阻滞剂中毒通常与自身患有的心脏基础疾病、药物共服、治疗不及时、高龄和摄入特异性钙通道阻滞剂(CCB)有关。维拉帕米缓释片和地尔硫䓬缓释片容易造成 CCB 中毒。

2. 中毒症状及体征常在 2h 内出现,缓释制剂可延迟长达 8h,症状包括

(1)胃肠道症状:恶心和呕吐。

(2)心血管症状:低血压、窦性心动过缓和复杂性心律失常。

(3)中枢神经系统症状:嗜睡、言语不清、意识模糊、昏迷和惊厥。

3. 开放静脉通路,抽血检查尿素、电解质、肝功能和血糖水平,及时进行动脉或静脉血气分析,因为 CCB 中毒常伴有高血糖和乳酸酸中毒。

4. 完善心电图,因为 CCB 中毒会引起传导阻滞,如高度房室传导阻滞、完全性心脏传导阻滞和房室结快速心律失常。

（二）治疗

1. 保持气道通畅，高流量吸氧，补液治疗低血压。

2. 尽快给予口服活性炭。患者如果摄入大量缓释片，应积极进行胃肠道清理，如全肠道灌洗等。

3. 10%氯化钙10ml静脉推注，必要时可重复推注直至30ml，随后给予静脉输注。钙可增加心输出量，维持重要器官的血流灌注。

4. 如果血压和心肌收缩力持续下降

（1）以0.5～1.0μg/(kg·min)的速度静脉泵入肾上腺素，以维持器官灌注。

（2）给予大剂量胰岛素治疗[0.5～1.0U/(kg·h)]，联合50%葡萄糖输注，以维持血糖处于正常水平。

（3）尽早与毒物中心临床毒理学专业人士沟通讨论病情。

5. 将患者转至ICU进行心肺功能监测。

十二、一氧化碳中毒

（一）诊断

1. 一氧化碳中毒通常与燃料燃烧不充分有关，比如家用加热器排气管路堵塞，或汽车尾气的烟雾可以产生大量一氧化碳。这是一种无色无味的气体，是英国和澳大利亚自杀案例中最常使用的毒物。

2. 临床表现与中毒早期碳氧血红蛋白（COHb）浓度水平直接相关，而中毒后期COHb浓度水平缺乏预后价值。

（1）0%～10%：无症状（可见于吸烟者）。

（2）10%～25%：前额跳痛、恶心、呼吸急促。

（3）25%～40%：认知障碍、听觉和视觉障碍、头晕、共济失调和意识模糊。

（4）40%～50%：虚脱、昏迷和癫痫发作。

（5）50%～70%：低血压、呼吸衰竭、心律失常和心搏骤停。

（6）>70%：死亡。

3. 在进行临床判断时，强烈的临床怀疑是重要的。如果一个家庭有多个成员均出现类似的中毒症状，则高度怀疑一氧化碳中毒可能。

4. 脉搏血氧仪不能区分碳氧血红蛋白和氧合血红蛋白，所以血氧饱和度的真实值会产生误差。因此，所有病例均应监测动脉或静脉血气分析，以便于发现代谢性酸中毒和碳氧血红蛋白升高。

5. 开放静脉通路，抽血检查血常规、尿素和电解质、肝功能、肌钙蛋白、血清乳酸盐和血糖水平，女性应进行妊娠试验，检测β-人绒毛膜促性腺激素（β-hCG）。

6. 进行心电图检查，以便于发现心律失常或心肌缺血。

7. 昏迷患者须行胸部X线片（CXR）和颅脑CT扫描。

（二）治疗

1. 开放气道，通过带有气囊的储氧面罩给予纯氧吸入。对于昏迷患者，随时做好气管插管准备，保护及维持气道通畅，给予100%氧气优化通气。

2. 低血压患者应进行容量复苏，纠正酸碱代谢紊乱。低血压通常对液体有反应，必要时可能需要正性肌力药物来支持治疗。

3. 如果临床或影像学检查提示脑水肿，可给予 20% 甘露醇 0.5 ～ 1.0g/kg(2.5～5ml/kg)。

4. 如果发现患者意识不清、有明显的神经系统症状或已经怀孕，将患者转诊到高压氧（HBO）病房进行治疗。不过，由于 HBO 的疗效目前仍存在争议，因此每个地区转诊方式会有所不同。

十三、氰化物中毒

(一)诊断

1. 氰化物是一种快速强效的细胞毒素，经常用于工业和农业生产，但吸入氰化物烟雾之后往往会引起中毒。

2. 氰化物中毒的临床表现

(1)心血管：早期血压升高，之后出现严重低血压、心动过缓、心律失常、心血管循环障碍和心跳呼吸骤停。

(2)中枢神经系统：头痛、焦虑、镇静、呼吸抑制、癫痫发作和昏迷。

3. 开放静脉通路，抽血检查动脉血气分析和血乳酸水平。

4. 尽管氰化物的血药浓度无法快速获取，但乳酸＞10mmol/L 的高阴离子间隙代谢性酸中毒（高 AG 代酸）与氰化物中毒的临床表现是密切相关的。

(二)治疗

1. 评估和开放气道，给予浓度为 100% 的氧气吸入并准备液体复苏。

2. 如果时间允许，请立即联系上级急诊医师获取帮助和（或）临床毒理学专业人士的建议，同时给予以下药物。

(1)给予羟钴胺素 70mg/kg 至 5g 静脉滴注不少于 30min，而危重病例可静脉推注。尽管这种方法未得到临床证实，但此药解毒效果要优于依地酸二钴。

(2)25% 硫代硫酸钠 12.5g(50ml) 以 2～5ml/min 静脉注射，但此药禁止与羟钴胺素混合输注。

(3)如果症状没有改善或只有部分改善，在 15min 内重复上述步骤。

3. 将严重中毒的患者转诊到 ICU 治疗。

十四、氯喹中毒

(一)诊断

1. 过量服用奎宁、氯喹和羟基氯喹，仅摄入 2.5～5g 即可能致命，且剂量与死亡率正相关。

2. 奎宁（金鸡纳中毒）的临床表现与剂量相关

(1)轻度中毒：皮肤潮红、多汗、耳鸣、视物模糊、意识模糊、可逆性高频听力下降、腹痛、眩晕、恶心和呕吐。

(2)重度中毒：低血压、耳聋、失明、心律失常、心搏骤停。

3. 建立静脉通路，抽血检查血常规、尿素和电解质、肝功能、血糖和 β-hCG，给予心电监护和脉搏血氧监测。

4. 进行心电图检查，判断是否存在 QRS 波增宽、QT 间期延长和室性心律失常。

(二)治疗

1. 评估并确保气道安全，给予高

流量吸氧。针对低血压患者,着手开始进行液体复苏。

2. 针对过量服用氯喹＜1h 的患者,给予口服活性炭治疗。

3. 静脉注射咪达唑仑 0.05～0.1mg/kg、地西泮 0.1～0.2mg/kg 或劳拉西泮 0.07mg/kg,且最大量可增加至 4mg,以上药物可治疗癫痫发作和躁动,进而可以控制心动过速的发生。

4. 由于禁用镁剂,因此尖端扭转性室速时可注射异丙肾上腺素或安装心脏起搏器治疗 QT 间期延长。针对心电图 QRS 波增宽,可以使用 8.4% 碳酸氢钠 1～2mmol/kg(1～2ml/kg)进行治疗。

5. 针对严重中毒反应导致的失明、耳聋没有特殊的治疗方法,以支持治疗为主。

6. 将患者转入 CCU 或者 ICU 进行治疗。

十五、可卡因中毒

(一)诊断

1. 盐酸可卡因是一种白色细粉,能与小苏打混合制作成"强效可卡因"(游离碱可卡因)进行抽吸,摄入后可迅速进入脑循环,半衰期为 90min。

2. 可卡因滥用后的并发症

(1)呼吸系统:呼吸困难、气胸、肺炎和气道灼伤。

(2)心血管疾病:心悸、高血压、主动脉夹层、心肌缺血、心律失常和心搏骤停。

(3)神经系统:躁动、精神状态改变、精神错乱、晕厥、癫痫、局灶性神经

症状、颅内出血和昏迷。

(4)高热。

3. 根据病史和临床怀疑作出诊断,监测核心温度是否有高热。

4. 建立静脉通路,根据临床需要,抽血查血常规、尿素和电解质、肝功能、血糖和肌钙蛋白。为患者连接心电监护仪和脉搏血氧仪。

5. 进行心电图检查,判断是否存在心肌缺血、心肌梗死和心律失常。

6. 进行胸部 X 线检查。

(二)治疗

1. 评估并确保气道安全,给予高流量吸氧。

2. 给予静脉注射咪达唑仑 0.05～0.1mg/kg、地西泮 0.1～0.2mg/kg 或劳拉西泮 0.07mg/kg,且最大量可增加至 4mg,用于治疗癫痫、烦躁和控制心动过速、高血压和高热。

3. 通过舌下含服或静脉注射硝酸盐和苯二氮䓬类镇静药来治疗心肌缺血。

(1)如果发生心肌梗死,最好进行经皮冠状动脉介入治疗(血管成形术)。

(2)可能需要使用硝酸盐或硝普钠进一步控制高血压。

(3)对于 QRS 波增宽患者,给予 8.4% 碳酸氢钠 1～2mmol/kg(1～2ml/kg)。

(4)避免使用 β 受体阻滞剂,因为 β 受体阻滞剂会加剧 α-肾上腺素能介导的收缩血管作用。

4. 对所有需要大剂量苯二氮䓬类药物治疗以及存在心血管不稳定表现的患者,进行心电监护和留院观察。

十六、有机磷中毒

(一)诊断

1. 有机磷是一种有毒的杀虫剂,会产生过量的乙酰胆碱,具有毒蕈碱、烟碱和中枢神经系统作用。

2. 有机磷可通过皮肤、支气管及小肠迅速吸收。

3. 患者通常在摄入或暴露后 4h 内,出现不同程度的胆碱能危象。具体表现为:

(1)毒蕈碱样症状

①支气管分泌增多、支气管痉挛、呕吐、瞳孔缩小、心动过缓和低血压。

②多汗、流泪、流涎、大量腹泻和多尿。

(2)烟碱样症状:抽搐、震颤、无力、肌肉麻痹、心动过速和高血压。

(3)中枢神经系统症状:起初兴奋,之后是镇静和精神状态改变,最后导致抽搐和昏迷。

4. 建立静脉通路,抽血查血常规、尿素和电解质、肝功能和血胆碱酯酶。血胆碱酯酶是有机磷中毒的特异性标志酶,但酶的活性下降程度与病情和预后不完全一致。

5. 进行心电图检查以评估心律失常情况。

6. 由于有机磷中毒容易引起吸入性肺炎,因此须进行胸部 X 线检查。

(二)治疗

1. 准备脱去患者污染的衣服或清洗皮肤时,要求所有工作人员穿上隔离衣并戴上手套。

2. 吸氧,对于严重支气管痉挛和呼吸衰竭的,需熟练的医师进行气管插管。

3. 输注生理盐水纠正低血压并补充丢失的体液。

4. 静脉注射咪达唑仑 0.05～0.1mg/kg、地西泮 0.1～0.2mg/kg 或劳拉西泮 0.07mg/kg,且最大量可增加至 4mg,治疗癫痫发作。

5. 静脉注射阿托品 1.2mg,并迅速累加剂量给药,直到皮肤变干燥,支气管分泌物最少化。必要时可以给予大剂量的阿托品(50～100mg)进行治疗,不要依赖瞳孔扩大和心动过速作为停药的标志,因为这些临床表现不足以反映出是否出现阿托品化。

6. 对所有中、重度病例(氨基甲酸酯中毒除外)应静脉注射解磷定 2g(30mg/kg),静脉注射时间＞15min,然后给药 500mg/h,至少持续 24h。在停止治疗前,监测血浆或红细胞胆碱酯酶水平,并观察临床改善情况。

7. 由于某些有机磷如倍硫磷可发生迟发性麻痹、中间综合征,因此须将患者收入 ICU 进一步治疗。

> 提示:工作人员接触有机磷中毒的患者后,如出现头痛、眼睛刺激和肺部症状,可能是由于继发于碳氢化合物溶剂中毒而非有机磷本身。此时可以通过简单的镇痛和让工作人员脱离暴露环境来解决。

十七、百草枯中毒

(一)诊断

1. 百草枯是一种剧毒除草剂。大

剂量口服摄入与暴发性多器官衰竭密切相关。若患者幸存,会进行性发展为肺纤维化,4～6周后可能死于低氧血症。

2. 临床表现取决于暴露途径

(1)皮肤:局部刺激、红斑、水疱、溃疡。

(2)眼睛:角膜炎症、水肿、溃疡。

(3)口服摄入后全身系统性表现

①20%溶液摄入<15ml:恶心、呕吐和腹泻伴可逆性肺刺激。

②20%溶液摄入>15ml:咽坏死、多涎、肺炎、顽固性呕吐、吐血、严重腹痛和肠穿孔。

3. 建立静脉通路,抽血查血常规、尿素和电解质、肝功能、凝血功能和血糖。检测百草枯血清浓度,一般百草枯血清浓度>5mg/L可以致死。

4. 可通过向10ml尿液中加入1ml的1%二亚硫酸钠溶液进行尿液定性试验,如果尿液变蓝,则确定有百草枯摄入。

5. 进行心电图检查。

6. 进行胸部X线检查,判断是否出现纵隔炎、误吸、肺呼吸音浑浊和腹部内脏穿孔。

(二)治疗

1. 早期胃肠道清理至关重要。立即口服或通过鼻胃管给予50～100g活性炭。传统的替代吸附剂15%漂白土(膨润土)混悬液1000ml,现在已很少应用。

2. 只有当SaO_2<90%时才需吸氧,否则吸入氧气会增加肺毒性。

3. 立即将患者送入ICU,早期进行血液透析治疗。

第三节　化学烧伤

(一)诊断

1. 化学烧伤经常发生在家里、学校、实验室和工业事故中。

2. 大多数化学制剂是强酸或强碱,偶尔有磷和苯酚。

3. 碱烧伤一般比酸更严重,因为碱烧伤损伤得更深。

(二)治疗

1. 戴手套脱掉任何受污染的衣服,用大量自来水冲洗,持续冲洗至少30min。

2. 除氢氟酸外,请勿尝试中和化学物质,因为许多中和反应会产生热量,加剧损害。

3. 氢氟酸灼伤

(1)按以下步骤中和这些物质:

①将氢氟酸转化为钙盐,用浸泡有10%葡萄糖酸钙的敷料覆盖患处,或者用2.5%葡萄糖酸钙凝胶揉擦患处。

②如果疼痛和灼痛持续,皮下注射10%葡萄糖酸钙。

③局部静脉注射10%葡萄糖酸钙(类似于Bier阻滞技术),用于广泛肢体烧伤。

(2)皮肤吸收氟离子可能导致全身性氟中毒,导致低血钙、低镁血症、高钾血症与心搏骤停。

①浓度为70%的氢氟酸烧伤面积

仅为 2%～5%体表面积就可引起全身氟中毒。

②立即寻求上级急诊科医生的帮助,根据临床表现,静脉注射大量氯化钙和硫酸镁,监测血清电解质水平,心电图检查监测 QTc 延长情况。

4. 除非烧伤面积很小且患者无疼痛,否则将患者转诊至外科手术专业组。

5. 将全身性氟中毒患者转诊至 ICU。高钾血症可能需要血液透析。

延 伸 阅 读

[1] Murray L,Little M,Pascu O,Hoggett K (2015). Toxicology Handbook,3rd edition. Elsevier,Sydney.

[2] National Poisons Information Service TOXBASE®. http://www. toxbase. org/(poisons information).

[3] Therapeutic Guidelines. eTG complete Dec 2019. https://tgldcdp. tg. org. au/etg-complete

[4] Toxinz. http://www. toxinz. com/(toxicology first aid and management).

第 *15* 章　毒理学急症

第一节　蛇咬伤

澳大利亚毒蛇咬伤处置建议可拨打毒物信息中心（24h）服务电话131126。新西兰没有地方性毒蛇，但仍可以通过电话0800764766咨询国家毒物中心获得包括毒理学建议在内的毒物预防和教育信息。

蛇咬伤在英国极为罕见，但可能会出现在动物园管理员和爬行动物学家这两类人群中，或者与外来宠物意外接触相关。英国国家毒物信息服务处（24h）TOXBASE随时可提供处理方面的建议，咨询电话03448920111。

一、眼镜蛇咬伤

（一）诊断

1. 一些生活在澳大利亚的眼镜蛇是世界上毒性最强的蛇类。眼镜蛇的前毒牙小而锋利，并产生含有血液毒素、神经毒素和肌肉毒素在内的多种毒液。

（1）主要种类包括：棕蛇、黑蛇、泰攀蛇、虎蛇和死亡蝰蛇。

（2）大多数蛇咬伤为无毒的"干咬"，只有5%～10%的毒蛇咬伤会导致严重的中毒，澳大利亚每年只有1～5人死于毒蛇咬伤。

2. 尽管被蛇咬伤后的局部症状通常只有轻微的划痕或小的牙孔痕迹，但如被虎蛇和黑蛇咬伤后，可能会立即引起局部疼痛，几小时内出现局部瘀青或肿胀。

3. 蛇咬伤后有些临床表现可能是细微或者是多变的，但如发现以下表现，提示存在全身性中毒可能。

（1）非特异性表现，例如头痛、出汗、恶心、呕吐、腹痛、腹泻和一过性的低血压。

（2）存在下列组织特异性表现（符合其中任何一项）提示严重的中毒。

①实验室检测的血液毒性作用，包括无症状的毒液诱发引起的消耗性凝血功能障碍（VICC），此时会出现纤维蛋白原无法检测/国际标准化比值升高（INR）＞3.0/D-二聚体升高（10倍正常值），或引起咬伤或穿刺部位渗血、呕血、黑便或循环衰竭。

②血肌酐升高伴或不伴肾衰竭、血小板减少症和血管内溶血的血栓性微血管病。

③神经毒性作用，包括：上睑下垂、复视、吞咽困难和呼吸或远端麻痹。

④肌肉毒性作用，包括：肌肉疼痛或痛觉过敏伴肌酸激酶（CK）＞1000U/L、肌红蛋白尿和肾衰竭。

（3）突然发生循环衰竭、抽搐和心搏骤停（尤其是棕蛇）。

4. 建立静脉通路，并抽血检查血常规、尿素和电解质、肌酸激酶（CK）和凝血功能，包括激活的部分凝血活酶时间（APTT）和纤维蛋白原，同时进行心电监护和血氧饱和度监测。

5. 留取尿液进行尿蛋白、尿血红蛋白和尿肌红蛋白测定。

6. 尝试从咬伤（在压力绷带上仔细切开一个窗口）处或从尿液中采集拭子，使用毒液检测试剂盒（VDK）分析识别蛇的种类。除非是受过专业训练的爬行动物学家，否则仅凭肉眼观察和经验性"猜测"去判断毒蛇的种类是不可靠的，而且容易误诊。

7. 严重中毒须完善心电图（ECG）、胸部 X 线片（CXR）和肺活量检查。

（二）治疗

1. 确保采取急救措施应用绷带加压固定（PBI）技术阻止毒液通过局部淋巴管扩散。

（1）在咬痕周围用宽而结实的绷带包扎，向近端延伸并完全覆盖，绷带包扎要收紧，类似绷紧扭伤的脚踝。

（2）用夹板固定患肢，并与对侧肢体相固定，然后组织转运。

（3）保持压力绷带固定在位，直到第一组血液检查结果呈阴性并且患者无症状为止；如果中毒检测呈阳性，应在实施有效治疗并且全身情况得到改善后方可解除。

2. 通过面罩给予高流量吸氧，并关注是否有呼吸道受累的表现。

3. 针对全身性中毒明确的患者应给予抗蛇毒血清治疗。如果只有 VDK 结果呈阳性，而没有其他临床或实验室异常特征，则不给予抗蛇毒血清。

（1）抗蛇毒血清使用的适应证是存在临床症状，特别是即将出现的呼吸停止、难治性低血压、心律不齐和肾衰竭和（或）实验室检查结果异常，包括消耗性凝血功能障碍。

（2）如果通过 VDK 检测（或经爬行动物学专家判断）明确毒蛇种类，则给予相对应的单价抗蛇毒血清治疗。

①如果发生棕蛇中毒，首先注射 1000U 抗蛇毒血清，同时等待 12～18h 后凝血因子的再次合成。

②如果发生虎蛇中毒，给予 3000U 抗蛇毒血清；泰攀蛇中毒给予 12 000U 抗蛇毒血清；黑蛇中毒给予 18 000U 抗蛇毒血清；死亡蝰蛇中毒给予 6000U 抗蛇毒血清。

（3）如果中毒患者的毒蛇种类仍未明确，请紧急寻求专家意见。

①由于虎蛇是塔斯马尼亚州唯一的陆地毒蛇，因此，在该州被蛇咬伤后经验性给予一剂单价虎蛇抗蛇毒血清。

②在维多利亚州，应给予虎蛇和棕蛇抗蛇毒血清各一剂，涵盖所有重要医学物种。

③在澳大利亚其他各州发生蛇咬伤，应静脉注射一剂多价抗蛇毒血清，但此种血清价格昂贵并且发生过敏反应的风险更大。

（4）用生理盐水稀释至 1/10 浓度后，缓慢静脉滴注抗蛇毒血清至少 30min 以上。如果患者发生心搏骤停或出现循环衰竭,则应给予未稀释的抗蛇毒血清以挽救生命。

(5)用肾上腺素进行预处理无济于事,但肾上腺素必须处于备用状态,因为使用马血清来源的抗蛇毒血清时有可能发生过敏反应:尽管多达 1/3 的抗蛇毒药物可引起过敏反应,但严重过敏反应的发生率低于 5%。

4. 根据患者的免疫状况给予破伤风预防性治疗。

5. 将所有出现全身中毒表现的患者转诊至 ICU 或当地毒物学专科治疗。

6. 取下压力绷带,针对那些全身状况良好、无临床症状、初步血液检查正常的患者给予密切观察。

(1)去除绷带 1h 后重复实验室检查,包括 INR、APTT 和 CK。如果患者表现出异常症状或者出现任何中毒的临床表现,须使用抗蛇毒血清进行治疗。

(2)患者出院前须再观察 12h,进行仔细的临床检查,特别是有无迟发性神经毒性或肌毒性的表现。在去除绷带后的 6h 和 12h 再次重复相同的实验室检查,包括 INR、APTT 和 CK。如果这些检查保持正常并且患者状况良好,可准予出院。

二、蝰蛇咬伤

(一)诊断

1. 蝰蛇属包括北美响尾蛇、非洲犀咝蝰和蝰蛇,蝰蛇是英国自然界存在的唯一毒蛇。

2. 蝰蛇的毒牙相对较长,并可折

叠,咬伤后数小时内出现的局部反应包括:疼痛、瘀斑、肿胀和局部淋巴结肿大压痛。但是,只有不到 50% 的蛇咬伤可引起中毒,偶尔会发生全身性中毒反应而无局部反应。

3. 全身性中毒表现

(1)早期症状包括非过敏性严重过敏反应伴有短暂性晕厥和低血压、血管性水肿、荨麻疹、腹痛、呕吐和腹泻。

(2)晚期症状包括复发性或持续性低血压、心电图改变、自发性出血、凝血功能障碍、成人呼吸窘迫综合征(ARDS)和急性肾衰竭。

4. 开放静脉通路,完善血液检查,包括血常规、凝血功能、乳酸、尿素和电解质,以及肝功能检查。

5. 重症病例需完善 ECG 和胸部 X 线检查。

(二)治疗

1. 使患者保持冷静,在被咬伤口近心端用绷带包扎牢固,固定患肢并将患者迅速送往医院。

2. 通过吸氧、应用肾上腺素和补液治疗非过敏性严重过敏反应(请参阅第 1 章第五节)。

3. 对于严重的蝰蛇类中毒给予欧洲蝰蛇抗蛇毒血清。

(1)蝰蛇抗蛇毒血清的适应证

①低血压/酸中毒。

②心电图改变。

③外周血中性粒细胞增多。

④持续出血。

⑤咬伤后 4h 内肢体持续肿胀。

(2)将一小瓶 10ml 蝰蛇抗蛇毒血清加到生理盐水中稀释为 5ml/kg 的

溶液,输注至少 30min 以上,根据患者临床表现可以重复用药。

(3)对于抗蛇毒血清的过敏反应,立即使用肾上腺素。

4. 即使最初没有明显症状或体征,也应预防性使用破伤风抗毒素,并将所有患者转给医疗救治小组进行治疗。

第二节　蜘蛛咬伤

大多数蜘蛛咬伤可导致局部疼痛和红肿。某些种类的蜘蛛咬伤后可使患者出现严重的中毒症状,甚至有生命危险。

(一)诊断

1. 有毒蜘蛛包括赤背蜘蛛(澳大利亚)、黑寡妇(美国)和卡提波蜘蛛(新西兰)。一般雌性蜘蛛分泌毒液。蜘蛛咬伤中毒的临床表现:

(1)局部疼痛、红疹、出汗、淋巴结肿大和汗毛竖起。

(2)全身症状,比如头痛、恶心、呕吐、腹痛、全身出汗和低血压。

2. 澳大利亚有 40 多种漏斗网蜘蛛,其中雄性悉尼漏斗网蜘蛛的毒性最强。漏斗网蜘蛛中毒的临床表现:

(1)局部疼痛严重伴有红疹。

(2)全身肌肉痉挛、恶心、呕吐、腹痛、出汗、流泪和流涎。

(3)起初出现心动过速和高血压,之后逐渐发展为低血压、肺水肿,最后抽搐和昏迷。

3. 诊断的依据是病史和临床检查,实验室检查基本没有帮助。

4. 如果怀疑漏斗网蜘蛛咬伤,应立即做心电图(ECG)和胸部 X 线片检查。

(二)治疗

1. 漏斗网蜘蛛咬伤后立即施加压力绷带固定,阻止毒液扩散。但切勿在赤背蜘蛛中毒救治中使用此方法。

2. 通过冰敷或热敷进行一般的急救治疗,并给予口服镇痛药以缓解症状。

3. 所有患者均需在有监护设备的复苏区进行观察,评估并确保气道安全,并给予氧气吸入。当有抗毒血清使用指征时,可以开通静脉通路。

4. 抗毒血清治疗

(1)赤背蜘蛛抗毒血清

①如患者出现全身中毒症状或严重的不能控制的局部疼痛,可使用赤背蜘蛛抗毒血清。

②用 100ml 生理盐水稀释 2 瓶(1000U),缓慢静脉滴注 20min 以上。

(2)漏斗网蜘蛛抗毒血清

①如患者出现全身中毒症状或严重的不能控制的局部症状,可使用漏斗网蜘蛛抗毒血清。

②缓慢静脉注射两瓶(250U)抗毒血清,每 15 分钟重复 1 次,直到症状消失。

③将局部症状持续或全身中毒症状显著的患者转诊至重症监护病房(ICU)。

④全身状况良好且在拆除急救压力绷带后 4h 内无感染迹象的患者可出院。

第三节　海洋生物毒素中毒

在世界各地的沿海水域中发现了几种有害的海洋动物。对于大多数多刺鱼类造成的损伤可以通过温水浸泡的方法进行有效的对症治疗，而抗毒素疗法仅在少数特定情况下使用。

(一)诊断

1. 水母

(1)伊鲁坎吉水母(分布于澳大利亚)可以引起伊鲁坎吉综合征。此综合征开始仅有轻微局部疼痛，而 30～40min 后则出现严重的全身性肌肉痉挛、背部和腹部疼痛、高血压，以及肺水肿，甚至危及生命。

(2)箱型水母(分布于澳大利亚)。此类水母蜇伤后会出现严重的局部疼痛，同时皮肤出现交叉线性红斑，严重者可导致心跳骤停和呼吸衰竭，导致生命危险。

(3)蓝瓶僧帽水母或葡萄牙战舰水母(全球性分布)。此类水母蜇伤会引起严重的局部刺痛、皮肤红斑和椭圆形白色风团，很少会引起肌肉疼痛和(或)腹痛伴呕吐。

2. 有毒鱼类　如石鱼、狮子鱼、壮体南鲉(澳大利亚)或小鲈鱼(英国)。

(1)这些鱼有毒刺，可引起严重局部疼痛和水肿。

(2)全身临床表现，包括腹泻、呼吸抑制和低血压。

3. 海胆，火珊瑚(全球性分布)

(1)因为海胆表面许多细小的刺可能会脱落并进入关节腔、手掌或足底深处，因此会引起局部皮肤出现痛性红斑。

(2)火珊瑚会引起局部烧灼样疼痛，类似于水母蜇伤。

(二)治疗

1. 首先进行评估并采取气道保护措施　为循环衰竭和全身中毒症状的患者提供基础生命支持。

2. 水母蜇伤中毒急救

(1)箱型水母和伊鲁坎吉水母(热带地区)：用海水冲洗水母蜇伤的伤口，去除附着在伤口的触须，并用 5％醋酸(食醋)涂抹防止水母的刺丝囊对人体造成进一步伤害。

(2)蓝瓶僧帽水母(非热带地区)：用海水冲洗(禁用食醋)，去除附着的触须，然后将患处浸入 40～45℃ 的温水中，注意不要烫伤。

3. 水母蜇伤全身性中毒反应的急救

(1)伊鲁坎吉水母

①吸氧及阿片类药物镇痛，比如芬太尼 5μg/kg，每 10 分钟静脉注射一次，直至疼痛得到控制。

②如果无法通过镇痛来控制严重高血压，可以输注硝酸甘油(GTN)。

(2)箱型水母

①吸氧并开始液体复苏以纠正低血压。静脉注射吗啡 5～10mg 缓解严重的局部疼痛。

②如果阿片类药物难以控制疼痛，或者患者正处于休克或心搏骤停状态，

则给予箱型水母抗毒血清。

A．将 1 瓶(20 000U)抗毒血清用生理盐水稀释为 1/10 浓度,静脉输注至少 30min,心搏骤停时最多可静脉推注 6 瓶。

B．49.3％硫酸镁 0.1 ml/kg,最大量可用到 5 ml,静脉推注至少 15min以上,特别是对于心血管衰竭患者。

4．有毒鱼类

(1)将患处浸没在 40～45℃的温水中,避免烫伤。如果疼痛不缓解,则使用 2％利多卡因进行局部麻醉,并静脉注射吗啡 5～10mg。

(2)伤口清创,去除毒刺并根据患者的免疫状况预防性使用破伤风抗毒素。

(3)石鱼中毒出现全身性症状:每看到 2 个刺痕,就肌内注射一小瓶(2000U)石鱼抗毒血清。

5．海胆和火珊瑚

(1)在 40～45℃ 的温水中浸泡患处以缓解疼痛,注意避免烫伤,或使用麻醉剂局部阻滞。必要时进行伤口探查、冲洗和清创,并给予预防性破伤风抗毒素治疗。

(2)伤口如果较深或坏死,可口服抗生素治疗,比如多西环素 100mg,每日 2 次连服 5 天(儿童或孕妇禁用)。

第四节　蜜蜂和黄蜂蜇伤

(一)诊断

1．蜜蜂或黄蜂蜇伤引起的过敏反应导致的死亡人数,比其他所有有毒生物咬伤和蜇伤导致死亡人数的总和还多。

2．蜇伤后以局部疼痛为主,可能会引起严重的过敏反应,比如喉头水肿、支气管痉挛、低血压和循环衰竭(请参阅第 1 章第五节)。

(二)治疗

1．用刀刮掉蜂刺,而不要挤压。

2．过敏反应

(1)评估并保护气道、吸氧、开通静脉通路,如出现休克应进行液体复苏。

(2)尽早肌内注射 1/1000 的肾上腺素 0.3～0.5mg(0.3～0.5ml)。

(3)按 0.75～1.5μg/kg 剂量计算,缓慢静脉滴注 1/10 000 或 1/100 000 肾上腺素 50～100μg。如果出现循环衰竭,按 20～40ml/kg 输注生理盐水。

3．那些容易因蜜蜂或黄蜂叮咬而发生过敏的患者应随身携带预冲肾上腺素的注射器(EpiPen® 或 Anapen®)。

延 伸 阅 读

[1] Murray L,Little M,Pascu O,Hoggett K(2015)*Toxicology Handbook*,3rd edition,Elsevier,Sydney.

[2] National Poisons Information Service

TOXBASE. http://www. toxbase. org/(poisons information).

[3] Therapeutic Guidelines. eTG complete Dec 2019. https://tgldcdp. tg. org. au/etg-

complete

[4] Toxinz. http://www. toxinz. com/(tox-
inology first aid and management).

[5] University of Adelaide. *Clinical Toxi-*
nology Resources. http://www. toxi-
nology. com/(global toxinology data-
base).

第**16**章　环境因素所致急症

第一节　高温、寒冷和淹溺

一、中暑

当体内产热或者外源性受热超过了自身的散热能力时,就会导致中暑。

高温、运动、肥胖、发热、耐热性差、皮肤病(如牛皮癣或湿疹)、摄入酒精和相应药物(如抗胆碱能剂、可卡因和安非他明)都易导致中暑。

(一)诊断

1. 轻、中度中暑　体温调节功能仍保持正常。

(1)热痉挛:在炎热环境下剧烈运动,因低钠和脱水而产生痛性肌肉痉挛。

(2)热衰竭

①表现为口渴、痉挛、头痛、眩晕、厌食、恶心、呕吐。

②患者面色潮红、流汗,直肠温度可达38~39℃。

③因脱水继发心动过速和直立性低血压。

2. 严重中暑:热射病　体温调节功能障碍,直肠温度超过40℃。

(1)典型(非劳力型)热射病(CHS):典型(非劳力性)热射病通常累及高温环境中的老年人或者婴幼儿。

(2)劳力型热射病(EHS):劳力型

热射病与年轻人在高温下运动有关。

(3)症状包括头痛、呕吐和腹泻,伴随精神状态改变,进而出现攻击性或怪异性行为、晕厥、癫痫和昏迷。

(4)患者皮温升高且干燥,但是多达50%的劳力型热射病患者表现为大汗。

(5)患者表现为面色潮红、呼吸急促、心动过速和低血压。常见的并发症为肌强直、横纹肌溶解、一过性偏瘫、瞳孔扩大、弥散性血管内凝血(DIC)和多器官功能衰竭。

(6)建立静脉通路和留取血标本检查血常规、凝血功能、尿素和电解质、血糖、肝功能检查(LFT)、肌酸激酶(CK)和乳酸。

(7)完善动脉血气分析检测,同时为患者进行心电监护和脉搏氧监测。

(二)治疗

1. 热痉挛

(1)将患者移至凉爽环境中休息,口服含盐液体或者静脉滴注1L生理盐水。

(2)患者通常可以迅速恢复并出院回家。

2. 热衰竭

(1)将患者移至凉爽环境中休息,

静脉滴注 3L 生理盐水。

（2）温水擦浴和风扇降温。

（3）入院观察，特别是老年人或者体位性低血压持续存在的患者。

3. 热射病

（1）吸氧使目标氧饱和度在 94% 以上。同时，联系高年资急诊科医生请求帮助，并行气管插管保护气道。

（2）通过温水擦浴、风扇、冰毯，以及将冰袋放置在患者腹股沟和腋窝区进行紧急降温，直到核心温度 <38.5℃。

①避免过度寒战，同时切勿静脉注射氯丙嗪 25mg，因其有多种不良反应。

②退热药如阿司匹林和对乙酰氨基酚在热射病的治疗中并无作用。

（3）静脉滴注 1L 冷却的生理盐水不少于 20min，同时根据血压、血清钠离子水平和尿量给予补液。

（4）静脉注射咪达唑仑 0.05～0.1mg/kg 至 10mg，地西泮 0.1～0.2mg/kg 至 20mg 或劳拉西泮 0.07mg/kg 且最大量可增加至 4mg，用于控制癫痫和（或）躁动。

（5）监测血糖以防发生低血糖等并发症。一旦发生低血糖，应给予 50% 葡萄糖 50ml，并继续检测血糖，预防再次发生低血糖。

（6）横纹肌溶解时给予 8.4% 碳酸氢钠 50ml 和 20% 甘露醇 0.5～1.0g/kg（2.5～5ml/kg），并保持每小时 1～2ml/kg 的尿量。

（7）将患者转至重症监护室（ICU）进行镇静、气管插管和持续降温治疗，并排除感染和其他引起高热相关综合

征的病因。

二、其他高热相关综合征

高热相关综合征可能与特定的药物治疗有关，如抗胆碱能药物、5-羟色胺激动药、多巴胺拮抗药和吸入性麻醉药。诊断高热相关综合征，首先要排除脓毒症的诊断。

（一）诊断

1. 神经阻滞剂恶性综合征

（1）使用多巴胺受体阻滞剂（如抗精神病药物、氯丙嗪、氟哌啶醇）和一些止吐药（胃复安）出现的罕见但可能致命的综合征。

（2）患者可能曾服用多巴胺受体激动药，如左旋多巴或溴隐亭并突然停用。

（3）临床特点为肌强直、反射迟钝、运动迟缓、精神状态改变、锥体外系症状和高热。

2. 5-羟色胺综合征

（1）5-羟色胺综合征是中枢神经系统（CNS）5-羟色胺受体过度刺激的临床表现。

（2）5-羟色胺综合征原因可能是与以下药物联合应用有关：比如共同服用选择性 5-羟色胺再摄取抑制剂（SSRI）、单胺摄取抑制剂、锂、镇痛药（如芬太尼或曲马多）、止吐药（如昂丹司琼）和非法药物（比如安非他明或可卡因）。

（3）严重者表现为躁动、反射亢进、从下肢到全身的肌强直、肌阵挛、自主神经功能紊乱、精神状态改变和高热。

3. 恶性高热综合征

（1）一种罕见的常染色体显性遗传

病,个体接触挥发性麻醉剂或琥珀胆碱期间或接触后发生恶性高热。

（2）临床体征表现为肌强直、高碳酸血症、心动过速、高血压、出汗和心律失常。

4. 立即建立静脉通路,紧急留取血标本检查血常规、凝血功能、电解质和肝功能检测（ELFT）、肌酸激酶（CK）、乳酸等。如怀疑脓毒症,抽取两组血标本进行血培养。

5. 完善动脉血气分析,做心电图,并留取中段尿培养。

（二）治疗

1. 高流量吸氧并静脉滴注生理盐水。

2. 监测体温,给予支持性治疗、入院治疗或者转入 ICU 治疗。

（1）当体温＞38.5℃,需持续监测患者核心温度。

（2）温度＞39.5℃合并精神状态改变时提示病情危重。建议高年资医师给予气管插管机械通气保护气道,应用肌松药物,防止肌颤进一步产生热量,导致多器官功能衰竭、神经损害和死亡。

3. 神经阻滞剂恶性综合征。口服或经鼻胃管给予溴隐亭（多巴胺激动剂）。每 8 小时给予 2.5mg,中重度患者增加到每 4 小时给予 5mg（最高30mg/d）。

4. 5-羟色胺综合征

（1）口服或经鼻胃管给予赛庚啶8mg,轻至中度患者每 8 小时重复一次给药。

（2）静脉注射咪达唑仑 0.05～

0.1mg/kg 或安定 0.1～0.2mg/kg 以达到轻度镇静的目的。

5. 恶性高热综合征。严重肌肉强直和高热患者应静脉注射丹曲林1mg/kg。如不能缓解,增加剂量到1～2.5mg/kg［最高为 10mg/（kg・24h）］。

三、低体温

当身体散热超过产热和储热能力时,且核心温度＜35℃（95℉）,即为低体温。

轻度低体温分为核心温度 32～35℃（89.6～95℉）,中度低体温为核心温度 29～32℃（84.2～89.6℉）,重度低体温为核心温度＜29℃（84.2℉）。

（一）诊断

1. 低体温的易发因素

（1）暴露于低温环境下,特别是在风雨中。

（2）暴露在冷水中。

（3）昏迷不醒的病人,或服用镇静药（尤指酒精）的患者。

（4）合并其他疾病的婴儿或老年人,如卒中、脓毒症、糖尿病酮症酸中毒（DKA）。

（5）内分泌疾病,如黏液性水肿或垂体功能减退性昏迷（罕见）。

2. 临床表现

（1）轻度低体温:判断力差、嗜睡、共济失调、寒战和呼吸暂停。

（2）中度低体温:心动过缓、低血压、呼吸过缓、神志不清、寒战停止。

（3）重度低体温:患者处于昏迷状态,可表现为脉搏无法扪及、反射消失、血压测不出、瞳孔散大固定等死亡体征。

3. 用低读数的温度计直接测量核心温度，这比任何鼓膜测温装置都更准确。

4. 检查血常规、尿素和电解质（U&Es）、肌酸激酶（CK）、凝血功能、血糖水平、血气分析。胰腺炎与低体温可能相关，检查血清脂肪酶/淀粉酶。

5. 心电图检查

（1）查看是否存在心动过缓、QRS波低电压、房颤和 QT 间期延长。

（2）在核心温度<32℃时，产生特征性 J 或 Osborn 波。Osborn 波可强烈提示低体温，但这种波不一定出现。Osborn 波偶尔也见于其他疾病，比如创伤性脑损伤、蛛网膜下腔出血和高钙血症。

6. 胸部 X 线检查。

(二)治疗

1. 轻度低体温

（1）去除潮湿衣物，用暖和的毛毯、棉被或聚乙烯材料包裹患者，以减少蒸发、对流和传导导致的热量散失。

（2）给清醒且寒战的患者补充水分，提供高能量食物和热饮料。

2. 中度低体温和重度低体温（核心温度≤32℃）

（1）去除潮湿衣物，用暖和的毛毯、棉被或聚乙烯材料包裹患者，以减少蒸发、对流和传导导致的热量散失。

（2）高流量吸氧，气体加热至 42～46℃（108～115℉）并加湿。

（3）使用 Bair Hugger® 空气升温毯，控制核心温度升温目标，在年轻患者中为 1℃/h，在老年患者中为 0.5℃/h。

（4）使用专用加热器加热液体至 43℃（109℉）进行静脉输液。避免输液过多引起肺水肿。

（5）在进行任何气道操作时要特别小心（如气管插管），建议由高年资急诊科医师完成，因为对于严重低体温患者来说，气管插管可能会诱发室颤。

3. 低体温患者心搏骤停

（1）重度低体温（核心温度<29℃）

①发生室颤时，可尝试双向波 150～200J 单次电除颤。

②常规的复苏药物通常无效，肾上腺素、去甲肾上腺素和胺碘酮的疗效降低，复苏时间延长。

③使用加热到 40℃的等张盐水进行腹膜腔和胸膜腔灌洗，提供积极的主动体内复温，目标是使核心温度上升到至少为 33℃。

④如果条件允许的话，也可以进行体外血液复温。

（2）中度低体温（核心温度 29～32℃）

①尝试单次电除颤。

②使用常规复苏药物，两次给药间隔时间加倍。

（3）核心温度≥33℃，采用常规复苏方案。

（4）对低体温导致的心搏骤停应持续进行复苏，直到核心体温上升到至少 33℃，或直到高年资医师建议停止复苏为止。低体温导致的心搏骤停可能需要较长时间进行复苏，并且采取之前所述的相关积极治疗措施。

四、淹溺

(一)诊断

1. 淹溺是澳大利亚和欧洲常见的意外死亡原因。淹溺定义为面部和上呼吸道或全身浸没于液体后导致原发性呼吸系统损害的过程。

2. 缺氧持续时间是决定预后和神经功能完全恢复的最重要因素。在到达医院后,有自主循环和呼吸的患者通常有良好的预后。

3. 肺部湿啰音提示溺水,有缺氧的风险。早期认为海水(高渗性)淹溺和淡水(低渗性)淹溺之间的区别在临床上意义不大。但是淹没于污染的水,如污水,须使用抗生素预防性治疗。大约 15% 的溺水者是"干性溺水",这种溺水继发于喉痉挛,表现为肺中只有少量液体或无液体。

4. 考虑其他相关危险因素

(1)既往损伤,特别是既往在潜水时有颈椎受伤史。

(2)既往疾病突然发作,如心律失常、低血糖或癫痫发作,可能导致淹溺。

(3)酒精或毒品(高达 50% 的溺水事件都与此有关)。

(4)低体温取决于水温和暴露时长。

5. 检查血常规、尿素和电解质、血糖、乳酸和动脉血气。给予心电监护和脉搏氧监测。

6. 心电图检查和胸部 X 线检查。

(二)治疗

1. 监测直肠温度,如果核心温度较低,则需要为患者进行复温。

2. 如果患者没有心跳或呼吸,开始心肺复苏。

(1)如果怀疑颈部受伤,则要小心保护颈椎。

(2)尽早置入鼻胃管进行胃肠减压。在基础生命支持的患者中经常会出现胃反流现象。

(3)在冷水中溺水,出现低体温的患者,此时如合并心搏骤停,可延长心肺复苏(CPR)时间,提高复苏成功率。

3. 高流量氧疗,并将氧饱和度维持到 94% 以上。

4. 以下情况需气管插管:昏迷或出现呼吸衰竭(FiO$_2$ 在 50% 的情况下 PaO$_2$<75mmHg(10kPa),或 PaCO$_2$>56mmHg(7.5kPa)),建议由高年资急诊科医师进行气管插管。

5. 将所有患者转到 ICU 治疗。

(1)延迟性成人呼吸窘迫综合征(ARDS)可能在淹溺后 6～72h 发生,以前称为"二次溺水"或淹没后综合征。

(2)对昏迷患者进行脑保护。预防和治疗低血糖、低血压、癫痫发作和颅内高压。维持正常碳酸水平。

第二节　潜水相关急症

气压病是指暴露于高于正常大气压的气体后出现的临床并发症。临床上表现为减压病(DCI),可根据急性程度、进展情况、有无气压伤及受累脏器等进一步分类。

减压病是最常见的潜水相关性疾

病,如水肺(自携式水下呼吸器)潜水。

一、减压病

当惰性氮气没有被肺部排出,而是在静脉和淋巴系统或身体组织内形成气泡,就会发生 DCI。

(一)诊断

1. DCI 一般在浮出水面几分钟内或潜水之后 48h 出现症状。任何在潜水后数小时内表现为 DCI 症状的患者必须引起重视,并给予及时治疗,除非有充足证据排除 DCI。

2. 临床表现

(1)轻度

①关节疼痛,从钝痛到剧烈疼痛不等。疼痛通常开始于大关节,如肘关节或肩关节,并可转移。

②异常的疲劳和不适感。

③皮肤瘙痒、局部红斑、猩红热样皮疹、淋巴结疼痛肿大和局部水肿。

(2)重度

①心肺

A."窒息感":胸骨后或胸膜性疼痛、呼吸困难、咳嗽和咯血。

B. 可能与心肌梗死、低血压和心律失常有关,并发展为呼吸衰竭。

②中枢神经系统

A."眩晕症":耳聋、耳鸣、眼球震颤、眩晕和恶心等耳迷路损害症状。

B. 运动和感觉丧失伴有偏瘫和截瘫。

C. 人格障碍、癫痫和尿潴留。

3. 开放静脉通路,留取血标本检查血常规、尿素和电解质、肝功能、血糖、肌钙蛋白、肌酸激酶(CK)等指标。

CK 峰值可作为判断急性气体栓塞严重程度的标志,但对治疗没有直接影响。

4. 有心肺症状的患者需完善心电图和 X 线检查。

(二)治疗

1. 用储氧面罩吸氧,吸氧浓度为 100%。患者采取仰卧位或左侧卧位。

2. 输注生理盐水,避免使用含糖溶液,以免加重中枢神经系统损伤。

3. 癫痫发作时,静脉注射咪达唑仑 $0.05 \sim 0.1 mg/kg$、地西泮 $0.1 \sim 0.2 mg/kg$,或劳拉西泮 $0.07 mg/kg$,最高可增加至 4mg。咨询高压氧科专科医师后,这些药物也可用于严重的迷路障碍。

4. 尽量减少使用强效镇痛药,特别是阿片类药物,以免掩盖症状。

5. 如果需要机械通气,气管插管气囊内注入生理盐水,避免气囊再加压时体积发生变化。

6. 无论患者症状如何,均将患者转诊至高压氧治疗中心治疗。

(1)提供之前 48h 内所有的潜水信息,包括深度和持续时间、气体混合物、症状出现时间和持续时间。

(2)关于诊断和治疗的问题,可致电当地或国家高压氧治疗中心进行咨询。在紧急情况下,打电话给警察或海岸警卫队,他们有相关的联系方式。

(3)航空长途转运需要加压至 1 个大气压。

二、伴有气压伤的减压病

(一)诊断

1. 中耳气压伤

（1）中耳气压伤是潜水者下潜时最常见的损伤。

（2）症状包括局部疼痛、耳鸣和传导性听力丧失。

（3）鼓膜充血或破裂，表现为疼痛突然缓解和轻微出血。

2. 内耳气压伤

（1）下潜过快而内外耳气压不平衡导致内耳气压伤。

（2）卵圆窗破裂和相关的淋巴管周围瘘导致眩晕、耳鸣和感音神经性耳聋。

（3）症状与迷路性中枢神经减压病较相似。

3. 鼻窦气压伤。局部疼痛发生在上颌窦和额窦，有时伴随鼻出血。

4. 牙齿气压伤。疼痛发生在补牙或龋齿内或周围，叩诊受累牙齿时也会疼痛。

5. 肺气压伤。肺气压伤是上浮过程中发生的最严重的气压伤，会导致：

（1）伴有胸痛和呼吸困难的肺气肿、气胸或纵隔气肿。

（2）动脉气体栓塞

①冠状动脉栓塞，导致心脏疼痛、心律失常和心搏骤停。

②脑循环栓塞，在上浮前或上浮后5min 内突然出现神经系统症状（没有中枢神经减压病所见的延迟）。从意识障碍到癫痫或昏迷的任何神经系统症状或体征都有可能发生且有波动。

6. 开放静脉通路。留取血标本，检查血常规、尿素和电解质、肝功能水平、血糖和心肌标志物。

7. 有心肺症状的患者需要检查心电图，并进行胸部 X 线检查排除气胸或纵隔气肿。

（二）治疗

1. 中耳气压伤

（1）给予镇痛药，如对乙酰氨基酚500mg 和磷酸可待因 8mg。

（2）如果出现鼓膜破裂，给予阿莫西林 500mg，每日 3 次，连续口服 5 天，并将患者转至耳鼻喉科门诊进一步治疗。

（3）在鼓膜完全愈合前，患者不能再次潜水。

2. 内耳气压伤　立即请高压氧科会诊，讨论是否为迷路中枢神经减压病。

3. 鼻窦和牙齿气压伤　给予镇痛药如对乙酰氨基酚 500mg，磷酸可待因 8mg。

4. 肺气压伤

（1）如果出现严重气胸，吸氧并置入胸腔闭式引流（见第 18 章第五节"胸腔置管"）。纵隔气肿和肺气肿采取保守治疗。

（2）如怀疑为动脉气体栓塞

①保持患者左侧卧位（不采取头低脚高位，因为可能会升高颅内压）。

②用储氧面罩吸氧，吸氧浓度为 100%。

③开放静脉通路，输注生理盐水。

④静脉注射咪达唑仑 0.05～0.1mg/kg、地西泮 0.1～0.2mg/kg 或劳拉西泮 0.07mg/kg，最高可增加到4mg，用于控制癫痫发作。

⑤应尽快将患者转移至最近的高压氧治疗中心。即使在症状明显好转后，也可能发生迟发性病变，导致病情恶化，因此仍需高压氧治疗。

第三节 触电和雷击

影响电损伤严重程度的因素包括：交流电、直流电、电阻、电压、电流通路、触电的面积和时间。

皮肤的电阻会因潮湿而降低，这会增加电流通过和受伤的可能性。

电损伤可分为四类：低压触电、高压触电、电灼伤、雷击伤。

一、低压触电

(一)诊断

1. 低压触电主要发生在家中，由于电气设备故障或因疏忽造成。家用电压通常为 240V 交流电（AC）（注：美国、澳大利亚、新西兰、加拿大为 240V，我国家庭用电电压是 220V）。

2. 交流电比直流电更危险，并可能引起强直性肌肉痉挛。电流接触持续时间越长，受伤的可能性越大。手握住电源会使手部肌肉痉挛，导致无法自行松手，并加重损伤，特别是出汗时。

3. 低压电损伤引起局部组织坏死，接触面通常是全层烧伤。血管和肌肉组织会出现广泛潜在的热损伤，出口（接地）可能有类似烧伤的痕迹。

4. 如果电流穿过心脏或大脑，可能发生心律失常（包括心室颤动）和意识不清。

5. 连接心电监护和脉搏血氧监测仪，做 12 导联心电图。

6. 如有昏迷、意识模糊或局灶性神经系统症状，进行头部 CT 扫描。

(二)治疗

1. 心脏或呼吸骤停时需进行心肺复苏（见第 1 章第一节）。

2. 氧疗，且维持氧饱和度＞94％。

3. 静脉输生理盐水进行液体复苏，如有肌红蛋白尿（茶色尿，尿试纸隐血假阳性），尿量应保持在每小时100ml 以上。

4. 用简单的镇痛方法治疗肌肉疼痛，如对乙酰氨基酚 500mg 和磷酸可待因 8mg。

5. 有心电图异常或有心律失常病史的患者需收入院进行心电监护。

6. 如果患者无意识改变或心律失常史，神经系统状态及心电图正常，且无明显的软组织烧伤，可出院。对于起初没有心律失常的患者来说，致命性迟发性心律失常是极为罕见的。

> **提示：**外部损伤程度不能用于判断内部损伤程度，尤其是低压电击伤。皮肤白色的水疱或小面积的皮肤破损可能伴有广泛的深层组织损伤，需要住院治疗，以寻找电击伤的进出口。

二、高压触电

(一)诊断

1. 高压触电主要发生来自＞1000V 高压电击，如电缆和发电站。高压触电造成的伤害通常是严重且致命的。

2. 损伤严重程度与下列情况相关

(1)电流在电击入口和出口处造成全层烧伤,或电击至衣物着火而引起烧伤。

(2)广泛的组织损伤、深层肌肉坏死,以及需要进行筋膜切开术的骨筋膜室综合征,并可能要截肢。

(3)强直性肌肉痉挛,导致长骨骨折、椎体挤压骨折、肌肉撕裂及关节脱位。

(4)因坠落而造成的间接伤害。

3. 根据电流通过路径,受累器官的临床表现

(1)肺:因呼吸麻痹和肺实质性烧伤造成的窒息。

(2)心脏:心搏骤停或心律失常。最常见的心脏停搏节律是室颤。

(3)中枢神经系统:意识模糊、昏迷、脑出血、脊髓损伤、周围神经损伤。

(4)胃肠道:肠穿孔、肠梗阻。

(5)肾脏:肌红蛋白和血红蛋白在肾小管沉积导致急性肾损伤。

(6)内脏组织和结缔组织:神经、肌肉和骨骼因热量、动脉血栓造成的直接损伤或者迟发继发性出血。

(7)眼睛和耳朵:瞳孔散大、葡萄膜炎、玻璃体出血、鼓膜破裂、耳聋和晚期发展为白内障。

4. 开放静脉通路补液。留取血标本,检查血常规、尿素和电解质、血糖、肌酸激酶(CK)、乳酸、血型鉴定和动脉血气分析。给患者接心电监护和脉搏氧饱和度监测。

5. 心电图检查。

6. 当怀疑有其他损伤时,应完善胸部 X 线检查、骨盆或四肢 X 线检查、必要时完善头部和颈部 CT 扫描。

(二)治疗

1. 评估气道并吸氧,根据血压和尿量进行液体复苏。液体需要量比单纯烧伤要多。如果有肌红蛋白尿,目标尿量为 100ml/h。

2. 检查是否有因跌倒继发的严重伤害,并进行相应的治疗。

3. 将患者转诊至烧伤科或外科住院。可能需要进行焦痂切开术、筋膜切开术、外科清创术和截肢。

三、电灼伤

(一)诊断

1. 从接触点到地面的外部电流通道与电弧放电有关。当电流穿过皮肤时,电能被转化为热能,短暂的高温可能会点燃衣物。

2. 电灼伤通常为表层热烧伤,但也可能导致真皮层甚至皮肤全层烧伤。如果衣物被点燃,可能会发生二次灼伤。

(二)治疗

1. 评估灼伤的程度和深度(见第 5 章第九节)。

2. 用荧光染色检查眼睛是否有角膜损伤。

3. 将灼伤部位包扎起来,并进行相应的治疗。

四、雷击伤

(一)诊断

1. 雷击可以在几毫秒内释放从 30

万 V 到 10 000 万 V 的直流电,其中大部分以"外部闪络"的形式经过人体表面。

2. 心脏或呼吸骤停(如工业和家庭电伤)导致死亡

(1)与高压触电损伤时发生室颤不同,雷击导致的心搏骤停最常见的节律是停搏。

(2)总死亡率高达 30%,而剩下 70% 的幸存者存在严重并发症。

3. 雷击伤可以产生一系列广泛的临床表现

(1)皮肤全层烧伤,通常为头部、颈部和肩膀,这可能与闪络效应点燃衣物有关。

(2)胸肌痉挛和呼吸抑制导致呼吸停止。即使在自主循环恢复后,呼吸停止仍可能持续存在,并可能导致继发性缺氧性心搏骤停。

(3)整个心肌去极化导致心搏骤停。

(4)严重的自主神经刺激伴高血压、心动过速和心肌坏死。

(5)神经功能障碍从起初的意识丧失、神经性耳聋和前庭功能障碍到周围神经损伤、脑出血、脑水肿和短暂的全身或肢体瘫痪(闪电性麻痹)。

(6)在受伤后 6h 内,皮肤形成"树枝状"和"羽毛状"斑纹,也称为雷击纹。

(7)其他损伤包括鼓膜破裂、角膜缺损、视网膜脱落和视神经损伤。

4. 抽血检查全血细胞计数(FBC)、尿素和电解质(U&Es)、肝功能、肌酸激酶(CK)、血糖、乳酸、血型鉴定(G&S)。

5. 进行心电图检查,根据临床情况进行创伤 X 线检查,比如胸部和骨盆 X 线检查、头部和颈椎 CT 检查。非特异性心电图改变包括 QT 间期延长和 T 波倒置。

> **提示:** 不要将瞳孔散大视为雷击后死亡的标志。瞳孔是完全可能恢复的。

(二)治疗

1. 如果没有脉搏或没有呼吸,进行标准心肺复苏救治方案(见第1章第一节)。

2. 评估气道,给予高流量吸氧。脱掉衣物,防止衣物燃烧导致皮肤二次灼伤。

3. 及早进行气管插管,以防止因头部和颈部烧伤软组织水肿引起的气道阻塞。紧急呼叫,寻求高年资急诊医师的帮助。

(1)通气支持对于预防继发于胸肌麻痹的缺氧性心搏骤停也是必不可少的。

(2)在气管插管和体格检查时,因脊柱创伤的风险依然存在且不易被发现,因此要做好预防性措施,保持脊柱和颈椎固定。

4. 静脉输注生理盐水

(1)以血压、尿量及代谢性和呼吸性酸中毒的程度作为指导,确保足够的液体补充。

(2)液体复苏,使尿量保持在 1.5ml/(kg·h) 以上,以促进组织坏死产物的排泄,如肌红蛋白和广泛横纹肌溶解产生的钾。

5. 检查跌倒后是否有严重损伤，并进行相应的治疗。

6. 所有患者均应收入院治疗，在没有发生继发性缺氧或其他创伤的情况下，初次雷击的幸存者预后很好。

> **提示：** 优先复苏心搏骤停的患者，这与灾难时大规模伤亡抢救处理顺序是相反的，灾难时大规模伤亡处理中，有存活希望的伤员则被优先治疗，而心搏骤停等病情危重的患者往往无法进一步抢救治疗。

延 伸 阅 读

[1] Therapeutic Guidelines. eTG complete Dec 2019. https://tgldcdp. tg. org. au/etgcomplete

第 17 章　行政和法律问题

第一节　一位优秀急诊科医师应具备的能力

一、出色的急诊诊疗

出色的急诊诊疗主要表现在以下方面：

1. 以关怀和富有同情心的方式进行清晰的沟通。

2. 倾听患者的声音，了解他或她要说什么并回答任何问题。

3. 在对患者进行评估时，从潜在的最危及生命或肢体的情况开始，目的是排除鉴别诊断（"剔除"），并完善可能的诊断（"纳入"）。

4. 征求意见，避免过早的寻求帮助。

5. 确保患者和亲属随时知道正在发生的事情和原因，以及之后还有可能发生什么。

6. 保持团队合作意识。无论是医疗、护理，还是辅助护理人员、行政人员或后勤服务人员，对所有急诊科同事一视同仁，平等相待。

7. 保存规范的急诊病历（见下文）。

8. 尽可能与家庭医生（GP）沟通（见下文）。

9. 知道如何用同理心来传达坏消息（见下文）。

10. 采用有效的风险管理方法（见下文）。

二、急诊病历

每位在科室接受检查的患者均应记录准确而简明的信息。根据每个科室的性质和设置，患者的详细资料有所不同。对电子化病历用同样的标准来要求。

1. 确保页面顶部的所有空格都已填写（通常由接诊人员填写），以充分识别患者。

2. 首先打印你自己的名字和签字，以及开始接诊患者的日期和时间。

3. 书写清楚。其他工作人员将阅读你的记录，如果字迹难以辨认，记录就毫无价值。现在电子病历很好地解决了字迹难辨的问题。

4. 记录病史和检查中所有的阳性临床表现及相关的阴性结果。避免使用缩写，除了明确公认的缩写，如血压缩写为"BP"。数字应该被命名而不是编号，"左"和"右"应该写完整。

5. 根据患者的记忆或从目击者那里对袭击或机动车碰撞事件做特别的记录。记录时用尺子测量瘀伤或撕裂伤的确切大小。警方或律师有可能在几个月甚至几年后要求陈述证词,所以不能仅仅依靠记忆。

6. 记录你的初步印象和鉴别诊断。

7. 记录所有的检查结果,包括对心电图或 X 线片的解读。

8. 是否与高年资急诊医师讨论了这个病例,他们的名字、等级、时间以及他们的确切建议均需记录。

9. 详细记录诊疗计划。

10. 给患者的所有口头的或书面的指示或建议均需记录。

11. 记录患者的治疗情况。

(1)如果你下班时把患者交给另一位急诊医师,记录交接班情况。

(2)如果你送患者住院,记录接收医师的姓名和资历以及转送患者的时间。

(3)记录患者收入院治疗的病区、会诊医师姓名及收治时间。

(4)如果可能,当患者转送到门诊时,记录诊室名称及会诊医师的姓名。

(5)当患者被转回到自己家庭医生那里时,将保存的所有急诊出院记录的副本交给家庭医生。现在电子化医疗记录使每个出院的患者都可以进行信息打印。

12. 在诊疗记录的末尾清楚地签上你的名字,并在下面打印你的名字和首字母,以便将来识别,除非这些内容是电子病历的一部分。

> **提示:**以上几点可能显得很普通,但对患者的医疗护理质量和治疗的连续性至关重要,并支持良好的风险管理实践。

三、与家庭医生沟通

尽可能与家庭医生进行沟通。

1. 打电话给家庭医生了解目前的治疗情况,包括患者自己不确定的药物和过敏史,以及最近复杂或不典型的表现。

2. 如果出现以下情况,请记录或生成电子版急诊出院记录。

(1)当家庭医生给你写了一封转诊信时。

(2)做任何检查的时候,即使它们都是正常也须记录,比如血液检查、尿液检查、心电图或 X 线检查。

(3)做出新的诊断时。

(4)开始新药治疗,或者改变或停止一个现有的治疗方案时。

(5)把患者转回给家庭医生进行进一步的诊疗和检查时,包括拆线或换药。

(6)把患者转给门诊时。

(7)患者入院或患者就诊途中死亡(或在急诊死亡)时。

3. 发传真或电子邮件。如果你给患者一份复印件,请让他亲手交给他的家庭医生。当你对患者转交信件的可靠性或能力有任何疑问时,或者假设信件很可能被打开和阅读时,可以将包含敏感信息的传真以邮寄或电子邮件形式转给家庭医生。

四、如何告知坏消息

1. 向亲属告知有关疾病加重、受伤或猝死的坏消息时,尤其是在意外受伤或心搏骤停时,必须在安静的谈话间单独进行交流。

2. 由有经验的护士和(或)社工陪同。自我介绍,同时确定哪些是患者最近的亲属,并坐在他们身边。

3. 切中要点,避免没必要的寒暄或客套话。使用"死亡"或"去世"或"危重"等词,然后简要描述事件。

4. 准备好触摸或握住患者亲属的手,表现出关心或同情。允许沉默一段时间,避免陈词滥调或虚假的同情,但鼓励提问并回答任何问题。

5. 理解亲属的反应可能会从麻木的沉默、怀疑、极度的悲痛过渡到愤怒、否认和内疚。

6. 当涉及死亡的问题时,鼓励已准备好的亲属去看望或触碰患者的尸体,并让他们单独对所爱的人说再见。

7. 向家属表示,护士或社工可以陪同他们在一起。

8. 询问亲属是否希望联系医院牧师或丧葬顾问。避免给情绪激动的亲属镇静剂,这只会让他们推迟接受患者去世这个事实。

9. 打电话或发电子邮件给家庭医生,并在适当的情况下通知验尸官。

10. 保存好患者的财物,无论其状况如何,由近亲属根据其意愿收好。避免自行取下后装塑料袋交给亲属。

11. 针对复苏失败或危重患者抢救后给自己和团队带来的压力和焦虑进行评估。

(1)试着聚在一起简单地谈论一下救治过程,表达一下自己的感受和情绪,而不是简单地汇报一下医疗方面的情况。

(2)感谢大家的努力,特别是陪护亲属的护士和尸体料理的护士。

五、风险管理和事件报告

有效的风险管理,其主要内容包括在感染控制实践中对医务人员的认证,比如洗手情况、事件监测和跟踪、投诉监测和跟踪、详细的医疗记录和风险教育等电子学习资源。

1. 识别出导致急诊事件和索赔的情况类型或识别出需要医疗辩护组织(MDO)提供医疗法律援助的急诊医师。其中包括:

(1)未能正确诊断病人的病情。

(2)延误诊断。

(3)治疗失败。

(4)对治疗的不满。

(5)对医师行为的不满。

(6)法医学协助

①有关患者的死因。

②包括验尸报告在内的医疗报告。

2. 向 MDO 报告的急诊事件常见原因

(1)误诊

①心肌梗死。

②脑出血,特别是蛛网膜下腔出血。

③阑尾炎。

④睾丸扭转。

⑤骨折,比如:舟骨、指骨、股骨颈、距骨、跟骨等。

(2)未能正确诊断或治疗

①肌腱/神经损伤,尤其是手或脚的撕裂伤。

②创伤/伤口感染,特别是不彻底的清创。

③异物,包括玻璃体和眼内异物。

④脊柱骨折。

(3)处方错误。

3. 采取以下策略将风险降到最低

(1)不要对患者抱有成见,不要漠视他或她的抱怨,也不要过早下结论。

(2)使用检查表或流程表,仔细考虑一下做出的决定,当不确定的时候,要向高年资急诊医师征求意见。

(3)遵循上述指导方针进行明确的急诊记录。

(4)成为一位优秀的沟通者(与患者、同事、护理人员和家庭医生)。

4. 如果认为事件可能会转化为投诉或索赔时,通知高年资急诊医师,并立即与 MDO 联系。这些事件包括:

(1)漏诊或延迟诊断。

(2)不良后果。

(3)通讯故障。

(4)遇到愤怒或不满的患者。

(5)自己"直觉"感到有些事情不太对劲。

5. 对事件的早期表现可以随后帮助减少发生索赔或诉讼事件。早期表现包括:

(1)诚实、开放和关心(避免抵触、回避或轻蔑)。

(2)用通俗的语言与患者谈论问题。

(3)对不利的结果表示遗憾和同情,包括说"对不起"。

(4)与医学同事联系,确保适当的随访。

(5)仔细记录(永远不要更新、更改或删除病历)。

(6)当还能记清楚事件的时候尽早联系 MDO。

第二节　分　诊

1. 患者来到急诊时,通常由经验丰富、受过专门训练的急诊科护士进行预检分诊,以便将资源首先分配给病情较重的患者。患者当前生理功能障碍和潜在疾病或损伤风险的严重程度经评估后,分诊护士根据相关的国家分诊量表将就诊患者给予分类。

2. 经过分类可以回答这样一个问题:"这个患者应该在……(时间)内接受医疗评估和治疗"。在这一时间段,急症治疗效果比较理想(表17-1 和表17-2)。

3. 儿童和疼痛的患者可以提升一个类别以尽快接受治疗。精神病患者根据心理健康状况量表进行分诊。

表 17-1　澳大利亚分诊量表

名称	治疗紧急性	数字编码
复苏	立即	1
危急	10min 内	2
紧急	30min 内	3
半紧急	60min 内	4
不紧急	120min 内	5

表 17-2　英国国家分诊量表

名称	治疗紧急性	数字编码
立即复苏	立即	1
非常紧急	10min 内	2
紧急	60min 内	3
标准	120min 内	4
不紧急	240min 内	5

4. 患者的分诊类别成为急诊考核的前瞻性指标,如等待时间(按分诊类别)、住院率和"不等待"(DNW)率。有助于预测最佳人员、资源、空间配置和预算需求。

第三节　获取知情同意、胜任力和拒绝治疗

一、获取知情同意和胜任力

1. 同意可以是默许的、口头的或书面的。然而,为了保证其有效性,内容必须是知情的、具体的、可自由回复并涵盖实际所做的全部事情,患者在精神上和法律上应该有能力回复。

2. 通常情况下,>16 岁的患者(更多的是>18 岁)可根据当地的法律法规签署或拒绝签署自己的知情同意书,但前提条件是他们被认定为有能力这样做。

3. 胜任力要求对所提议的内容、所涉及的选择、治疗方案和治疗的风险,以及不治疗的风险、可能的结果能够充分理解,并能够做出决定、进行沟通交流和再次选择。因此,胜任力包含了理解能力、评估能力、推理能力和选择能力。

4. 讲解所有操作的细节,并告知可能发生的并发症。患者必须理解所做治疗的意义和性质以及不接受该治疗的后果。

5. 如果患者被认为没有胜任力,即不能理解治疗的性质和影响,但处于挽救生命或防止对健康进一步严重损害的考虑,可以在未经同意的情况下给予紧急治疗。

6. 为了挽救生命,即使没有得到有胜任力患者的同意,医师也应在紧急情况下进行抢救。

7. 尽管对于大多数治疗,应征求父母或监护人(或紧急情况下的教师可以作为监护人)的同意,但 16 岁以下的患者,只要他们有能力理解医生所提出的治疗建议,就可以自行同意接受轻微治疗。

(1)特别是未经许可,医疗就诊信息不应提供给其他人,包括父母在内。

(2)即使父母或监护人拒绝,也应当对未成年人进行挽救生命的治疗,包括为耶和华见证会(译者注:耶和华见证会为非法社会组织)的未成年人进行输血治疗。

(3)必要时联系医院管理部门、儿科,至少应向法院申请指令。

二、拒绝治疗和自行出院

1. 如果患者拒绝住院和(或)对医师推荐的治疗计划予以拒绝,只要他们有能力并在知情情况下,即他们完全了解其行为的后果后,可允许他们不顾建议自行出院。

2. 仔细记录患者所说的话,以及他或她的反应,表明他们清楚地理解了这些问题。

(1)患者可以签署相对应的知情同意书,表示对自己的行为负责。

（2）更重要的是在医疗记录中详细记录细节,确切地记录讨论了什么以及记录患者的理解程度和所做的决定。

3. 如果患者拒绝签署任何知情同意书,或在知情同意书签署前失踪,则由证人签署在案,证人可以是一个高年资护士或者第 2 名医师。

4. 根据有关的《精神卫生法》,患有精神疾病的患者如果对自己或他人构成威胁,可以在违背其意愿的情况下被非自愿拘留(见第 13 章第三节"苯二氮䓬类药物及溶剂成瘾")。如果经治医师认为治疗患者更重要,患者可以根据普通的法律法规接受治疗。

5. 同样,根据普通的法律法规,如果存在继续治疗的需求,以这一需求为首要原则,可以违背患者的意愿,继续进行治疗,而这些患者大多是因酒精、药物或因疾病导致思维紊乱,而被认为不能正确进行判断,如为醉酒患者头部受伤进行治疗。

第四节　警察、验尸官和出庭

警方以多种方式参与急诊科诊疗活动。

一、警方要求提供患者信息

1. 患者在急诊的医疗信息是保密的,未经患者书面同意不得泄露,除非法医鉴定死因(或有检察官的调查令)。

2. 参与车祸调查的交警可以被告知全部涉案患者的姓名、地址和年龄,并有简要的伤情描述,尤其是关于车祸是否致命或者患者是住院还是被送回家的信息。

3. 医师可向高年资警官告知涉嫌严重罪行的患者的信息,如参与谋杀、强奸、虐待儿童、武装抢劫或恐怖活动等,从而维护公众安全利益。如果对警方提供资料是否恰当存在疑虑,可向高年资医师或医院管理部门征求意见。

二、警方要求与患者见面

1. 如果经医学健康评估后认为患者适合见面,在通知患者后,则允许警方与患者见面会谈。

2. 与患者见面会谈时,医师可能会建议有一个时间限制。

三、警方要求酒精呼吸测试或留取血样标本

1. 只要患者的临床状况不会受到不利的影响,医师应首先同意警察去执行任务。

2. 在某些情况下应当拒绝,如患者可能存在面部损伤、失去意识、病情危重或不能合作。当地法律仍然可以批准去抽取患者的血液样本进行酒精检测。

3. 告知患者,如果获得许可,医师已允许警方介入。并在急诊记录中注明患者当时适合与警方见面。

4. 警方的医务人员或警方的外科医师使用他们自己的设备来采样,在任何阶段都不涉及医院的设施。一般情

况,当地法律规定可能会指示急诊医师抽取血样。

四、警方要求出具医疗证明

1. 这一声明的目的是作为一份记录,在不需要医师在场的情况下,在法庭上宣读。

(1)患者必须首先提供书面同意,然后才能披露医疗机密信息。

(2)使用警方提供的预先打印好的表格。

(3)详述医师的全名、年龄、联系地址和电话号码、医师资格、工作状况、雇用单位和雇用期限。

(4)说明在急诊值班的日期、医院的名字和患者的检查时间。

(5)继续填写患者的全名、年龄、性别、职业和住址。记录来急诊复诊的全部时间和日期。

(6)如实记录病史(就像告诉你的那样),而不做个人推断。

(7)使用非医疗人员也能理解的语言记录体格检查情况。

①说明全部擦伤、瘀伤和撕裂伤的实际大小,包括是否真的有皮肤撕裂伤。

②对创伤是否与使用某一特定武器有关或者与患者的病史陈述是否一致做出评论。

(8)列出所进行的全部检查内容,如 X 线片和实验室检查及其结果,包括相关的阴性结果。

(9)说明所给予的治疗,包括缝合及其数量,并记录患者住院或门诊就诊时的时间。

(10)尽可能以大概的预后判断结

束报告。

(11)在每一页指定的地方签名。

2. 保存一份报告的复印件,并注明要求陈述的警官的姓名和警号,以及他或她所隶属的警察局名称。

五、验尸官

1. 所有突然或意外的死亡都要通知验尸官(在苏格兰由地方检察官担任),以及涉及他杀、自杀、事故或伤害、溺水、中毒、手术、流产堕胎、婴儿期患者、疏忽、过失或被拘留期间或关在精神病院的患者的死亡。

2. 几乎所有死亡的患者都要向验尸官报告。

3. 通常还要报告所有在急诊室实际死亡的患者。如果有任何可疑情况,无论白天还是晚上,均要与当地警察局取得联系(警察经常参与其中)。

4. 急诊医师很少签署死亡证明书。但是,如果患者的死亡显然是由已知疾病直接导致的,请尝试联系患者自己的医师,看看该医师是否能够在证明书上签字。

六、参加调查或出庭

1. 验尸在验尸法庭进行。虽然本质上是一个事实调查,而不是审判,但通常有"审问式"和"对抗式"的法律方式。调查公开举行,媒体记者可能会在场。

(1)验尸官办公室会通知调查的日期、时间和地点。一定要告诉医疗辩护组织(MDO)你被要求参加。在与MDO 讨论后,如果可以的话,他们可以为你安排法律代理。

（2）准时到达并穿着得体。

（3）随身携带医疗记录和一份陈述内容的副本。事先仔细地读几遍，这样可以做好准备。

（4）宣誓，然后验尸官会和你一起浏览你的陈述并提出问题。

（5）你的答复应该简洁、清晰和实事求是。指出它们是否基于传闻。

（6）任何"感兴趣的人"或他们的律师将会向你询问。你没有义务回答任何可能指控你的问题。

（7）验尸官将在问询后适当支付给你证人费用和开支。

2. 在民事法庭的过失审判中，遵循同样的准备工作，在这种情况下，尽管可以接受传闻证据，但证据规则是基于证据"可能性的权衡"。确保你的MDO一直参与其中。

3. 参加刑事审判是极其罕见的。证据必须是"绝对合理的怀疑"。MDO和法律代理是必不可少的。

第五节　转运和转院

1. 转运是由经过专门培训的工作人员将生病或受伤的患者从设备较差的（送出）医院运送到较高级别（接收）医院进行进一步治疗的过程。

2. 转运医师应使用专用的专线通信系统直接与接收医院医师或转运专家交流。

3. 转移的决定、涉及的风险、预期的获益和患者的准备是一致的。根据自己的能力，转运医师应对患者进行常规必要的治疗，如开放两个静脉通路、留置鼻胃管、留置导尿管、骨折夹板固定、建立高级气道，以及呼吸和循环支持。

4. 为转运小组/接收医院准备好相关信息资料的复印件，如：转院小结、病史记录、实验室结果、X线片、心电图等。

5. 公路运输适合短途转运，直升机适合长途转运。当直升机飞行时间超过90～120min时，使用轻型飞机进行转运。直升机和小型飞机需要专业的机组人员和着陆区域，成本高，需要专用设备，并涉及飞行生理学问题，如高海拔缺氧和体内被困气体膨胀（如气胸）。

6. 转运设备必须紧凑、便携、轻便、坚固可靠，并具有足够容量的电池。特殊呼吸机、监护仪、吸引设备、警报器、除颤器、床垫和担架车是必不可少的。

7. 转运人员在出发前需要用一定时间进行评估、固定和包裹患者，转运之前做好任何潜在并发症的预防工作，而不是赶时间。

8. 目的是保持或提高救护水平，特别是在高风险阶段，如在转院时上下车期间。

第六节　重大突发事件

一、外部灾难

1. 多种原因可导致大量伤亡人员突然涌入，比如外部灾难、棕色警报（译者注：棕色警报是国家认可的紧急警报，通常用于运输事故、化学品泄漏、自然灾害和大规模伤亡事件）、重大事故或大规模伤亡灾难。

2. 外部灾难的界定具有地方特色，其范围涉及"所有发生于医院外涉及健康问题需要医疗系统做出特殊反应的事件"。

3. 事先规划是重大事件处置管理的重要组成部分，采用"适合于所有危险情况"的方法。

(1) 包括采用一个灵活的、通用的计划，可以适应任何潜在的重大事件。

(2) 基本原则是用现有的资源做"最有利于尽可能多的人"的事情。

(3) 某一类型的事件需要进行特别响应，比如涉及化学品、传染病或大量儿童的事件。

4. 每个医院的地方计划应与地区和州的大规模伤亡计划相联系，并与其他相关的应急服务计划相结合。计划副本应提供给医院所有关键区域获知。

5. 所有医院应对重大事件的原则是"CSCATTT"：指挥和控制（Command and Control）；安全和人员配置（Safety and Staffing）；通讯（Communication）；评估（Assessment）；分诊（Triage）；治疗（Treatment）；运输（Transportation）。

(1) 指挥和控制

① 采用垂直模式，问题和决策直接传达给临床医师和协调医院反应的管理人员。

② 因此，在任何时候都应该了解医院的应对计划以及计划执行的情况。

(2) 安全和人员配置

① 医院工作人员的安全是至关重要的。

② 保护临床医师及其工作环境免受危害，优化诊疗服务水平。

(3) 通讯

① 当发生重大事件时，通讯经常会中断。

② 保持最大的灵活性，考虑固定电话或移动电话的替代形式，包括使用收音机或人工携带信息进行传递。

(4) 评估

① 每个重大事件都是一个动态发展的状态。

② 持续的、快速的评估和再评估，使现有资源能够最有效地满足需求。

(5) 检伤分类

① 大多数救护车或现场医疗服务按照不同标准进行分类，一般将患者分为不同类别。

A. 红色：伤势严重但还可以抢救的患者，需要紧急治疗。

B. 黄色：不能步行的重症伤员，但病情稳定。

C. 绿色：有行走能力的伤员，不需

要住院。

D. 黑色:生存无望的人员。

②将带有编码颜色和优先程度编号的标签贴到患者身上。

③分诊工作仍然是一个动态的过程,在患者治疗的每个阶段进行任何重要的实质性治疗后均需重新进行分诊。

④有些患者可能不乘坐救护车,自行前往医院就诊,从而在到达医院时未接受检伤分类。

(6)治疗

①最关键的原则是"尽量为大多数考虑"。

②为促进整个系统的运转顺畅,可以在某些阶段仅提供可接受的最低限度的治疗。

③当患者人数不再快速增加且重大事件被解决的时候,开始启动确定性治疗。

④这个时间段可能从数小时到数天不等。

(7)转运:为防止患者进一步拥堵在急诊科,转运系统是必不可少的。有效、快速、安全地将患者从急诊科转运到手术室、重症监护室(ICU)、住院病房或回家是至关重要的。

6. 外部灾难计划中与工作人员个人有关的部分已在行动卡上做了总结。将那些与急诊医护人员相关的内容分发给所有员工,并让其阅读。

7. 新入职的急诊医师还必须在总机留一个可靠的联系方式,以便进行紧急呼叫。另外,确保其知道以下内容:

(1)了解呼叫程序、不同的警报级别,以及作为定点医院或辅助医院的意义。

(2)了解自身在科室内的角色、对哪位高年资医生负责,以及应该从谁那里得到建议。

(3)为重大事件准备的所有设备均有能力操作,包括医疗团队使用的移动设备。

(4)熟悉重大事件中使用的特殊工具和标记,包括熟悉分类标签的意义及如何找到患者全部院前治疗的细节,特别是使用的药物和输液量。

(5)事件发生后,知道如何获得社会和心理支持,尽可能减少发生创伤后应激反应。

二、危险物品事故应急响应

发生化学、生物和放射性(CBR)危险物品(HAZMAT)事故需要应急响应,要求工作人员佩戴特定的个人防护装备(PPE),并对患者进行洗消处理。

1. 个人防护装备　根据事故性质提出适合个人的防护装备建议,因为佩戴适合个人的防护装备对工作人员的安全至关重要。

(1)在某种极端情况下个人防护装备可能需要携带自给式呼吸器,同时佩戴全面罩和带靴子及手套的防护服以应对危险的蒸气和危险物质的直接接触。

(2)如果接触危险系数较小,仅需要一个普通的面罩、眼睛保护装置、手套、帽子、防护服和鞋套即可。

(3)穿脱个人防护装备的练习必不可少,同时患者的洗消过程也需要练习,如在大规模灾难伤亡演习中进行演练。

（4）工作人员在使用防护装备时必须意识到个人防护装备导致的高温威胁。任何工作人员出现中暑症状时，应立即洗消，在安全区脱去个人防护装备并补充水分。

2. 洗消

（1）洗消是指减少或去除有害物质，使其不再有危害。

（2）消防部门负责 CBR 事故现场患者的洗消工作。

（3）由于患者可能会自行前往医院，工作人员必须有个人防护装备、相应设备和有关培训，以便就地为患者洗消。

①在户外通风良好的独立空间设置洗消区域。

②在洗消区和急诊室之间建立一个"清洁-污染线"。

③只允许穿着适当个人防护装备的工作人员穿过这条线进入洗消区。

④任何工作人员、患者或设备都不得越过这条线从洗消区域返回，除非他们已洗消完毕。患者只有在洗消后才能进入急诊科就诊。

⑤轻症患者应能够自己完成洗消，并接受指示。

⑥非轻症患者由工作人员进行洗消。

（4）洗消过程最好由"淋湿、脱衣、清洗、穿衣"过程组成。

①淋湿：患者被水淋湿，防止脱衣服时任何残留在衣服上的粉末被扬起并进一步扩散。

②脱衣：患者脱衣服时，在衣服的前部纵向剪开。然后，将衣服外表面向内折叠起来，相对干净的内表面在外面，塞在患者的身体下面。然后，翻转患者的身体，拿走被污染的衣服，把衣服装袋、密封并贴上可识别细节的标签。

③清洗：用温暖的肥皂水冲洗患者的整个身体，注意避免皮肤损伤而增加有毒物质的吸收。耳朵和眼睛可能需要用盐水冲洗。

④穿衣：患者穿上合适的干净衣服。

（5）然后，患者准备通过"清洁-污染线"，由工作人员在干净的一侧将他或她从污染的手推车上移动到干净的手推车上。

三、化学品事故

涉及工业化学品或军事化学品意外或蓄意泄漏的事故，有可能造成大量人员伤亡。

1. 适当的个人防护装备和患者洗消是必不可少的。大多数患者即使无任何症状，也须入院观察一段时间。

2. 化学物质根据其损伤的病理生理学特点，大致可分为四类，包括：血液毒剂、神经毒剂、糜烂性毒剂和窒息剂。

（1）血液毒剂

①血液毒剂可迅速挥发，吸入和摄入均有危害。

②此类毒剂主要由氰化物组成，尽管血液氧合充足，但氰化物与细胞色素氧化酶结合可以阻止细胞有氧代谢。

③迅速发作，出现的症状包括：呼吸困难、喘息、意识障碍、抽搐、循环衰

竭、昏迷,最终呼吸停止。

④皮肤显示樱桃红色,而发绀并不常见。瞳孔正常或放大,分泌物极少。

⑤施救者不应进行口对口人工呼吸,因为这样做有中毒风险。

⑥离开中毒区域后,患者 5min 内恢复意识并正常呼吸,则不必使用解毒剂,进行简单的氧疗即可。

⑦呼吸抑制或意识障碍患者应尽快给予辅助通气并静脉注射氰化物解毒剂(见第 14 章第二节"氰化物中毒")。

(2)神经毒剂

①这是一类通过接触皮肤或眼睛、吸入和摄入对人体造成危害的剧毒化学品。

②有机磷化合物可以很容易地武器化形成毒剂,如沙林毒气、塔崩毒气、梭曼毒气和维克斯毒气。

③临床表现取决于剂量大小、持续时间长短和暴露途径,暴露可能是局部的或全身的,死因是中枢神经系统(CNS)抑制和(或)肌肉麻痹引起的呼吸停止。

④胆碱能作用的表现(DUMB-ELS),包括:腹泻、排尿增多、瞳孔缩小、肌肉无力、支气管分泌物增加、心动过缓、呕吐、流泪、流涎和出汗。

⑤必须快速洗消。

⑥仅有眼部症状的患者应在暴露后至少观察 2h,并可用阿托品或 0.5% 托吡卡胺滴眼液治疗。

⑦严重中毒患者的治疗,包括:大剂量阿托品静脉推注,使分泌物减少、心率增加;静脉推注解毒剂和癫痫发作

的治疗(见第 14 章第二节"有机磷中毒")。

(3)糜烂性毒剂

①此类毒剂大多是生物制剂,比如芥子气,具有刺激性,引起皮肤、眼睛和呼吸系统起水疱。接触、吸入和摄入均是危险的,会被迅速吸收,临床表现往往在潜伏 1～24h 后出现。

②毒剂暴露会导致眼部持续疼痛伴眼眶周围水肿、眼睑痉挛、角膜溃疡和失明,这些表现往往是暂时性的。

③皮肤起水疱,伴有声音嘶哑、咳嗽和呼吸困难,随后出现化学性肺炎和急性呼吸窘迫综合征(ARDS)。

④治疗包括洗消和类似于烧伤后的支持性治疗。

(4)窒息剂或肺剂

①氯气和光气等制剂都是刺激性气体,并且溶解在含水组织中形成盐酸而具有腐蚀性。

②常见皮肤或眼睛损伤,而吸入后对那些有肺部基础疾病的患者来说更容易受到伤害。

③症状包括流泪、眼睑痉挛、皮肤红斑、呼吸困难、咳嗽和喘息,伴有肺炎和非心源性肺水肿。

④严重缺氧可导致死亡。

⑤治疗包括洗消和吸入支气管扩张剂和类固醇支持性治疗,必要时进行机械通气,直到急性肺损伤好转。

四、生化事件

生化事件有两种不同的形式:一种属于自然现象,如流感大流行或登革热流行;另外一种是故意释放或称为"白

色粉末"类事件。

1. 自然发生的事件按照现行传染病隔离和治疗流程进行管理。

2. 一系列生物病原体可能被用于蓄意释放的事件。其中包括：细菌如鼠疫杆菌、病毒如天花病毒、芽孢杆菌如炭疽、真菌如镰刀菌、毒素如蓖麻毒素。一些病原体被基因改造，导致对常规治疗耐药。

3. 由于生物制剂污染的影响可能需要几天甚至几周才能显现，所以对于任何蓄意释放事件的关键问题是如何识别并启动适当的响应机制。

（1）急诊人员必须警惕不寻常的传染病，并与传染病专家和公共卫生专家密切联络。

（2）表明可能是故意释放的信息

①异常发病。比如先前健康的年轻成年人突然不明原因的发热死亡、危重疾病死亡或肺炎死亡。

②意料之外的大量患者有相同的症状。

③在一年中不寻常的时候发病，比如夏天出现的流感。

④发病年龄组异常，比如中年成人感染水痘。

⑤疾病发生人群异常，比如没有与动物、动物皮毛或其产品接触的患者发生皮肤炭疽。

⑥在非流行地区发生的异常疾病。

⑦临床表现异常，如胸部 X 线片（CXR）提示纵隔增宽，突然发作的对称性弛缓性麻痹。

⑧疾病的发展规律不典型，比如对通常有效的抗生素敏感性下降。

4. 所有经历"白色粉末"类事件的人员应该在室外由穿着完整个人防护装备的工作人员进行洗消。所有经过洗消和初步治疗的患者都必须观察，待司法鉴定机构确定威胁的性质。

五、核辐射事故

在核辐射事故中最可能遇到两种放射性粒子是 α 粒子和 β 粒子。

1. α 粒子由 2 个中子和 2 个质子组成，移动距离短，无法穿透人体皮肤。因此，α 粒子只有在吸入、摄入或通过一个开放性伤口吸收时才会导致伤害。

2. β 粒子是高速电子或正电子，能够穿透人体组织到达真皮的水平。

（1）长期直接暴露的皮肤可能会出现"β 烧伤"，但衣服和（或）个人防护装备提供了一定程度的保护。

（2）β 放射源只有在吸入、摄入或吸收时才有害。

3. 两种类型的辐射伤可发生于

（1）外部照射，患者暴露于外部来源的辐射，如核爆炸。接受过外部照射的患者没有放射性，不需要洗消。

（2）接触放射性物质，患者在外部、内部或两者都受到放射性粒子的污染。这些粒子继续发射 α 或 β 电离辐射，如果不去除，会导致细胞辐射损伤。

4. 需要紧急治疗的患者送往最近的急诊中心救治。

（1）核辐射事故中，所有与放射性物质接触的患者都要进行洗消。

（2）患者必须在室外适当区域隔离、评估和洗消。

（3）最低限度的个人防护装备，包

括：帽子、护目镜、面罩、外罩和鞋套。

（4）只有在皮肤或衣服上沉积放射性物质的患者才需要外部洗消。

（5）内部洗消处理是高度专业化的，应向下列机构征求专家意见：

①澳大利亚毒物信息中心（131126），新西兰境内拨打800764766。

②英国国家毒物信息服务处（NPIS）。

（6）即使患者受到外部污染，但对于戴着外科面罩、手套、护目镜、外罩和鞋套的护理人员来说危险性是非常小的。

①对于危及生命的患者来说，可以在完全洗消前进行分诊和治疗。

②如果患者的病情稳定，无危及生命的表现，则在开始治疗之前先完成洗消。

（7）处理核辐射事故时，应与医院辐射安全主任、医学物理系、当地涉及放射性事故国家安排（NAIR）部门的行政人员或警方取得联系。

延 伸 阅 读

［1］ Avant Mutual GroupLtd. http://www. avant. org. au/home/(risk management, medicolegal).

［2］ Emergency Medicine Clinicsof North America(2015)Vol33(1)(management of hazardous materials emergencies).

［3］ MDANational. http://www. mdanational. com. au/(risk management, medicolegal).

［4］ Medical Indemnity Protection Society (MIPS). http://www. mips. com. au/(risk management, medicolegal).

［5］ Medical Protection Society. http:// www. medicalprotection. org/uk (risk management, medicolegal).

［6］ Mitra B, Terris J(2020)The Coroner: The Australian, NZ and UK perspectives. In：Cameron P, Little M, Mitra Betal. Textbook of Adult Emergency Medicine, 5. thedn. ChurchillLivingstone, Edinburgh, pp. 866-71.

［7］ Public Health England. https://www. gov. uk/government/organisations/ publichealth-england(CBR hazards).

［8］ Tego Insurance. https://tego. com. au/(risk management, medicolegal).

［9］ Terris J, Braitberg G(2020)Consent and competence：The Australian, NZ and UK perspectives. In：Cameron P, Little M, Mitra Betal. Textbookof Adult-Emergency Medicine, 5th edn. Churchill Livingstone, Edinburgh, pp. 872-6.

［11］ The MDU. http://www. themdu. com/(risk management, medicolegal).

［13］ The Medical Insurance Group. http://www. miga. com. au(risk management, medicolegal).

第 18 章 实践操作

第一节 气管插管

(一)适应证

气管插管用于建立人工气道,维持气道通畅和(或)保护气道,便于进行机械通气。

(二)禁忌证

1. 不熟练的操作者。

2. 清醒患者,牙关紧闭。

(三)步骤

1. 使用一次性呼吸面罩或者球囊面罩进行纯氧的预氧合。将患者颈部弯曲,头部垫枕伸展,保持在"嗅物位"。

2. 取出假牙和口咽管。

3. 站在患者的头侧,左手握喉镜,轻柔地将喉镜叶片从右侧口角插入。

4. 推进喉镜的弯叶片,直到叶片尖端位于会厌处。将叶片向前上方提起(注意不要将上门齿作为支点)来暴露声门。

5. 必要时在甲状软骨上加压力(BURP 手法:向后、向上、向右压迫甲状软骨)来改善声门暴露情况。

6. 直视下将带管芯的插管(成年男性内径为 8.5～9.5mm,成年女性内径为 7.5～8.5mm)送入气管,与嘴唇距离 20～22cm。

(1)插管过程中如遇到困难,先插入较硬的管芯使气管插管更易于插入。

(2)先用探条通过声门,再沿着探条置入气管插管。

7. 气囊充气,连接氧源,通过呼气末二氧化碳检测,或者观察管壁雾气,双侧胸廓扩张及听诊,来确认插管位置是否正确。

8. 通气频率为每分钟 10 次。

(四)并发症

1. 插管失败伴缺氧。

2. 插管插错部位,如误插入食管或右主支气管内。

3. 气道损伤。

4. 误吸。

5. 颅内压升高。

第二节 快速诱导气管插管

假如患者饱腹有发生误吸的风险,应尽可能快地保护气道,此时就要快速诱导(RSI)气管插管。此项技术须事先准备好已确定剂量的静脉用麻醉药和快速起效的肌松药以便于插管。

(一)适应证

1. 难以维持气道通畅或气道保护失败

(1)失去保护性反射(例如:严重的头部损伤或药物过量)。

(2)预防性应用(如气道烧伤、喉头水肿、转运前)。

(3)伴有咽反射下降的昏迷患者,防止血液、黏液或胃内容物误吸。

2. 氧合或通气失败

(1)氧疗不达标(低氧性呼吸衰竭)。

(2)通气不足(高碳酸性呼吸衰竭)。

3. 治疗性干预

(1)提供控制性机械通气。

(2)过度通气。

(3)肺灌洗、支气管镜检查。

(二)禁忌证

1. 不熟练或未经培训的操作者。

2. 心脏停搏前/濒死状态,在不使用药物的情况下进行插管(见上文气管插管)。

3. 气道梗阻,除非操作者绝对有把握成功。

4. 困难气道,除非操作者绝对有把握成功和(或)能够使用球囊面罩通气。

(三)步骤

1. 准备

(1)复苏区有全面的无创监护条件,气道管理车应定期检查,配以可获取的药物,配备受过培训的专业人员。创伤患者插管需要 5 人以上(插管者、助手、手法固定患者的人员、进行环状软骨压迫者以及给药者)。

(2)两个功能喉镜,配以多种规格的叶片、管芯、气囊压力监测装置。如条件允许,可配备可视喉镜。

(3)列表以便优化角色分配、团队合作和危机处理。

2. 预氧合

(1)在 RSI 气管插管之前,通过球囊面罩提供 3～5min 的高浓度氧气吸入,通过冲刷肺泡内的氮气,最大限度地增加肺部氧气储备,以代偿接下来的呼吸暂停期。

(2)改为连续的 15L/min 的高流量鼻导管氧疗,以代偿肌松后出现的窒息。

3. 预处理　在出现低血压时进行快速补液或使用额外的药物,比如儿童患者可给予阿托品 10～20μg/kg。

4. 镇静和肌松

(1)静脉注射镇静药。如噻吩酮(硫喷妥钠)0.5～5mg/kg、依托咪酯 0.3mg/kg、氯胺酮 0.75～2mg/kg、丙泊酚 0.5～2mg/kg 或咪达唑仑 0.1mg/kg 联合芬太尼 2.5～5μg/kg。

(2)随后使用肌松药氯琥珀胆碱 1.5mg/kg 或罗库溴铵 1mg/kg(注:氯琥珀胆碱的禁忌证是高钾血症、神经肌肉疾病)。

5. 保护和定位

(1)对可能发生颈椎损伤的创伤患者提供持续固定。

(2)从患者失去肌肉张力开始,在环状软骨上施加压力(2kg 或 4.5 磅),并保持这个压力直到气管插管放入正确位置,确认无误后方可气囊充气。如果声门视野变差,需要减少对环状软骨施加的压力。

(3)必要时在甲状软骨上使用 BURP 手法操作,以改善声门的视野。

6. 置管并确定位置

(1)确认插管位置

①测量呼气末二氧化碳($ET-CO_2$),这是最可靠的方法。

②气管插管直视下通过声门。

③听诊肺和胃。

(2)一旦确认位置正确,解除对环状软骨的压力。

7. 插管后管理 将管子固定在适当的位置,并观察心肺变化,申请胸部 X 线片(CXR)检查。

(四)并发症

1. 操作失败或插管延迟,伴有严重的缺氧。

2. 插管位置错误,如插入食道或右主支气管。

3. 气道损伤。

4. 药物反应,比如过敏。

5. 误吸。

提示:除非接受过训练,否则不要尝试 RSI 气管插管。可以先使用球囊面罩通气来代替,同时等待帮助。

第三节 环甲膜切开/穿刺术

(一)适应证

1. "不能插管,难以氧合"。

2. 经评估不可行气管插管或不能接受插管的高风险患者。

(1)严重颌面部外伤。

(2)咽喉部组织严重水肿(如血管性水肿、气道烧伤)。

(3)牙关紧闭,肌松后仍然存在咬肌痉挛。

(4)异物/肿瘤阻塞上气道。

(二)禁忌证

1. 儿童<12 岁(只使用穿刺针进行环甲膜穿刺术)。

2. 急性或先前存在的喉部病变(如喉软骨骨折)。

3. 无法识别体表定位标志(如皮下气肿/出血/炎症)。

(三)步骤

1. 伸展患者颈部,定位甲状软骨下缘与环状软骨上缘之间的环甲膜(图 18-1)。

2. 外科环甲膜切开术

(1)用手术刀片横行切开皮肤至环甲膜。

(2)转动手术刀片在环甲膜上开孔,从小孔送入一个探条至气管内。

(3)插入(沿探条)一根直径 6mm 的气管插管(或小号气切套管)进入气管。

(4)去除探条,气囊充气,将插管连接到球囊面罩或者氧源上。

3. 环甲膜穿刺术

(1)注射器安装一个带套管的 14G 注射针头,尾部倾斜 45°指向下肢穿刺环甲膜,进针同时抽吸空气,若能抽出空气,则提示已进入气管内。

(2)去除针头,用 Y 型连接器将套管连接氧气,以 15L/min 给氧。

(3)每隔 5s 间断阻断 Y 型连接器的开口端 1s,给患者喷射给氧。

(四)并发症

1. 操作失败,气管外错误置管。

2. 出血。

3. 气管撕裂。

4. 纵隔气肿或气胸。

5. 言语障碍/嘶哑。

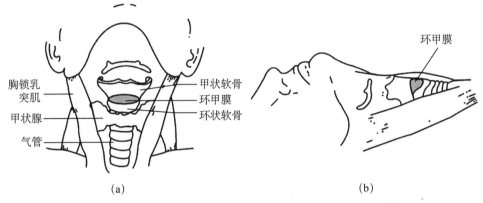

胸锁乳突肌　甲状腺　气管　甲状软骨　环甲膜　环状软骨　环甲膜

(a)　　　　　　　　　　(b)

图 18-1　环甲膜切开。环甲膜的解剖位置:(a)前后位,(b)外斜位

第四节　胸腔穿刺

(一)适应证

1. 治疗

(1)张力性气胸。

(2)气胸穿刺排气。

(3)胸腔积液穿刺引流。

2. 诊断　确定胸腔积液的原因。

(二)禁忌证

1. 患者不合作。

2. 未纠正的易出血体质[特别是血小板<50 或国际标准化比率(INR)>1.5]。

3. 局部皮肤感染。

4. 肺大疱,少量积液或单肺(须特殊处置)。

(三)步骤

1. 治疗(气胸)

(1)患者仰卧位,床头抬高 45°,在锁骨中线第 2 肋间局部浸润麻醉到胸膜。

(2)沿着麻醉针的针道插入一个带 16G 套管的穿刺针到胸膜腔,穿刺针头斜面向上,垂直于皮肤表面,"沿下一肋骨上缘"进入。可选择使用带有专门侧孔导管和单向阀的胸穿套件。

(3)退出针头,使用三通将套管接到 50ml 注射器上。

(4)抽出气体,直到感觉到阻力、患者过度咳嗽或抽气>2500ml 时停止。

2. 诊断性穿刺

(1)患者坐于床沿,向前靠在床头桌上,双臂交叉抱于身前,暴露整个后背。

(2)从上向下叩诊胸部,确认积液上缘(叩诊实音),再听诊(呼吸音减弱,语音共振减弱),或使用超声定位引导。

(3)在后外侧胸壁(肩胛中线或腋后线),叩诊确认的积液上缘以下 1～2 个肋间隙(但不低于第 8 肋间隙)局部浸润麻醉至胸膜。

(4)将一个 21G 针头连接到 20ml 注射器上,沿着麻醉针道插入,针尖斜面向上,垂直于皮肤表面进针。穿刺针"沿下一肋骨上缘"进入。

(5)当进针时,通过拉针芯来保持注射器内恒定负压。

(6)抽吸 10～20ml 胸腔积液样本。退出针头,用消毒棉签压迫穿刺点,然后贴上敷料。

(7)样本液体送检,进行生化[蛋白质、葡萄糖、乳酸脱氢酶(LDH)、pH 和淀粉酶]检测、微生物学检测(培养、药敏和革兰染色)和细胞学检测。

3. 治疗(胸腔积液)

(1)依据定位,合理摆放体位与局部麻醉。

(2)沿着麻醉针道插入一个 16G 套管针,斜面向上,针垂直于皮肤表面。穿刺针"沿下一肋骨上缘"进入。

(3)当看到回抽的液体,保持注射器稳定,将套管尽可能地推入胸腔。当患者呼气末屏气时退出穿刺针,用戴手套的拇指堵住套管。

(4)用胶带固定套管,当患者呼气末屏气时连接三通和 50ml 注射器(减少气胸的风险)。

(5)一次抽吸 1000～1500ml 液体,退出套管,用消毒棉签压迫穿刺点,然后贴上敷料。

(四)并发症

1. 气胸。

2. 血胸。

3. 迷走神经反射性兴奋引起的低血压。

4. 肺复张性肺水肿(大量抽吸后)。

5. 穿刺部位皮肤感染。

6. 脾或肝损伤。

7. 空气栓塞。

8. 脓胸。

第五节　胸腔置管

(一)适应证

1. 大量气胸、血胸及胸腔积液或脓胸的引流。

2. 在正压通气或空中转运之前,对胸部损伤和肋骨骨折或连枷胸患者以及仅有小量气胸的患者,进行预防性胸腔置管。

(二)禁忌证

1. 操作部位感染。

2. 出血未纠正(特别是血小板＜50 或 INR＞1.5)。

(三)步骤

1. 回顾最近的胸片,确认气胸/液体的位置和容量。

2. 因为操作会带来疼痛,对于血流动力学稳定的患者,静脉注射 0.05～0.1mg/kg 吗啡镇痛和(或)静脉注射 0.05mg/kg 咪达唑仑镇静并滴定剂量至起效。

3. 选择粗细合适的胸腔引流管:

(1)成人气胸选 16～22F,积液、血胸或脓胸选 28～32F。

（2）儿童选 12～20F，新生儿选 10～12F。

4. 在腋中线的第 5 肋间，局部浸润麻醉至胸膜。

5. 使用手术刀切开皮肤和皮下脂肪，钝性分离至胸膜，然后穿过壁层胸膜。

6. 用弯血管钳轻轻地将导管送入，并取出套管针。将引流管连接到水封瓶，并确认液面随呼吸一起运动。

7. 固定胸腔引流管位置，术后完善胸部 X 线片（CXR）检查确定引流管的位置。

（四）并发症

1. 位置错误：胸腔外（CXR 可见引流管向外延伸到胸壁），或处于胸内但置于胸膜外（CXR 上不明显，但非常痛！）。

2. 血胸（如果出血不止，可能需要开胸）。

3. 皮下气肿。

4. 复张性肺水肿。

5. 伤及心、肝、肺或脾。

6. 局部神经损伤（如胸长神经）。

7. 局部皮肤感染或脓胸。

第六节　直流电复律

（一）适应证

1. 快速心律失常合并血流动力学"不稳定"患者（胸痛、意识模糊、低血压、心力衰竭）的紧急治疗。

2. 在发病 24～48h 内血流动力学稳定的快速心律失常患者的选择性治疗（如心房颤动）。

（二）禁忌证

1. 窦性心动过速。

2. 多源性房性心动过速。

3. 地高辛中毒导致的自律性增强引起的心律失常（有顽固性室颤风险）。

4. 持续发作的心房颤动（AF）逆转时间＞48h（有栓塞风险）。

（三）步骤

1. 对于需要复律的清醒患者，采用阶梯化镇静策略，如小剂量丙泊酚 0.5～1.0mg/kg，或芬太尼 0.5μg/kg 联合咪达唑仑 0.05mg/kg 滴定至起效

（如果处于休克状态可以减少用量）。

2. 将除颤仪设置为"同步"模式，识别心电图的 R 波后放电，以减少诱发室颤（VF）的风险。

3. 电复律能量需求通常低于 VF 除颤的能量。

（1）心房扑动（阵发性室上性心动过速不同于 AF）：开始使用双相波 50～100J。

（2）单形性室速（VT）和 AF：使用双相波 120～150J。

（四）并发症

1. 疼痛（镇静不足），皮肤烧伤（传导不足）。

2. 心外膜和外膜下的心肌损伤（反复放电）。

3. 起搏器故障（避开起搏器区域）。

4. 复律后心律失常。

5. 过度镇静伴呼吸抑制或低血压。

第七节 心包穿刺

(一)适应证

心脏压塞。

(二)禁忌证

1. 绝对禁忌 病情危重、循环不稳定的患者。

2. 相对禁忌 出血未控制、操作者缺乏经验、创伤性心脏压塞难以紧急开胸(首选方案)。

(三)步骤

1. 连接 20ml 注射器的 14G 套管针在剑突下朝向左侧插入。

2. 对准左肩胛下角,针体 30°～45°倾斜,负压进针(图 18-2)。

3. 监测心电图,如果发现异位心律或波形变化,提示针尖已接触心肌。此时,稍微退针至异常心电图消失。

4. 缓慢进针直至到达心包腔。出现"落空"感提示穿入心包。

5. 从心包腔内抽吸液体或血液。仅抽出 20～30ml 就可显著改善患者的血流动力学状态。

6. 可使用 Seldinger 技术插入猪尾导管以进一步引流液体。

7. 监测患者是否存在因导管堵塞或液体再积累而导致的反复填塞。

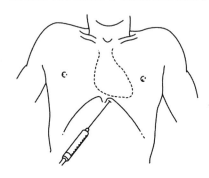

图 18-2　心包穿刺

(四)并发症

1. 心肌损伤、冠状动脉撕裂伤和心律失常。

2. 气胸。

3. 肝脏损伤。

第八节 中心静脉穿刺置管

(一)适应证

1. 无法及时/充分获取外周静脉通路的危重症患者。

2. 静脉注射特殊药物(如肾上腺素、去甲肾上腺素)。

3. 危重症患者的中心静脉压监测。

4. 需要进行紧急容量复苏的大口径静脉通路(或血液透析/血浆置换)。

5. 静脉输入营养液,如全肠外营养(TPN)给药。

6. 长期化疗/抗生素治疗,例如:Hickman 导管。

(二)禁忌证

1. 患者不合作。

2. 尽可能充分采用侵入性较小的

静脉输液方式。

3. 穿刺部位皮肤蜂窝织炎或烧伤。

4. 对侧气胸(特别是在气胸一侧进行锁骨下静脉置管)。

5. 出血未纠正(特别是锁骨下静脉置管,因为无法压迫止血)。

(三)步骤

1. 常见部位为颈内静脉(IJV)、锁骨下静脉(SCV)和股静脉。所有这些部位都靠近动脉和神经,这些动脉和神经可能因定位错误而被穿刺针误伤。此外,SCV 位于胸膜附近,穿刺导致气胸的风险更大。

2. 每个部位穿刺的基本原理、穿刺技术和穿刺设备相似。每个部位的具体解剖定位和并发症如下所述(图18-3)。

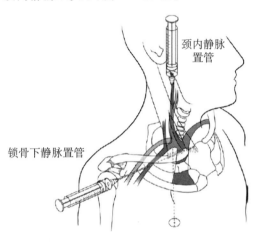

图 18-3　中心静脉置管

3. 根据选择的部位摆放患者的体位,并确定解剖标志点,然后使用超声引导穿刺位点和穿刺方向。

4. 洗手、穿无菌衣、戴手套。使用严格的无菌技术去准备和检查深静脉导管设备,尤其是确定导丝口径能否穿过穿刺针。

5. 抽吸 10ml 生理盐水,预充中心静脉导管端口和管路。

6. 用氯己定在穿刺部位周围进行大面积皮肤消毒,用大开窗无菌单覆盖无菌区。

7. 用 5ml 1‰利多卡因浸润麻醉皮肤和深层组织。在穿刺点周围,朝向静脉穿刺部位进行麻醉。在每次进针后及注射前,都应回抽注射器,以确保没有穿透血管。

8. IJV 置管

(1)将患者的头部向对侧转 30°~60°以提高 IJV 插管成功率,但避免将头部向对侧旋转得太多,否则会增加穿刺到动脉的风险。

(2)站在患者头侧,在环状软骨水平,胸锁乳突肌头部形成的三角形顶端触诊颈动脉,用超声检查定位。

(3)保持一个手指放在动脉上,将

针斜面向上,在动脉触点外一指宽处以30°～40°插入穿刺针。针尖男性朝向同侧乳头,女性朝向同侧髂前上棘,可在超声引导下穿刺。

(4)针的朝向始终远离动脉,并保持动脉在手指下。静脉通常只在皮下2～3cm,所以如果没有进入静脉,在超声引导下向更外侧重新引导针尖进针。

9. SCV 置管

(1)把头转向穿刺点的对侧。正常情况下,选择右锁骨下静脉置管,因为胸导管在左侧,在左侧置管过程中可能偶尔会损伤胸导管,导致乳糜胸。

(2)通过牵引同侧手臂或在同侧肩膀下放置一个小垫子来提高锁骨下静脉穿刺成功率。

(3)站在患者穿刺侧,确定锁骨中点和胸骨切迹。在锁骨中点下外侧1cm处针头穿破皮肤。

(4)保持穿刺针在水平位,在超声引导下,在锁骨下对准胸骨切迹进针。如果针头碰到锁骨就"从锁骨上后退",向骨下移动,在超声引导下,稍微再深一点,从下方穿过锁骨。

(5)穿刺针不要穿到锁骨的胸骨头。

10. 股静脉置管

(1)用左手在腹股沟韧带下2指处触摸股动脉。

(2)在股动脉搏动点内侧一指宽处,穿刺针与皮肤成20°～30°、斜面向上朝向脐部穿刺皮肤。在成人中,股静脉通常在皮下2～4cm处。对于小儿患者,因为静脉更浅表,减少针头倾斜角度至10°～15°。

(3)在操作过程中保持手指在动脉上,以减少穿刺到动脉的风险。惯用右手的操作者在右腿操作更容易。

11. 使用装有大口径针头的10ml注射器,轻轻带负压进针,直到进入静脉。

12. 一旦血液被吸入,取下注射器,将导丝通过针头送入静脉。导丝送入应该很容易,不需用力。为避免导致心律失常及导丝扭曲打结,甚至导丝穿破血管壁,导丝不要送入过长或用力送入导丝。

13. 用一只手固定导丝,退出针头。在导丝穿入皮肤处做一个2～3mm的切口,将扩皮器穿在导丝上,用力将扩皮器穿过皮肤,并尽可能送入到血管处,轻轻捻动扩皮器进入静脉。

14. 退出扩皮器时,注意不要带出导丝。将中心静脉导管(CVC)朝向皮肤方向穿在导丝上。当导管尖端距离皮肤表面2cm时,保持导管稳定,缓慢地将导丝向上沿导管退出,直到导丝尖端从CVC尾端注射口露出。

15. 抓住导丝在导管尾端露出的部分,将导管穿过皮肤沿导丝送入静脉。在送入导管时,不要将导丝也送入静脉。

16. 收回导丝,检查导管的所有管腔回吸血液是否顺畅,然后用生理盐水冲洗管腔,封闭导管尾端注射口。

17. 用缝线固定导管,用无菌敷料覆盖。胶带固定导管的露出部分,注意不要扭曲或结环,否则有可能导致导管堵塞或脱出。

18. 对于IJV和锁骨下静脉中心导管,预约胸部X线片(CXR)检查确认导管尖端的位置并排除气胸或血胸可能。中心静脉压（CVP）的导管尖端应位于上腔静脉与右心房的交界处的上方，气管隆突水平附近。

（四）并发症

1. 即刻发生（早期）

（1）动脉夹层、撕裂或假性动脉瘤

①与 IJV 或股静脉置管相比，锁骨下静脉发生可能性较小。

②但股动脉或颈动脉出血比锁骨下动脉出血更容易控制。

（2）穿刺路径相关损伤

①气胸、血胸和心律失常（SCV，IJV）。

②锁骨下静脉导管尖端位置错误，可能上升到 IJV 或水平跨越中线至对侧。

（3）空气栓塞。

（4）导丝误入体内。

2. 延迟发生（晚期）

（1）局部感染，股静脉通路比 SCV 和 IJV 更常见。

（2）全身感染，比如导致菌血症、心内膜炎。股静脉通路比 SCV 和 IJV 更常见。

（3）静脉血栓形成，＞24h 的股静脉置管原位血栓发生率可达 10%～25%。

（4）心脏压塞和胸腔积液。

第九节　髓内针置入

（一）适应证

1. 在紧急情况下或复苏时，当外周静脉开通失败或者儿童开通时间超过 60s，可作为替代通路。

2. 需要立刻行静脉通路给药、补液或输注血液制品，特别是对 0—7 岁儿童，包括新生儿。

3. 成人静脉通路无法建立或者延迟开通时。

（二）禁忌证

1. 拟置入部位有开放性骨折、局部皮肤感染或骨髓炎。

2. 同侧股骨骨折。

（三）步骤

1. 如果时间允许，使用 25G 注射针将 1ml 的 1% 利多卡因浸润麻醉皮肤表面和骨膜（昏迷者非必要）。

2. 肢体定位

（1）膝盖弯曲 45°，用沙袋或枕头支撑。

（2）找到胫骨结节。

（3）触摸穿刺部位。＞1 岁的儿童在胫骨结节前内侧 2cm 处，6—12 个月的儿童在胫骨结节前内侧 1cm 处，新生儿在胫骨结节的远端（图 18-4）。

（4）握住膝盖，将肢体固定。

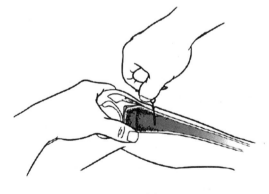

图 18-4　髓内针置入

3. 将髓内针的球柄握在手掌中，将示指尖端放在距针尖 1～1.5cm 处。

4. 将针头 90°垂直插入皮肤，插入后针尾部稍倾斜（远离骨骺板）。

5. 轻轻扭动针柄将针头钻入骨质中，直到进入骨髓腔，退出穿刺针芯。

6. 抽吸血液和骨髓内容物以确认放置位置准确，连接输液管路，用无菌纱布和胶带固定针头。

7. 或者使用半自动、手持式的骨内钻孔设备，可根据不同的年龄和尺寸选择导管长度。

8. 用生理盐水冲洗每种输注药物，以确保药物扩散到骨髓腔外，更快实现循环分布。

(四)并发症

1. 操作失败：位置不正（从骨面滑脱）。

2. 完全贯穿。

3. 局部血肿。

4. 如果对侧骨皮质损伤或多次尝试穿刺可导致外渗。

5. 插入部位的蜂窝织炎或骨髓炎（罕见）。

第十节　腰椎穿刺

(一)适应证

1. 诊断

（1）对疑似脑膜炎、蛛网膜下腔出血（SAH）、Guillain-Barré 综合征、多发性硬化和肉瘤等患者的脑脊液（CSF）进行分析。

（2）测量脑脊液压力。

2. 治疗

（1）良性颅内高压（大脑假瘤）的脑脊液排出。

（2）硬膜外自体血充填（腰椎穿刺后头痛）。

（3）鞘内给药。

(二)禁忌证

1. 伴或不伴占位效应的颅内压升高，比如局灶性神经体征、视乳头水肿、意识水平改变、心动过缓、高血压和异常呼吸状态［无论计算机断层扫描（CT）如何提示］。

2. CT 提示占位性病变，尤其是颅后窝。

3. 未纠正的出血体质（特别是血小板<50 或 INR>1.5）。

4. 局部皮肤感染。

5. 患者不合作。

(三)步骤

1. 解释流程并获得同意。如果患者焦虑或不能持续静躺 15～30min，静脉给予 0.05mg/kg 咪达唑仑。

2. 给患者摆正体位（慢慢来）

（1）让患者左侧卧位躺在床上/平板车上，尽可能靠近床的右侧。

（2）让患者尽可能地弯曲髋部、膝盖和颈部（即胎儿型体位）。

（3）保持背部挺直，脊柱平行于床沿，肩部与髋部成直角，垂直于床沿。在膝盖之间放置一个枕头，以防止大腿带动骨盆旋转。

3. 确定穿刺部位

（1）触诊髂棘、脊柱与两髂棘假想

连线的焦点定位 L4。

（2）用笔帽或指甲标记上两个椎间隙（L3-4 间隙）和（L2-3 间隙）。

4. 穿戴一次性无菌衣和手套来准备和铺巾。

5. 用 25G 针进行皮下浸润麻醉，然后用 21G 针进行更深地浸润麻醉，直到棘间韧带。等待 2～3min 使局部麻醉充分起效。

6. 确认穿刺针芯可以自由通过腰椎穿刺针，然后将斜面向上，针体垂直于皮肤，朝向头部倾斜 5°～10°（即针尖指向头部）。在椎间隙中下边椎体的上方进针（图 18-5）。

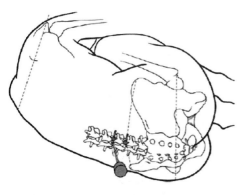

图 18-5　腰椎穿刺

7. 穿刺针穿过皮肤，在棘突之间穿行，朝着患者脐部的方向进针。

（1）如果碰到骨骼，停止进针，退出并重新进针。

（2）当针尖通过棘间韧带和黄韧带，阻力会消失，伴有"落空感"。

（3）退出针芯，观察脑脊液是否流出。

（4）如果没有，再次插入针芯，多进几毫米，再观察脑脊液是否流出。

8. 一旦进入蛛网膜下腔，脑脊液会流出。完全退出针芯并连接测压管。测量脑脊液压力（正常压力为 6～18cmH$_2$O）。

9. 断开测压管，从腰穿针的开口留取脑脊液。每个样本容器收集 10～20 滴，收集三个样本。给它们贴上 1、2 和 3 的标签。

10. 将脑脊液送实验室进行细胞计数与分类、革兰染色和细菌学培养、糖和蛋白含量测定、聚合酶链反应（PCR）测试（脑膜炎/脑炎）、黄染（蛛网膜下腔出血）和细胞学检查（怀疑癌）。

11. 重新插入针芯以减少腰穿后头痛的风险，然后缓慢取出整个腰穿针。在穿刺部位贴上一块小敷料或创可贴。

12. 建议患者俯卧位，以减少脑脊液因重力作用而渗漏。

（四）并发症

1. 腰穿后头痛（高达 20％ 及以上）。

2. 操作失败（可能需要 CT 或透视引导）。

3. 血性脑脊液。

4. 硬膜外血肿伴急性脊髓压迫的表现。

5. 局部皮肤出血、疼痛。

6. 感染（罕见）：脑膜炎、硬膜外脓肿。

第十一节　留置导尿管

(一)适应证

1. 持续留置

(1)急性或慢性尿潴留。

(2)计算尿量(如容量复苏、休克治疗、液体平衡)。

(3)短期(如术后)或长期[如评估后无法行经尿道前列腺电切术(TURP)]。

2. 间断留置

(1)获取未污染的尿液进行显微镜检查和培养(特别是女性或幼童)。

(2)促进膀胱充分排空(如在膀胱失张力的条件下)。

(3)向膀胱内注射造影剂或药物(如怀疑膀胱外伤)。

(二)禁忌证

1. 阴茎损伤导致的尿道撕裂、阴部或会阴处血肿,尿道出血,直肠检查存在高骑式前列腺(译者注:高骑式前列腺指后尿道断裂时,前列腺及膀胱向上回缩,骑跨在耻骨联合之上,直肠指诊前列腺向上移位)。

2. 泌尿外科术后患者或已知尿道狭窄患者。如果患者接受过膀胱颈或前列腺手术,先咨询泌尿外科医师再决定是否进行操作。

(三)步骤

1. 彻底消毒洗手、戴无菌手套。抽取用于充盈水囊的无菌水。在患者会阴部位铺洞巾。

2. 打开导尿管包裹的远端(尖端),并保持近端部分仍在包装中,用利多卡因凝胶 2% 润滑导尿管尖端。

(1)男性导尿

①翻起患者的包皮,用浸泡生理盐水的无菌纱布擦拭尿道口和龟头。将阴茎稳定地保持在直立位,再向尿道口注入 2% 利多卡因凝胶。

②轻轻挤压龟头,闭合尿道,保留凝胶于尿道内 90s,以使麻醉剂起效。

③将导尿管轻轻、缓慢地插入尿道,逐步去除塑料覆盖物。

④将导尿管推进到柄部,待尿液流出。

⑤将包皮翻回。

(2)女性导尿

①将患者摆为截石位、仰卧,弯曲髋、膝、踝。让双腿在完全外展位放松。

②使用戴手套的左手轻轻分开小阴唇,并用生理盐水清洁该区域。握住阴唇的手必须保持合适的位置,直到导管成功插入,尿液流出。

③定位尿道开口(在阴蒂下部,但有时仍然很难确定位置),并用清洗液由前向后擦拭。

④将少量的利多卡因凝胶注入尿道口,并沿尿道送入润滑良好的导尿管,直到尿液流出。

3. 用 10ml 灭菌注射用水(或根据导尿管包装上的提示)充盈球囊。如果患者感到疼痛,要立即停止。因为导管球囊可能还停留在尿道内(特别是男性)。

4. 球囊充盈后,轻轻回拉导尿管,直到感觉到阻力。

5. 导尿管连接无菌尿袋。

(四)并发症

1. 导管无法通过。不要多次尝试

去导尿,要尽早请泌尿外科会诊,考虑是否需要耻骨上膀胱造瘘。

2. 尿道创伤,如产生尿道假道。

3. 包皮过长导致未能翻起包皮。

4. 诱发感染、菌血症。

第十二节　鼻胃管置管

(一)适应证

1. 吸引胃内容物,如液体、气体或有时出现的血液,以达到胃减压的目的。

2. 减少呕吐或误吸的风险,如肠梗阻或急性胃扩张。

3. 将活性炭、口服造影剂或肠内营养液等引入胃中。

(二)禁忌证

1. 颅底骨折或严重的颜面部创伤。

2. 服用腐蚀性物品或已知食管狭窄(有穿孔风险)。

(三)步骤

1. 向患者明确解释将要进行的操作名称及原因。

2. 评估患者吞咽能力和鼻腔的通畅性,患者坐位,颈部稍弯曲。

3. 测量所需的置管长度:从鼻尖到耳垂,然后耳垂到剑突,再加 15cm。

4. 用润滑胶涂抹鼻胃管的尖端,选择开口最大的一侧鼻孔水平向后插入,导管与面部成直角(下鼻甲下),不要向上朝鼻根部送管。

5. 导管通过鼻咽部和口咽部时,动作要轻柔。当感觉管子处于患者口咽部时,要求患者进行吞咽动作。随着

患者的吞咽,再向下小心地送入导管。喝口水可以帮助患者吞咽。

6. 检查导管的位置

(1)用 50ml 注射器连接鼻胃管并缓慢抽吸。然后用蓝色石蕊纸测试注射器内容物(由于胃内容物是酸性的,所以蓝色石蕊试纸会变红)。

(2)快速向管子中注入 20ml 的空气,同时在左侧肋骨下缘听胃内是否存在气过水声(找准位置)。

(3)申请胸部 X 线片(CXR)。明确导管的走向,观察膈下是否有导管向左方进入胃区。确保导管没有进入胸部或盘绕在食管中。

7. 连接引流袋,用非过敏性胶带将鼻胃管固定在鼻尖上,注意贴胶带时不要对鼻中部或外侧鼻孔施加过大的压力。

(四)并发症

1. 不能通过口咽部,可能会令患者痛苦导致不想继续。

2. 插入位置错误,如无意中进入气管或在食道或下咽部卷曲。

3. 鼻出血(鼻甲损伤)。

4. 食管损伤或穿孔。

5. 为避免置入颅内,应禁止在面中部或颅底创伤的患者中进行该操作。

第十三节　Bier 静脉区域阻滞

(一)适应证

前臂远端骨折复位的麻醉。

(二)禁忌证

1. 患侧肢体不能建立静脉通路(无法进行)。

2. 周围血管性疾病,如存在雷诺现象或局部感染。

3. 收缩压>200mmHg 的高血压患者,患者不能配合(包括不耐受袖带压力的患儿)。

4. 局麻药过敏(罕见),纯合子镰状细胞病(也罕见)(译者注:纯合子镰状细胞病又称为镰状细胞性贫血)。

5. 相对禁忌:肢体挤压伤的患者,此项操作可能使潜在有活力的组织进一步发生缺氧。

(三)步骤

1. 需要两名医师,一名有麻醉经验并接受过培训的医师来执行阻滞,另一名医师协助操作。至少有一名护士照顾患者,检查血压并协助医师。

2. 向患者解释这项技术,患者应签署书面同意书。

3. 心电图和血压监测必须在有完善的复苏设施和倾卸式担架车的区域进行。理想情况下,患者应该在手术前禁食 4h。

4. 选用合适的 Bier 阻滞袖带,先检查是否有漏气或存在故障,之后将袖带绑在垫有棉毛垫的上臂。

5. 在患侧及健侧手背各置入一根小的静脉留置针。

6. 用抬高患侧手臂 2～3min 的方式代替用弹力绷带的方式来使静脉血液回流。

7. 将袖带压充气至收缩压100mmHg 以上,但不要超过300mmHg,保持手臂抬高姿势,此时桡动脉应无法扪及,静脉血液保持排空状态。

8. 放下手臂,缓慢注射 0.5%普鲁卡因 2.5mg/kg(0.5ml/kg),并记下注射时间。

9. 保持袖带压力恒定无泄漏并持续监测,袖带保持恒定压力至少持续20min,以确保普鲁卡因完全被组织吸收,恒压时间最长维持 45min(通常不要维持再长的时间)。

10. 在确认充分阻滞后至少等待5min 再执行操作,复位后要求检查 X线片,如果对复位不满意,立即重复操作。

11. 如果满意,袖带放气,然后再充气 2min,观察是否存在局麻药中毒表现。虽然普鲁卡因的最大安全剂量为 6mg/kg(超过阻滞用量的 2 倍),但中毒少见。

(四)并发症

1. 袖带加压失败可导致局麻药中毒,因此禁止使用布比卡因。

2. 短暂性周围神经功能障碍。

第十四节　股神经阻滞

(一)适应证

1. 股骨干骨折的镇痛,特别是在夹板固定之前。

2. 股骨颈骨折的镇痛,特别是有明显的股四头肌痉挛。

3. 用于大腿前、膝盖、股四头肌的手术镇痛。

4. 股骨和膝关节的术后疼痛管理。

(二)禁忌证

1. 局部感染。

2. 股血管移植(相对禁忌)。

(三)步骤

1. 使用 0.5% 布比卡因 10ml(共计 50mg:最大安全剂量 2mg/kg)或 1% 利多卡因 10ml(共计 100mg:最大安全剂量 3mg/kg)。

2. 触诊股动脉,于腹股沟韧带下方、股动脉外侧垂直皮肤插入 21G 针(图 18-6)或使用超声引导下操作。

3. 如果患肢出现感觉异常,表明针已靠近股神经,则轻微退针。抽吸排除误穿血管后,注入 10ml 局麻药。

4. 当针尖穿过阔筋膜、髂腰筋膜时,可以感觉到明显的落空感。

(1)抽吸排除误穿血管。

(2)向外移动针尖至动脉外侧 3cm,扇形注射 10ml 局麻药。

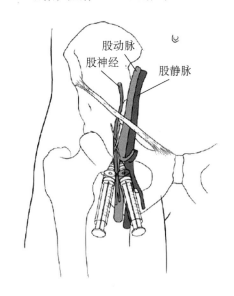

图 18-6　股神经阻滞

(四)并发症

1. 误穿股动脉:不要将针头朝向内侧穿刺。

2. 股神经损伤。

3. 感染。

第十五节　环指神经阻滞

(一)适应证

1. 指撕裂伤(手指或脚趾)。

2. 脱位或骨折复位。

3. 指甲损伤/拔除。

(二)禁忌证

1. 外周血管疾病。

2. 雷诺现象。

3. 指根部感染。

(三)步骤

1. 在手术前完善神经系统检查。

2. 使用 2% 利多卡因，不加肾上腺素。

(1)不要使用止血带，因为止血带会使局部压力过高，有指血管闭塞的风险。

(2)先用消毒液清洁指根部。

(3)将 25G 的针头与皮肤成 45° 插入指根的侧面，注射不含肾上腺素的 2% 利多卡因 1.5ml 至患者掌侧(足底)指根处(图 18-7)。

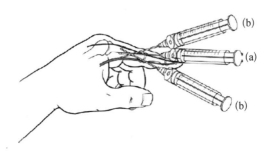

图 18-7 环指神经阻滞

(a)针刺位置；(b)麻醉剂注射位点。

(4)针尖退至皮下，旋转至伸肌表面，在指根部的伸肌外侧(背侧)注射 0.5ml 局麻药，退出针头。

(5)在指根的另一侧执行相同的操作。

(6)等待至少 5～10min 使环形阻滞生效。

(四)并发症

1. 感染。

2. 指神经损伤。

3. 指部血肿或血管功能不全/坏疽。

第十六节 膝关节穿刺

(一)适应证

1. 诊断 取出关节液进行生化检测，包括微生物学、细胞学和偏光显微镜检测，以区分感染性关节炎和炎症(痛风)或血性积液(关节积血)。

2. 治疗

(1)从关节腔中清除多余的液体或血液，以缓解症状，增加关节活动度，减少大量积液、痛风性关节炎或血肿引起的疼痛。

(2)关节腔内注射类固醇药物(先与骨科或风湿科医师讨论)。

(二)禁忌证

1. 局部皮肤蜂窝织炎/感染。

2. 急性骨折或关节假体(可能诱发感染)。

3. 未纠正的出血体质(特别是血小板<50 或 INR>1.5)。

4. 患者不合作。

(三)步骤

1. 向患者解释操作流程,让患者卧床,保持舒适卧姿,并完全暴露患处关节。

2. 严格无菌操作。用氯己定清洁皮肤,逐层向皮肤、皮下组织和滑膜注射 2%利多卡因 2～3ml。

3. 在髌骨上缘中点向外 1cm 处,插入一个 14G 的套管针(图 18-8)。

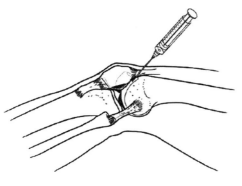

图 18-8　膝关节穿刺

4. 沿髌骨后表面与股骨髁间切迹之间置入套管。

5. 诊断部分

(1)从关节中抽吸出 15～20ml 液体,然后取出注射器和针头。

(2)每个无菌容器装 5ml 液体,共三个,贴上生化测试标签,包括偏光显微镜、微生物学和细胞学。

6. 治疗部分

(1)退出针头,并将 20ml 注射器通过三通连接到导管上。

(2)不要对注射器施加太大的负压,否则会导致局部组织阻塞套管。

(3)清除所有液体,抽吸量可能高达 70ml 或更多。轻轻挤压髌上区域以挤出残余液体。

(4)关节积血时要观察是否有脂肪颗粒漂浮在血液表面,如果有则存在关节内骨折。

(四)并发症

1. 关节感染(无菌操作不严格,很少导致脓毒性关节炎)。

2. 局部血肿,关节积血。

3. 关节滑膜瘘。

延 伸 阅 读

[1] Roberts JR(2018)Roberts & Hedges' Clinical Procedures in Emergency Medi- cine,7th edn. Elsevier,New York.

附录 A 缩 略 语

AAA	腹主动脉瘤	C7/T1	第 7 颈椎、第 1 胸椎
ABG	动脉血气	CABG	冠状动脉搭桥术
AC	交流电	CAD	冠状动脉疾病
ACE	血管紧张素转换酶	CAGE	沮丧,生气,内疚,开阔眼界
ACL	前交叉韧带	CAP	社区获得性肺炎
ACS	急性冠脉综合征	CBR	化学、生物、放射学
ACTH	肾上腺皮质激素	CCB	钙通道阻滞剂
ADT	吸附白喉破伤风类毒素	CCU	冠心病重症监护室
AED	自动体外除颤器	CD4$^+$	白细胞分化抗原 4$^+$
AF	房颤	CDAD	艰难梭状芽胞杆菌抗生素相关
AIDS	获得性免疫缺陷综合征		腹泻
AION	前路缺血性视神经病变	CDC	疾病控制和预防中心
ALP	碱性磷酸酶	CHS	经典热射病
ALS	高级生命支持	CK	肌酸激酶
ALT	谷丙转氨酶	CK-MB	肌酸激酶同工酶
AMPLE	过敏、用药、既往史、最后一餐、	Cl	氯
	当前伤害发生前的事件	CLD	慢性肺病
ANA	抗核抗体	CLL	慢性淋巴白血病
anti-CCP	抗环瓜氨酸多肽抗体	CMV	巨细胞病毒
AP	前后位	CNS	中枢神经系统
APTT	活化部分凝血活酶时间	CO$_2$	二氧化碳
ARDS	急性呼吸窘迫综合征	COPD	慢性阻塞性肺疾病
AST	谷草转氨酶	CPAP	持续气道正压通气
ATLS	高级创伤生命支持	CPR	心肺复苏术
ATN	急性肾小管坏死	CPU	胸痛病房
AV	房室	CRF	慢性肾衰竭
b. d.	每日口服 2 次(每日 2 次)	CRP	C-反应蛋白
BLS	基础生命支持	CSF	脑脊液
BNF	英国国家处方手册	CSM	颈动脉窦按摩
BP	血压	CSU	导管尿标本
BSA	体表面积	CT	计算机(轴向)体层摄影
BURP	向后向上向右的压力	CTG	分娩监护仪
C1/C7	第 1、第 7 颈椎	cTnI	心肌肌钙蛋白 I

cTnT	心肌肌钙蛋白 T	G&S	血型鉴定
CTPA	计算机断层肺血管造影	GA	全身麻醉
CVA	脑血管意外	GCS	格拉斯哥昏迷评分
CVC	中心静脉导管	GFR	肾小球滤过率
CVP	中心静脉压	GI	胃肠道
CXR	胸部 X 线片	GP	家庭医生
D&C	刮宫术	GTN	硝酸甘油
DBP	舒张压	GU	胃溃疡
DC	直流电	h	小时
DCI	减压病	H1/H2	1 型组胺和 2 型组胺
DHF	登革出血热	HAART	高效抗反转录病毒治疗
DIC	弥散性血管内凝血	HAZMAT	有毒物质
DKA	糖尿病酮症酸中毒	Hb	血红蛋白
DNA	脱氧核糖核酸	HBIG	乙型肝炎免疫球蛋白
DNW	未等待	HBO	高压氧
DPL	诊断性腹腔灌洗	HBsAg	乙型肝炎表面抗原
DU	十二指肠溃疡	hCG	人绒毛膜促性腺激素
DVT	深静脉血栓	HCO_3^-	碳酸氢盐
EBV	EB 病毒	Hct	血细胞比容
ECC	急诊心血管护理	HDL	高密度脂蛋白
ECG	心电图	HDU	重症康复病房
ED	急诊科	HELLP	溶血、肝酶升高、血小板减少
EEG	脑电图	HHS	高渗高血糖状态
EHS	劳力型热射病	HIV	人类免疫缺陷病毒
ELFTs	电解质和肝功能测试	HLA	人类白细胞抗原
ELISA	酶联免疫吸附试验	HRIG	狂犬患者免疫球蛋白
EMD	电机械分离	HSV	单纯疱疹病毒
EMST	严重创伤的早期处理	HTIG	人破伤风免疫球蛋白
ENT	耳鼻咽喉	HUS	溶血尿毒综合征
EPEU	早孕评估病房	i. m.	肌内注射
ERC	欧洲复苏委员会	i. o.	骨内注射
ERCP	内镜逆行胰胆管造影	i. v.	静脉注射
ERPC	残留妊娠产物清除术	ICC	肋间导管
ESR	血沉	ICS	肋间隙
EST	运动负荷试验	ICU	重症监护病房
ET	气管插管	IDC	留置导尿
FAST	创伤/腹部超声重点评估	Ig	免疫球蛋白
FEV_1	1 秒内用力呼气量	ILCOR	国际复苏联盟
FiO_2	吸氧浓度	INR	国际标准化比率(凝血酶原时间)

ITP	特发性血小板减少性紫癜	NAPCAN	全国防治虐待和忽视儿童协会
IUCD	宫内节育器	NGT	鼻胃管
IVP	静脉肾盂造影	NIH	美国国家卫生研究院
J	焦耳	NIV	无创通气
JVP	颈静脉压力	NMS	抗精神病药恶性综合征
K	钾	NOAC	新型口服抗凝剂
KCl	氯化钾	NPA	鼻咽吸出物
kPa	千帕	NSAID	非甾体抗炎药
KUB	肾脏、输尿管、膀胱	NSPCC	全国防止虐待儿童协会
LBBB	左束支传导阻滞	NSTEACS	非 ST 段抬高型急性冠脉综合征
LDL	低密度脂蛋白	NSTEMI	非 ST 段抬高型心肌梗死
LFT	肝功能检查	NTS	鼻/咽拭子
LMW	低分子量	NZ	新西兰
LP	腰椎穿刺	O&G	妇产科
MAP	平均动脉压	OM	枕颏位
M,C&S	镜检、培养和药敏	OPG	正位全景体层摄影照片
MCP	掌指关节	ORS	口服补液盐
MDAC	活性炭多次给药	p. r.	直肠给药
MDI	定量雾化吸入器	$PaCO_2$	动脉血二氧化碳分压
MDO	医疗辩护组织	PaO_2	动脉血氧分压
mEq/L	毫当量/升	PBI	加压绷带固定
MHA	精神卫生法	PCI	经皮冠状动脉介入治疗（冠状动脉成形术）
MHS	恶性高热综合征		
MI	心肌梗死	PCP	卡氏肺囊虫肺炎
min	分钟	PCR	聚合酶链反应
mmHg	毫米汞柱	PCV	红细胞压积
MMSE	简易智力状态检查量表	PE	肺栓塞
MOF	多脏器功能衰竭	PEA	无脉性电活动
MRSA	耐甲氧西林金黄色葡萄球菌	PEF	呼气峰流速
MSA	多系统萎缩	PEP	暴露后预防
MSU	中段尿	PGL	持续性全身淋巴结病
mth	月	pH	氢离子浓度的负对数
MTP	跖趾	PID	盆腔炎
Mu	百万单位	PMR	风湿性多肌痛
Na	钠	PND	阵发性夜间呼吸困难
NAA	核酸扩增	PPE	个人防护用品
NAC	N-乙酰半胱氨酸	PTA	外伤性健忘症
NAI	非意外伤害	PTI	凝血酶原指数
NAIR	国家放射性事故处理	q. d. s.	每日服用 4 次（每日 4 次）

RAPD	相对传入瞳孔缺损（马库斯·冈恩瞳孔）	STEMI	ST 段抬高性心肌梗死
		SUDI	婴儿猝死
RBBB	右束支传导阻滞	SUFE	股骨头骺滑脱
RhD	恒河猴 D 型抗原	SVT	室上性心动过速
RNA	核糖核酸	t. d. s.	每日口服 3 次（每日 3 次）
ROSC	自主循环恢复	TA	经腹
r-PA	重组纤溶酶原激活剂	TB	结核
RSI	快速诱导气管插管	TCA	三环抗抑郁药
rt-PA	重组组织型纤溶酶原激活剂	TEN	中毒性表皮坏死溶解症
RV	右心室	TIA	短暂性脑缺血发作
s	秒	TNK	替奈普酶
s. c.	皮下注射	TTP	血栓性血小板减少性紫癜
SAH	蛛网膜下腔出血	TURP	经尿道前列腺切除术
SaO_2	动脉血氧饱和度	TV	经阴道
SARS	严重急性呼吸综合征	U	单位
SBP	收缩压	U&Es	尿素和电解质
SCBU	婴儿特护病房	UA	不稳定型心绞痛
SCIWORA	无放射学异常的脊髓损伤	UF	普通肝素
SIADH	抗利尿激素分泌不当综合征	UTI	尿路感染
SIDS	婴儿猝死综合征	V/Q	肺通气灌注扫描（肺扫描）
SIRS	全身炎症反应综合征	VBG	静脉血气
SJS	约翰逊综合征	VDK	毒液检测设备
SLE	系统性红斑狼疮	VEB	心室异位跳动（期前收缩前）
SLR	直腿抬高试验	VF	心室纤维性颤动
SNP	硝普钠	VICC	蛇毒引致凝血功能损耗症
SOMANZ	澳大利亚和新西兰产科医学会	VT	室性心动过速
SPA	耻骨弓上抽出物（尿液）	VTE	静脉血栓栓塞
SR	布洛芬	WBC	白细胞
SS	血清素综合征	WBI	全肠道冲洗
SSRI	选择性 5-羟色胺再摄取抑制剂	WCC	白血球计数
STD	性传播疾病	yr	年

附录 B   实验室检查正常值参考范围

以下范围为健康成年男性和女性实验室参考值(95％置信区间)。根据测量条件和所使用的实验室方法,测试结果可能会有所不同。因此,解释结果时一定要使用当地实验室的参考范围。如有疑问,请咨询高年资医师。

血液:

血红蛋白	女:115～165g/L
	男:130～180g/L
红细胞	女:(3.8～5.8)×10^{12}/L
	男:(4.5～6.5)×10^{12}/L
红细胞压积	女:0.37～0.47
	男:0.4～0.54
平均红细胞体积	80～100fL
白细胞	(4～11)×10^9/L
中性粒细胞	(2～7.5)×10^9/L
	(40％～75％)
淋巴细胞	(1.5～4)×10^9/L
	(20％～40％)
单核细胞	(0.2～0.8)×10^9/L
	(2％～10％)
嗜酸性粒细胞	(0.04～0.4)×10^9/L
	(1％～6％)
嗜碱粒细胞	<0.1×10^9/L(<1％)
血小板	(150～400)×10^9/L
血沉(魏氏法)	女:
	小于50岁:<20mm/h
	大于50岁:<30mm/h
	男:
	小于50岁:<15mm/h
	大于50岁:<20mm/h
维生素B$_{12}$	120～680pmol/L
叶酸	红细胞:360～1400nmol/L
	血清:7～45nmol/L
铁	10～30mmol/L

铁蛋白	女:15～200mg/L
	男:30～300mg/L
转铁蛋白饱和度	15％～45％

电解质 & 葡萄糖:

钠	135～145mmol/L
钾	血浆:3.4～4.5mmol/L
	血清:3.8～4.9mmol/L
氯	95～110mmol/L
碳酸氢盐	22～32mmol/L
尿素	3～8mmol/L
肌酐	女:50～110mmol/L
	男:60～120mmol/L
血糖	空腹:3～5.4mmol/L
	随机:3～7.7mmol/L
钙	离子:1.16～1.3mmol/L
	总:2.1～2.6mmol/L
镁	0.8～1mmol/L
磷	0.8～1.5mmol/L
尿酸	女:0.15～0.4mmol/L
	男:0.2～0.45mmol/L
渗透压	280～300mosmol/kg

蛋白质:

白蛋白	32～45g/L(随年龄变化)
蛋白(总)	62～80g/L
胆红素(总)	<20mmol/L
胆红素(直接)	<4mmol/L

酶类:

谷酰转肽酶	女:<30U/L
	男:<50U/L

碱性磷酸酶	25～100U/L	动脉血气：	
（非妊娠）		pH	7.35～7.45
谷丙转氨酶	＜35U/L	PaO$_2$	80～100mmHg(10.6～
谷草转氨酶	＜40U/L		13.3kPa)
乳酸脱氢酶	110～230U/L	PaCO$_2$	35～45mmHg(4.7～
肌酸激酶	女:30～180U/L		6.0kPa)
	男:60～220U/L	碳酸氢盐	22～26mmol/L
脂肪酶	＜70U/L	剩余碱	±2mmol/L
淀粉酶	0～180U/dL(萨氏比色法)	阴离子间隙	8～16
脂类：		A-a 梯度	＜10torr(mmHg)
甘油三酯(空腹)	＜1.7mmol/L	**其他参数：**	
胆固醇(总)	＜5.5mmol/L	乳酸	＜2.0mmol/L
高密度脂蛋白	男:0.9～2.0mmol/L	C-反应蛋白	＜10mg/L
	女:1～2.2mmol/L	游离 T4	10～25pmol/L
低密度脂蛋白	2～3.4mmol/L	促甲状腺激素	0.4～5mU/L